AF631713

Nutrición ayurvédica

Swami Joythimayananda

Nutrición ayurvédica

Manual para una alimentación equilibrada y sana

EDICIONES OBELISCO

Si este libro le ha interesado y desea que le mantengamos informado de nuestras publicaciones, escríbanos indicándonos qué temas son de su interés (Astrología, Autoayuda, Psicología, Artes Marciales, Naturismo, Espiritualidad, Tradición...) y gustosamente le complaceremos.

Puede consultar nuestro catálogo en www.edicionesobelisco.com

Los editores no han comprobado la eficacia ni el resultado de las recetas, productos, fórmulas técnicas, ejercicios o similares contenidos en este libro. Instan a los lectores a consultar al médico o especialista de la salud ante cualquier duda que surja. No asumen, por lo tanto, responsabilidad alguna en cuanto a su utilización ni realizan asesoramiento al respecto.

Colección Salud y Vida natural
Nutrición ayurvédica
Swami Joythimayananda

1.ª edición: noviembre de 2021

Título original: *Nutrizione ayurvédica*

Traducción: *Juan Pablo Roa* y *Roberta Raffetto*
Corrección: *M.ª Jesús Rodríguez*
Diseño de cubierta: *Enrique Iborra*

© 2020, Swami Joythimayananda
© 2020, Gabriel Andrés por el prefacio
(Reservados todos los derechos)

© 2021, Ediciones Obelisco, S. L.
(Reservados los derechos para la presente edición)

Edita: Ediciones Obelisco, S. L.
Collita, 23-25. Pol. Ind. Molí de la Bastida
08191 Rubí - Barcelona - España
Tel. 93 309 85 25
E-mail: info@edicionesobelisco.com

ISBN: 978-84-9111-768-1
Depósito Legal: B-13.301-2021

Printed in India

Reservados todos los derechos. Ninguna parte de esta publicación, incluido el diseño de la cubierta, puede ser reproducida, almacenada, transmitida o utilizada en manera alguna por ningún medio, ya sea electrónico, químico, mecánico, óptico, de grabación o electrográfico, sin el previo consentimiento por escrito del editor.
Diríjase a CEDRO (Centro Español de Derechos Reprográficos, www.cedro.org) si necesita fotocopiar o escanear algún fragmento de esta obra.

Prefacio

Es un gran placer hacer el prefacio de un libro práctico y lleno de la sabiduría del Ayurveda. Me he reencontrado con este sabio, Swami Vaydia Joythimayananda –hace más de quince años–, que me ha enseñado a vivir con más autoconocimiento y conciencia en mi vida personal y profesional. Lo conocí en Barcelona y he aprendido con él masaje ayurvédico, medicina ayurvédica, cursos de meditación, filosofía vedanta y cocina ayurvédica, además de la experiencia de 12 *pancha karmas* (ayunos de diez días o más). *Pancha karma* quiere decir cinco técnicas de depuración para el cuerpo, la mente y el espíritu. Qué afortunados hemos sido yo y muchos otros de haber podido disfrutar de este maestro del Ayurveda afincado en Europa, primero en Génova, Italia y después en Corinaldo también en Italia en la provincia de Le Marche (Marcas).

Joythimayananda domina desde su experiencia, muchas disciplinas yoga: hatta yoga, bakti yoga, *rajas* yoga, medicina ayurvédica, filosofía vedanta, matemáticas, física cuántica, *música*, arquitectura *(vastu)*, astronomía y astrología. Siempre me sorprende con sus respuestas claras y profundas...

El conocimiento de la nutrición Ahar con Swami Joytimayananda emana de la tradición de los sabios Rishi de hace cinco mil años. Él transmite conocimientos con amor, de forma que se entienden fácilmente; es un gran investigador, lleno de experiencias más que de teorías, un hombre polifacético, que en una vida ha vivido varias, desde la organización de la cocina de un monasterio con 400 monjes hasta asistir en la muerte en los últimos meses a uno de sus maestros (que había decidido morir y no esperar la muerte). Ser el escogido fue un gran honor para Joythimayananda. O contarnos su experiencia de libertad al vivir dos años en la selva, sólo comiendo lo que comían los animales, o de vivir siete días fuera de su cuerpo sin comer ni beber después de un severo aprendizaje. Swami eligió un camino lejos de la comodidad de su familia, con buen estatus económico en Sri Lanka con muchos campos de arroz y plátano. Emprendió su viaje a los quince años para buscar la sabiduría de Brahma (Dios). Como él diría, el camino difícil lleno de esfuerzo es más seguro. Su tío era Vaydia, médico ayurvédico. Su camino fue viajar por toda la India a los veintitrés años, estuvo en varios monasterios y con varios maestros. Se convirtió en un *yogui* y *vaydia*, médico ayurvédico, sin estudios universitarios, y después de este camino de tantas experiencias vivenciales fue a la universidad en Pune, la India, para contrastar la verdad de sus experiencias con las de los profesores. Cursó estudios de médico ayurvédico oficial *(vaydia)*. Como se puede inferir de mis palabras, es un personaje inagotable de hechos prácticos, muy sencillo y honesto, que ha huido de ser una estrella del Ayurveda, manteniéndose fiel a sus maestros y a Brahma. Joythimayananda es un gran maestro, un buen representante del Ayurveda en Europa.

Esperemos que un día el Ayurveda tenga la misma influencia en el mundo que la medicina china, como sugiere la OMS (Organización Mundial de la Salud) cuando propone el apoyo a todas las medicinas tradicionales. Un dato histórico: fueron los monjes y los maestros hindúes los que enseñaron a los monjes y maestros chinos. Tal vez esto pase cuando los países con derecho a veto en la ONU (Francia, Inglaterra, China, Rusia y Estados Unidos) ya no tengan este poder poco fraternal en un mundo que tiene mucho que mejorar; cuando la salud sea un concepto transversal, para todos, donde todo lo bueno de la medicina moderna, que es mucho, y las grandes tradiciones trabajen unidas en una medicina integrativa, que proporcionará más calidad de vida y salud al mundo. Esto es lo que quiere uno de cada dos europeos según el CAM (Complementary and Alternative Medicine), el IKAM (Internationale Koordination Anthroposophische Medizin), el ICIM (International Center for Integrative Medicine) y la EUAA (European Ayurveda Association).

* * *

En los encuentros sobre la alimentación *ahar* hay 13 puntos básicos del maestro Joythimayananda grabados en mi mente y mi corazón. De cómo nutrirnos correctamente, después de haberlo escuchado tantas veces.

Swami siempre pregunta primero:

1. ¿Qué es la comida? Respondemos: es un alimento, es también un placer, contiene proteínas, grasas, azúcares, etc. Joythimayananda hace un largo silencio con su mirada alegre, levanta la mano, une sus dedos índice y pulgar, y dice con voz más alta:

—¡La comida es sacra! Es un regalo de Brahma, de Dios, ser humano usa ese regalo de la naturaleza, esos alimentos sacros y se nutre. El ser humano los transforma. Molemos, amasamos y cocemos el trigo, el maíz o el arroz para hacerlos más digeribles. Es la alquimia de la transformación de los alimentos.

2. No sólo de pan vive el hombre, también nos alimentamos de nuestras acciones y palabras y de las acciones y palabras de otros, que generan emociones,

dolor o alegría. Debemos escoger sabiamente cuáles de estas palabras nuestras o de los otros necesitamos en nuestra vida para hacernos mejores y más felices.

3. No somos iguales. La dieta del Ayurveda es personalizada, según tu *dosha* o constitución, *vata*, *pita* o *kapa*, o tu estado anímico según los *triguna*: *sattva* (bueno, santo, voluntad, pensar en el prójimo), *rajas* (mente preocupada, exceso de movimientos, ideas) y *tamas* (mente intoxicada, ansiedad, no sabes lo que es el bien y el mal), o también según tu enfermedad o desequilibrio. La pregunta final es qué persona quieres ser tú ahora.

4. Es un deber comer sano para mantener la salud, prevenir o ayudar a curar enfermedades. A Swami le gusta mucho decir: «Resistir, y comer cosas que no nos gusten forma parte de nuestro deber para tener salud, debemos decir ¡"Yo resisto!"».

5. Comer poca cantidad siempre es más saludable. En este sentido, hay tres palabras sánscritas: *yogui*, *vogui*, *rogui*. Un *yogui* come una vez al día, el *vogui* es una persona que respeta su cuerpo y come dos veces al día, un *rogui*, que es un enfermo, come tres veces al día o más.

La cantidad de alimento cada vez que comemos debiera ser la que nos cabe en las dos manos, juntas.

6. Comer alimentos frescos, biológicos («orgánicos»), que mantienen la vitalidad sutil, su *prana*. Brahma los hizo sin químicos, que son ajenos al hombre y generan *tamas ama* (toxinas).

7. Comer alimentos variados. Hay siete días en la semana, en el Ayurveda se propone un cereal para cada día de la semana: el lunes, arroz; el sábado, maíz; el domingo, trigo, etc. Cuanta más variedad, más actividad digestiva saludable.

8. Comer con los siete sabores de los alimentos, el amargo es el más saludable, el dulce refresca cuando hace mucho calor y el ácido adelgaza. A cada constitución, *vata*, *pita*, o *kapa* le son más favorables determinados sabores para mantener la salud.

9. La carne de los animales se puede comer, pero siempre mezclada con verduras en el mismo plato, 50% carne (mejor troceada en pequeños dados),

50 % verduras. El alcohol en pequeñas cantidades, mucho hace perder la conciencia y con ella nuestra voluntad.

10. Ayunar, dejar de comer un día, fortalece la digestión y el sistema inmunitario: eliminamos *ama* (toxinas, radicales libres, que nos oxidan) y también ejercitamos el músculo de la voluntad. Ayunar una vez a la semana es saludable para todos si no estamos enfermos. Los ayunos más prolongados deben estar supervisados por expertos y deben ser personalizados.

11. La dieta te ayuda a construir una casa sana, tu cuerpo. Construimos nuestro destino a través de nuestras decisiones. Lo importante no es sólo lo que nos sucede, sino también, cómo reaccionamos ante los hechos de la vida.

12. ¿Quién quieres que dirija tu vida? Imaginemos un jinete y un caballo, el jinete es tu voluntad y el caballo son tus deseos que no siempre son lo que necesitas, ¿quién escoges que gobierne tu vida? Tu voluntad te ayudará a comer como te mereces. Así puedes empezar un camino para atender las necesidades de tu cuerpo, tu alma y tu espíritu.

13. Swami siempre acaba hablando del ritmo sano de la jornada. En el Ayurveda se llama *dyna charya*, la nutrición, el *ahar*, es una parte esencial de los consejos de este ritmo sano de autoconocimiento, que propone Joythimayananda para todos, creando autoconciencia en nuestro ser, con el aprendizaje de lo correcto según el Ayurveda.

El Ayurveda te da una oportunidad de llevar a cabo una nueva nutrición a través de una ciencia que nació del mundo espiritual con los *rishis* hace cinco mil años y, ahora, de la mano de Swami Vaydia Joythimayananda te puede ayudar. Actualmente, muchos conocimientos están corroborados por las investigaciones científicas, como por ejemplo los beneficios de la *cúrcuma*, tan conocida ahora como antinflamatorio, digestivo, *antiaging*, *rasayana*, etc. Swami dice que, según la tradición, si comes cúrcuma cada día vivirás cien años.

Para nutrirte conscientemente te recomiendo este libro escrito de forma tan generosa por Swami Vaydia Joythimayananda. Así podrás ejercitar tu voluntad, al escoger lo que necesitas comer, según tu constitución o *dosha*. Tu salud y tu autoestima se beneficiarán en la medida en que tú lo hagas. El futuro, diría Swami, depende de nosotros.

Dr. Josep Gabriel Andrés i Ortuño

Nutrirse

Nutrirse es una ofrenda para el alma.
El alma sostiene nuestro ser.
Mejor decir «nutrir» que «comer».
¿Sabéis por qué nos nutrimos?
¿De qué nos nutrimos?
El alimento con el que nos nutrimos se vuelve parte de nosotros.
Cualquier cosa que se asimila tiene un efecto sutil
sobre la salud de nuestro organismo.
Para tener un cuerpo saludable y una mente sosegada,
necesitamos nutrirnos de manera sana (sátvica).
La fuerza vital abunda en los alimentos frescos,
en las hortalizas cultivadas con métodos naturales y en la leche.

Italia, mi hogar

Qué hermoso, tú aun me sostienes.
Te percibo como mi hogar, aunque mi origen esté en Tamil Nadú.
Tú me has brindado una obra especial para mí.
¿Sabes? Tengo una relación emocional contigo.
Te siento como si fueras mi madre.
Te llevo en el corazón de mi vida.
Te respiro, digiero y asimilo.
Te dono mi esencia.
Vivo para pensar y pienso para comunicar.
Comunico para transmitir la sabiduría del ser.
Uno en todo y todo en uno.
Ésta es la unión con el ser.
He pasado contigo los últimos treinta años.
Ha transcurrido aquí mi edad adulta.
Me encuentro en la plenitud de la energía y de mi sabiduría.

La sabiduría de la existencia me ha hecho florecer.
Ahora existe la escuela Joytinat para la filosofía de la vida,
yoga y autocontrol,
Ayurveda y autogestión.
Ahora existe el *ashram* Joytinat para la paz y la armonía,
para la participación y la purificación,
para ser, desafiar la adversidad y gestionar la vida, quedarse con sí mismo sin el «sí».
Llegará el día en el que yo también seré digerido por la tierra.
La tierra de la existencia es para todos.
Ahora transcurro la fase final de mi vida contigo.
Aunque tú no me hayas reconocido como ciudadano italiano yo siento serlo en el corazón, incluso me siento un ser de la existencia.
Estoy obrando para realizar mi tarea, que es mi *Dharma*, la misión.

Maestro Swami Joythimayananda

Un minuto conmigo mismo

He vivido siempre con gran simplicidad, dejando que me llevase dondequiera que sea. Durante mi período de aprendiz, viajaba y caminaba recorriendo la India de sur a norte, de oeste a este; experimentaba lo alto y lo bajo, el arriba y el abajo. Rondaba como un vagabundo *(sadhu)*, experimentando la vida de la selva, ayunaba y pordioseaba para nutrirme. Al final, el flujo de la vida me llevó a Italia, a Génova y tengo aun que decir gracias porque Italia me apresa aun hoy abrazándome. ¡Quién sabe mañana adónde me llevará la existencia!

Se está acercando el día en el que tendré que dejar el cuerpo, pero hay aun mucho por hacer. Yo tengo paciencia, no me lamento y estoy bien.

Gracias, *ashram* Joytinat, tú estás en el corazón del mundo en donde el sol ilumina sin pobreza; te llevo en mi corazón, en mis pensamientos y en todo mi ser. Tú eres para todos y todo en sí mismo. También ahora que he crecido vivo como un niño. Tengo la habilidad en el «responder» (las responsabilidades), pero vivo con alegría. Soy feliz y vivo cada día en tranquilidad. No tengo apego por la familia ni por los objetos; soy duro, pero me siento tierno, mantengo mi opinión y me llevo bien con todos. Tengo mi libertad y vivo en la complejidad. Estoy siempre conmigo sin mí mismo, no descanso nunca y no me canso.

He comenzado a escribir este libro acerca de la alimentación hace alrededor de veinte años. Gracias a Dios, ha llegado el momento para llevarlo a cabo; todo ocurre sin prisa pero sin lentitud. Cada cosa tiene su tiempo, es suficiente con seguir todo con tranquilidad y claridad.

El perfume de la India es el olor del sándalo que toca el corazón, relaja profundamente y calma la mente; un masaje a los pies con aceite de sándalo trae un buen sueño. Pero hay muchos otros perfumes de la India, sobre todo en la cocina india en la que cada intenso olor avisa y prepara el estómago para una buena comida; el perfume de *másala* (una mezcla de 18 especias y aromas), *rasam* (una mezcla de 10 aromas y especias), hojas de curri, cardamomo, comino, cilantro, jengibre, nuez moscada, azafrán y de tantos otros aromas... son impresiones que se perciben con la nariz, la garganta, los ojos, la piel, las orejas, que se advierten con una especie de sexto sentido cuando se entra en contacto con el olor de la India. En la cocina india todo está en armonía: no sólo el olor, sino también el color de los alimentos y la innumerable variedad de platos, sobre todo a base de vegetales. La cocina india contiene todos los gustos; los gustos son intensos y la preparación es un arte, mientras que el arte de nutrir es un rito; sin embargo, en la cocina ayurvédica se agrega algo más concerniente a la salud, como el rejuvenecimiento, la desintoxicación, la buena digestión, la atención por la constitución del individuo, etc.

Como tengo poco conocimiento de la lengua italiana, he tratado de escribir de manera simple. Mis vocablos son limitados, pero os ofrezco toda mi comprensión y conocimiento, experiencia y profesionalidad en el campo del yoga y del Ayurveda. Asimismo, he buscado integrar mi pensamiento con las metodologías nutricionales modernas.

Cada organismo posee una propia sabiduría; es necesario respetar con responsabilidad tal conciencia hacia cada uno de nosotros. Comer, o mejor, nutrirse, con sabiduría y conciencia es aquello que da una óptima calidad a la vida.

«Somos lo que comemos»: esto es lo que se aprende con la tradición ayurvédica de la India. He tratado de expresar en este libro los principios lógicos y científicos sobre los que se basa la medicina ayurvédica, fundada en la unidad de mente, cuerpo y alma para proporcionar ulteriores informaciones prácticas aplicables a la vida cotidiana, que permiten al individuo elegir lo máximo y lo mejor posible en relación con la salud y bienestar personales.

En realidad, existe una profunda conexión entre salud y felicidad, fisiología y emoción, mente y cuerpo. Cuando nuestros aparatos orgánicos se obstruyen, emerge en todo el cuerpo una especie de «queja» que altera el humor y que, en última instancia, crea insatisfacción e infelicidad, por lo tanto, un estado de malestar general. He ahí la importancia de educar, o mejor, reeducar la mente y nuestras costumbres cotidianas con el fin de obtener un cuerpo sano, una mente ordenada y el alma en paz. La felicidad del alma se transmite a todo el organismo, y así, edifica la salud. Todos los órganos y las células se encuentran en un estado de bienestar, y su desempeño es fluido, continuo y armónico.

La gran enseñanza del Ayurveda consiste en comprender la manera de administrar la vida cotidiana *(dinacharya)* según un principio adecuado y la filosofía. La nutrición es una de las tres acciones fundamentales que aplicamos cada día en nuestra vida (las otras dos son actividad y reposo). Un correcto hábito alimenticio establece un buen funcionamiento de todos los sistemas orgánicos; con este fin, la alimentación ayurvédica proporciona numerosas informaciones ventajosas para cada individuo. La comida representa mucho más que una parte de nuestra vida: contiene en sí misma la filosofía de la vida.

M. S. J.

Introducción

La alimentación es uno de los factores de equilibrio de nuestra vida más importantes y que debe ser respetado. No sólo estamos conformados por una estructura física (el cuerpo), sino también por cuerpo y alma. Nuestro camino es el de la búsqueda de la armonía global de la persona, y por ello es importante que debamos considerar al individuo en su aspecto general. El Ayurveda profundiza en el análisis de la alimentación por medio del conocimiento de los elementos del gusto, de la energía, de sus cualidades y de sus efectos sobre el cuerpo, la mente y el espíritu, en relación con la acción específica de aquello que introducimos en nuestro organismo.

La alimentación influye de modo positivo o negativo en la salud. El alimento que ingerimos asume tres formas:

- craso: forma los excrementos;
- intermedio: forma la masa corpórea;
- sutil: nutre la mente y el alma.

POR QUÉ NOS NUTRIMOS

Ante todo, es necesario comprender por qué comemos. Es preferible decir «nutrir» en relación con comer, y aun mejor «ofrecer». Ofrecer al alma que sostiene al cuerpo y a la mente. Los alimentos han de ser tratados con respeto y amor, pero hoy en día vemos cómo, en realidad, no son tratados con esmero ni respeto.

La buena salud depende de una alimentación equilibrada, una correcta digestión, una buena asimilación y una eliminación regular. Todo esto depende de la capacidad de nuestro sistema digestivo, que precisa a su vez de una alimentación sana. Por ejemplo, si nuestra capacidad digestiva es débil, es necesario fortalecerla; para este objetivo específico, en la medicina ayurvédica empleamos las especias, ricas en el elemento Fuego (más adelante detallaremos mejor las dinámicas que conciernen a las fases de asimilación de los alimentos).

¿CÓMO NOS NUTRIMOS?

En la alimentación ayurvédica es fundamental saber bien cómo se prepara una comida y cómo asumirla según nuestras exigencias específicas. El proceso de transformación de los alimentos es un método alquímico y muy antiguo que hunde sus raíces en la sabiduría humana. Uno de los principios básicos consiste en la forma de utilizar las sustancias de los alimentos de manera equilibrada dependiendo de las cualidades de los cinco elementos (éter, aire, fuego, agua, tierra); otro principio consiste en saber expurgar los alimentos de sus propiedades dañinas por medio de la utilización de elementos (especias, alimentos, etc.) que, en el Ayurveda asumen un papel de verdaderos «antídotos». La preparación tendrá que tener, además, los nutrientes que necesita el organismo. Los alimentos mezclados y preparados de esta manera serán por lo tanto, compatibles, favorables y digeribles. Una pitanza debe ser de cualidad pura (sátvica), ligera, sabrosa y fácilmente asimilable.

En el Ayurveda el alimento es considerado como algo sagrado, y por tanto respetado con una plegaria y asumido con calma y gozo.

Un principio fundamental que hay que respetar consiste en asumir cada comida de manera regular.

Nuestra dieta puede interferir en nuestras emociones y nos puede predisponer a problemas tanto psicológicos como físicos. Los alimentos pueden ser la fuente tanto de nuestro bienestar, como de nuestros males. Asimismo, nuestras emociones negativas pueden influenciar la digestión. ¿A quién no le ha sucedido alguna vez no poder digerir por completo a causa de encontrarse a merced de la rabia o a enormes disgustos? Tendremos que acostumbrarnos a considerar también las cualidades espirituales de los alimentos. Tenemos el poder de transformar los alimentos por medio de la purificación y la valoración de nuestra mente, en función de una finalidad espiritual.

Una mente positiva puede hacer placentera incluso una sensación de disgusto derivada de un alimento desagradable. Si consagramos los alimentos con motivaciones espirituales, éstos pueden no sólo convertirse en una correcta alimentación de nuestro cuerpo, sino también en una cura para el alma. Sólo si nos comprometemos, lograremos capacitar los alimentos para estimular nuestros procesos mentales y enriquecer así nuestra actitud espiritual. Los alimentos podrán, entonces, apaciguar nuestra mente, en lugar de recargarla e indisponerla.

¿CON QUÉ NOS NUTRIMOS?

¿Qué alimentos debemos consumir? Es preferible escoger alimentos de calidad pura (sátvica), es decir, fresca, nutritiva y equilibrada, y valorar la disponibilidad estacional, las diferentes variedades y la salubridad de los mismos. Según la clasificación de la medicina moderna, la nutrición derivada del alimento se compone de proteínas, grasas, carbohidratos, vitaminas, minerales y agua. Después de la digestión el alimento se descompone en aminoácidos, ácidos grasos y azúcares. Estas estructuras moleculares de base están clasificadas, en el Ayurveda, en la categoría de los *tridosha: vata*, *pita* y *kapa* o *mahabhuta* (elementos): tierra, agua, fuego, aire y éter. Nosotros mismos estamos compuestos de éstas e interactuamos y nos relacionamos con todo lo que nos circunda (seres vivos y no) por medio de esta naturaleza intrínseca de la creación. Una vez que estos cinco elementos base, que conforman también a los alimentos, han sido introducidos en nuestro organismo, se digieren por sus respectivas enzimas *(agni)* y, después de haber sido asimilados, se convierten en los diferentes tejidos *(dathu)*.

¿CUÁNTO NOS NUTRIMOS?

Durante cada comida hay que asumir los alimentos en pequeñas cantidades y según las siguientes proporciones:

½ de alimento sólido
¼ de alimento líquido
¼ de espacio vacío.

Un antiguo refrán indio dice así:

> Quien come una vez al día se convierte en un *yogui*
> (persona que disfruta de lo espiritual).
> Quien come dos veces al día se convierte en un *boghi*
> (persona que disfruta de lo material).
> Quien come tres veces al día se convierte en un *roghi*
> (persona que sufre una enfermedad).

¿QUIÉNES SOMOS?

La alimentación es importante para comprender quiénes somos y lo que debemos hacer en la vida. Según el Ayurveda podemos clasificar al individuo en tres tipologías: *vata*, *pita*, *kapa*, es decir, en la teoría de los *tridosha*, las tres energías que gobiernan el cuerpo craso o estructural y sutil o energético, esto es decir, funcional. Estas tres fuerzas varían proporcionalmente en cada individuo, para determinar su propia naturaleza y crear las infinitas diversidades que caracterizan al sujeto humano. Los *dosha* nacen, por lo tanto, del equilibrio de los cinco elementos. El alimento que ingerimos influencia el equilibrio de los *tridosha* de manera positiva o negativa. Un individuo, por lo tanto, debería comprender la propia dominancia de los *tridosha*, es decir, la propia constitución individual. Una vez determinada la dominancia, el individuo está preparado para profundizar acerca de los mecanismos necesarios para mantener un funcionamiento óptimo y armónico de su persona (si el funcionamiento es anormal, se puede corregir a través de una adecuada alimentación y otras terapias o curas idóneas de reequilibrio).

¿QUÉ DEBEMOS HACER?

Todo individuo debería comprender su propio deber en la vida, esclarecer el objetivo final y actuar de acuerdo con el objetivo temporal. La alimentación es un instrumento que se debe usar sabiamente para alcanzar el objetivo final.

Para equilibrar el funcionamiento de nuestro cuerpo, de nuestra mente y de nuestra alma debemos cuidar atentamente la alimentación, que debe ser equilibrada, tanto cualitativa como cuantitativamente y, al mismo tiempo debe ser la que cada individuo necesita según su propia constitución. Asimismo debemos cuidar la correcta combinación de los alimentos y su preparación.

CAPÍTULO 1

AYURVEDA, EL CONOCIMIENTO DE LA VIDA

LA FINALIDAD DEL AYURVEDA

LA FILOSOFÍA DE LA VIDA DEL UNIVERSO (*PRAPANJA TATWAM*)

LOS PRINCIPIOS DEL AYURVEDA

LA CONSTITUCIÓN INDIVIDUAL (*PRAKRUTI*)

DESEQUILIBRIO DE LOS *DOSHA* (*VIKURTI*)

Ayurveda, el conocimiento de la vida

Todo lo que es fácil y cómodo arruina la vida,
mientras que las dificultades mejoran la calidad

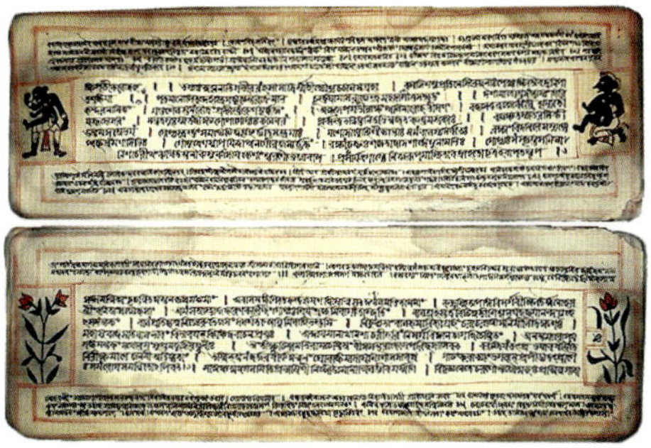

¿QUÉ ES EL AYURVEDA?

Sabiduría, ciencia, arte, filosofía y vida. El Ayurveda es todo eso. Sus principios se basan en los cinco elementos y en los *tridosha* de los cuales está compuesto cada organismo en proporciones y configuraciones diferentes. A esta teoría están sujetos todos los reinos de la naturaleza. El Ayurveda es un gran don de la India al mundo. No se trata tan sólo de una ciencia médica, puesto que abarca en sí la totalidad: es un sistema de vida. Dicho conocimiento ha sido generado por una gran experiencia y la búsqueda de la verdad por parte de grandes *rishi* (sabios u observadores). El Ayurveda es el sistema médico más antiguo y se remonta a unos 5 000 años de antigüedad como mínimo, transmitido oralmente de maestro a discípulo (los testimonios contenidos en los textos ayurvédicos tienen cerca de 3 500 años).

El término *Ayurveda* deriva de *veda*, es decir, *conocimiento* y de *ayu*, que significa vida; por lo tanto, *Ayurveda* quiere decir «conocimiento de la vida», o mejor, «arte del buen vivir».

El Ayurveda, desde siempre, da mucha importancia al correcto estilo de vida, dictando principios guía para la prevención de enfermedades y el mantenimiento del bienestar psicofísico de la persona. Las terapias de purificación-sanación *(dina-charya/panchakarma...)*, de rejuvenecimiento *(rasayana)* y los principios de la alimentación (*ahar*) tienen una importancia particular, puesto que sostienen a la persona en su propia cotidianidad y en un recorrido de autopreservación y cura.

Asimismo, el Ayurveda considera fundamental la utilización de preparados y remedios naturales para la salud. El antiguo estudio de las ciencias naturales, que ha llegado hasta nosotros, se basa en el postulado de que no existe nada en la naturaleza que no pueda ser empleado como remedio, a condición de que se conozcan a fondo sus propiedades y se utilicen de modo adecuado. Esta sabiduría se remonta a varios siglos antes de Cristo y comprende las investigaciones, las observaciones, las fórmulas y los métodos que han llevado a la cultura popular india a convertirse en ciencia.

En Oriente como en Occidente, en los sistemas terapéuticos tradicionales y naturales, las plantas han sido siempre el primer medicamento: el Ayurveda, particularmente, lleva a cabo procedimientos complejos y específicos que hacen de cada remedio un preparado especial, con características únicas para otras múltiples necesidades y problemáticas.

Asimismo, el Ayurveda se desarrolla, en las ramas más clásicas de la medicina, tales como:

- Medicina interna *(Kayachikitsa)*
- Psiquiatría *(Budhi Vidya)*
- Toxicología *(Agada Tantra)*
- Ginecología *(Stri Roga)*
- Pediatría *(Bala Vidya)*
- Cirugía *(Shalya Tantra)*
- Otorrinolaringología *(Salakya Tantra)*
- Geriatría *(Rasayana)*
- Fertilidad *(Vajikarna)*

Lejos de ser ajeno al mundo contemporáneo, el Ayurveda es ahora más necesario que nunca; no pertenece ni al Oriente ni al Occidente, ni a la Antigüedad ni a los tiempos modernos, sino que es una misma cosa con la vida, es un patrimonio de todos los seres humanos, para aprovechar libremente, adaptándolo cada vez a las necesidades de cada individuo.

Finalidad del Ayurveda

El propósito último del Ayurveda y de la vida de cada uno es la liberación del alma, mientras que el propósito temporal es mantener la salud y la felicidad en armonía. La felicidad es un estado de desapego, mientras que la salud es armonía psicofísica y satisfacción. Una persona que logra satisfacer sus deseos siente alegría; ésta, junto con la serenidad, concede el acceso a la felicidad interior; la alegría con desapego conduce a un estado de felicidad. Con el tiempo, la felicidad se convierte en beatitud, que es el último peldaño de la escalera. La satisfacción de los deseos lleva a diferentes efectos en cada uno de nosotros, según el estado de nuestra alma.

Alguien puede disfrutar o sentir placer, hay quienes estarán contentos, otros serán felices y algunos incluso experimentarán la beatitud.

El vínculo del destino empuja la vida diaria hacia el cambio.

Tanto el objetivo final como el propósito temporal, se obtienen viviendo una vida en la cual seguir y practicar:

Dharma = virtud.

Artha = correcta comprensión de nosotros mismos y del entorno que nos rodea.

Kama = satisfacción de los deseos sinceros, asegurándose de no lastimar a los demás.

Moksha = liberación final.

La filosofía de la vida del universo *(prapanja tatwam)*

Dios o la existencia son la causa de la vida

La medicina ayurvédica es una antigua disciplina contenida en el Atharva Veda (uno de los cuatro textos antiguos de la tradición védica), y transmite el conocimiento de la vida sobre la base de la filosofía *samkya*, una de las seis filosofías indias (*yoga*, *samkya*, *vedanta*, *niyaya*, *vaisheshika*, *mimamsa*).

En el Ayurveda, la filosofía de *samkya* es esencial para expresar la vida del universo. Se basa en una comparación entre la existencia eterna (*purusha*) y la que cambia *(prakruti)*. El origen del hombre es *purusha* y su vida cambiante es *prakruti*. El objetivo del hombre es liberarse de la *prakruti* y convertirse en *purusha* (libre).

La filosofía de *samkya* incluye veinticinco principios, tales como:

- Existencia eterna *(purusha)*
- Existencia cambiante *(prakruti)*
- Intelecto cósmico *(mahat)*
- Ego cósmico *(ahamkar)*
- Mente *(mana)*
- Cinco formas perceptivas *(tanmatra)*
- Cinco órganos sensoriales perceptuales *(janendriya)*
- Cinco órganos motores *(karmendriya)*
- Cinco elementos *(mahabhuta)*
- El *purusha* es omnipresente, eterno y sostiene todo, mientras que el *prakruti* es la evolución de todo el universo con las tres cualidades constitutivas, llamadas *triguna*, tres estados de conciencia o ego:
- conciencia pura, llamada *sattva*
- conciencia dinámica, llamada *rajas*
- conciencia pasiva, llamada *tamas*

Además, el Ayurveda aplica la filosofía del *nyaya-vaisesika*, en particular con respecto a la preparación de los alimentos y medicamentos a través de los principios de *dravya guna-karma*.

Los principios del Ayurveda

LOS CINCO ELEMENTOS

El Ayurveda se basa en la teoría de los cinco elementos, que son éter-aire-fuego-agua-tierra, que conforman cada organismo, obviamente en diferentes proporciones. Estos elementos también forman nuestro cuerpo, el mundo y la totalidad del universo; son vibraciones sutiles y contienen propiedades tales como la energía, el gusto, la calidad y la acción. Cuando su energía no puede fluir libremente, debido a un problema energético, mental o físico, se crea un desequilibrio que eventualmente se convierte en enfermedad.

Los cinco elementos que están en el origen de la creación física se combinan entre sí para generar todos los procesos que tienen lugar en la fisiología humana. Las tres funciones básicas están representadas por los *tridosha*. En cada *dosha* existe la prevalencia de ciertos elementos sobre los otros:

VATA es el principio que rige el movimiento; tiene el predominio de los elementos *éter* y *aire*.

PITA es el principio que regula el metabolismo; tiene el predominio de los elementos *fuego* y *agua*;

KAPA es el principio que rige la cohesión y crea la estructura del cuerpo; tiene el predominio de los elementos agua y tierra.

LOS *TRIDOSHA*

Uno de los conceptos más importantes del Ayurveda es el de los *tridosha* (*vata*, *pita* y *kapa*). Deben tenerse en cuenta en la determinación de la constitución del individuo, el origen de las enfermedades, los tratamientos, los métodos para mantener una buena salud, la rutina diaria y estacional, los tratamientos de purificación *(panchakarma)*, las terapias de tonificación, el masaje, el tipo de ejercicio físico, la dieta, etc. Por lo tanto, es muy importante entender este concepto. En resumen:

VATA: movimiento, que gobierna el sistema nervioso, circulatorio, respiratorio y excretor.

PITA: calor, que gobierna el sistema digestivo y endocrino, y el metabolismo.

KAPA: unión, que gobierna la estructura y el sistema inmunológico.

Lo ideal sería que estas tres fuerzas se equilibraran todo lo posible entre sí, mediante el mantenimiento de un cierto predominio de uno de los tres en comparación con los otros. Este predominio determina la formación de una estructura corporal típica, un carácter, unos tejidos, etc.

La predominancia de los elementos en cada *dosha* determina sus cualidades.

VATA, compuesto principalmente por aire y éter, es seco, ligero, áspero, móvil, frío, sutil y permeable.

PITA, compuesto por fuego y agua, que es caliente, agudo, líquido, de olor desagradable, ligeramente aceitoso, ácido y picante.

KAPA, compuesto por agua y tierra, es frío, denso, lento, estable, viscoso, pesado, liso, suave y pegajoso.

Conocer la composición y las cualidades de los *dosha* facilita correlacionarlos con la comida y el estilo de vida. El principio que se debe aplicar es el de que los alimentos y las conductas que tienen las mismas cualidades de un *dosha*, aumentan ese mismo *dosha* en particular, mientras que las sustancias y el estilo de vida que tienen cualidades opuestas a un cierto *dosha* hacen que éste disminuya. Por ejemplo, siendo el *éter* y el *aire* los elementos predominantes en *dosha vata*, éste se verá incrementado por el consumo de alimentos como coles y legumbres que tienden a producir aire, pero también por un estado de agitación originado por el estrés y la irregularidad en el estilo de vida. En cambio, este *dosha* se reducirá gracias a los alimentos pesados, grasosos y acuosos, y también por un estilo de vida regular y tranquilo. El Ayurveda considera importante el fuerte predomino de un *dosha* sobre los demás, ya que puede conducir a un desequilibrio y, finalmente, a un trastorno o una enfermedad.

FUNCIÓN DE LOS *DOSHA*

Vata significa, literalmente, «movimiento». Este *dosha* gobierna cada tipo de movimiento en el cuerpo, por lo tanto, las actividades tales como la respiración, el paso de alimentos a lo largo del tubo digestivo, la circulación de los diversos fluidos, la excreción de los materiales de desecho, el flujo de impulsos en el sistema nervioso. Según los textos clásicos del Ayurveda, el exceso de *vata* en el cuerpo provoca la aparición de 80 tipos de enfermedades tales como: artritis, estreñimiento, insomnio, ansiedad, depresión, parálisis, etc.

Pita, cuyo significado es «aquello que se calienta, cuece y digiere» gobierna todas las funciones metabólicas que se producen en el cuerpo: la digestión de los alimentos, la sensación de hambre y sed, la visión, la temperatura corporal, las funciones intelectuales (en el sentido de la capacidad de digerir ideas), el color de la piel, etc. Hay 40 tipos de enfermedades causadas por el desequilibrio de *pita*, incluyendo ictericia, erupciones cutáneas, infecciones las vías urinarias, fiebre, acidez, úlceras gástricas y duodenales, etc.

Kapa, cuyo significado literal es «cohesión o aquello que mantiene unidas las cosas», es el responsable de la creación y el mantenimiento de la estructura corporal. Mantiene unidos los diversos tejidos para sostener el cuerpo. Las partes sólidas del cuerpo y los tejidos se deben en gran medida al *dosha kapa*. También es el responsable de las emociones como el amor, la paciencia y la clemencia. Las enfermedades causadas por el desequilibrio de *kapa* son de 20 tipos, entre los cuales: náuseas, anorexia, mala digestión, tos, congestión en el pecho, dificultad para respirar, obesidad, etc. En el funcionamiento normal del cuerpo, los *dosha* deben estar presentes en un estado de equilibrio, que se establece cuando se encuentran en cantidades normales; mientras que en un estado de desequilibrio, los *dosha* pueden estar presente en exceso o deficiencia. El estado de exceso tiene lugar cuando están presentes en cantidades mayores de lo normal; el de carencia ocurre cuando están presentes de manera insuficiente.

Generalmente, los jóvenes y los adultos tienen un *exceso* de *dosha*; muchas enfermedades son causadas por el aumento de este exceso. La disminución de los *dosha* suele estar presente en los ancianos; esto no causa perturbaciones graves, aunque provoca una disminución de la función natural del *dosha* en cuestión. Cuando un *dosha* se encuentra en exceso, se agrava, y, al salir de su propia sede, invade otra, desequilibrando el sistema y bloqueando la acción de los demás *tridosha*. El médico experto sabe reconocer este estado particular y reequilibra el *dosha* llevándolo a su propia sede natural, y así libera los *dosha* bloqueados por medio de curas y tratamientos apropiados. *Dosha*, tejidos y desechos son los componentes del cuerpo humano, por lo que son factores básicos para mantener una buena salud.

Entre estos tres componentes, los *dosha* son el factor más importante, ya que, directa o indirectamente, son los responsables del equilibrio de los tejidos y desechos (*dhatus* y *mala*). Cuando los *tridosha* están en equilibrio, también lo están los tejidos y los desechos. Si un trastorno se origina por el aumento o la disminución de tejido y desecho, es porque en la raíz existe un desequilibrio en los *dosha*, que es siempre el factor patogénico básico.

Es importante señalar que en la sociedad actual la mayoría de las actividades y el estilo de vida que llevan a cabo las personas tienden a desequilibrar principalmente a *vata*.

De los *tridosha*, *vata* es el más importante porque mueve y controla las funciones de los otros dos *dosha*, los tejidos y los desechos.

LOS *SUBDOSHA*

Cada uno de los tres *dosha* se divide en cinco *subdosha*, que están más presentes en lugares específicos del cuerpo y presiden ciertas funciones, como se ilustra en las páginas siguientes. Conocer estas cinco clasificaciones de *subdosha* hace más fácil determinar la causa de una enfermedad y, así, elegir la cura y el tratamiento más adecuados.

VATA			
SUBDOSHA	**Localización**	**Funciones en equilibrio**	**Trastornos causados por el desequilibrio**
PRANA	**Cavidad:** craneal y torácica. **Órganos:** corazón, encéfalo, orejas, nariz, garganta y aparato respiratorio.	Ganas de vivir, capacidad de arrojo, pensar, memorizar, latido cardíaco, capacidad de razonamiento y percepción con los sentidos.	Tos, bronquitis, asma, resfriado, debilitamiento de la voz, trastornos mentales y miedo.
UDANA	**Cavidad:** de la garganta y abdominal. **Órganos:** cuerdas vocales, laringe, faringe y ombligo.	Respiración, capacidad de hablar, cantar, beber, comer, fortalecerse, apasionarse.	Enfermedades de los ojos, oídos, nariz, garganta y dolor de cabeza.
SAMANA	**Cavidad:** abdominal. **Órganos:** estómago, duodeno e intestino delgado.	Digestión, asimilación y procesamiento final de alimentos en los diferentes tejidos.	Indigestión, asimilación insuficiente y diarrea.
VYANA	Todo el cuerpo.	Circulación sanguínea y linfática.	Trastornos de la circulación, enfermedades febriles, diabetes, tuberculosis.
APANA	**Cavidad:** pélvica y del aparato excretorio y reproductor.	Funciones del sistema reproductivo y excretorio.	Insuficiencia o exceso de flujo menstrual, estreñimiento, colitis, producción de gas.

PITA			
SUBDOSHA	**Localización**	**Funciones en equilibrio**	**Trastornos causados por el desequilibrio**
SADHAKA	**Cavidad:** craneal y torácica. **Órganos:** de los sentidos, corazón y encéfalo.	Capacidad de pensamiento, razonamiento, memoria y claridad.	Trastornos mentales: insomnio, aturdimiento, confusión, retraso mental.
ALOCHAKA	**Cavidad:** ojos	Visión sana y normal (en el plano mental y de los ojos).	Trastornos de los ojos.
PACHAKA	**Cavidad:** abdominal. **Órganos:** estómago, duodeno, intestino delgado.	Digestión y separación de las sustancias de desechos de los alimentos.	Anemia, ictericia, hepatitis.
RANJAKA	**Cavidad:** torácica. **Órganos:** hígado y bazo.	Formación de la sangre.	Anemia, ictericia, hepatitis.
BRAJAKA	Todo el cuerpo. **Órganos:** piel.	Percepción del tacto, homeostasis, color y luminosidad de la piel, asimilación o rechazo de las sustancias en la piel.	Enfermedades y sensibilidad de la piel.

KAPA			
SUBDOSHA	**Localización**	**Funciones en equilibrio**	**Trastornos causados por el desequilibrio**
TARPAKA	**Cavidad:** craneal. **Órganos:** encéfalo y los cinco sentidos.	Lubricación del encéfalo y de los órganos de los sentidos.	Trastornos en el encéfalo y en los órganos de los sentidos.
BODAKA	**Órganos:** boca y lengua.	Lubricación de la boca, percepción del gusto, salivación.	Ausencia del sentido del gusto.
AVALAMBAKA	**Cavidad:** torácica. **Órganos:** corazón.	Aumento de fuerza y arrojo, protección del corazón.	Miedo, pereza, debilidad del corazón y de las extremidades.
KLEDAKA	**Cavidad:** abdominal. **Órganos:** estómago.	Lubricación del estómago para favorecer la digestión y proteger de las enfermedades.	Indigestión y trastornos del estómago.
SLESHAKA	Todo el cuerpo y las articulaciones.	Lubricación de los tejidos y de las articulaciones.	Dolores del cuerpo (articulares, musculares...).

La constitución individual (*prakruti*)

Cada individuo tiene su propia constitución específica que es importante conocer y comprender para vivir de manera equilibrada y lograr el bienestar. La constitución contiene toda la información (ADN) que determina la personalidad del individuo. La personalidad se estudia en el Ayurveda a través del análisis de los principios de los *tridosha*. Una vez que se conoce la propia constitución, el individuo puede decidir cómo vivir la vida a diario.

Éstas son algunas de las preguntas que denotan constituciones diferentes.

- ¿Por qué tengo que controlar la comida para no engordar mientras que mi marido está comiendo todo el tiempo sin tener ningún problema de peso?
- ¿Por qué puedo dormir incluso cuando suena la alarma mientras que mi marido se despierta si se cae un alfiler?
- ¿Por qué me encanta practicar yoga todos los días, mientras que mi marido odia el yoga?

Cada individuo es diferente de los demás. El conocimiento del Ayurveda explica por qué somos diferentes en función de la influencia de los *tridosha*, que rigen al hombre y al universo entero. Como hemos visto, estos tres principios poseen cualidades peculiares y controlan ciertas funciones fisiológicas.

Nuestra tarea es, por lo tanto, descubrir su influencia específica en nosotros mismos.

Al descubrir su constitución individual particular y sus características psicofísicas, se puede entender y considerar positivamente las diferencias entre las personas, y descubrir qué actividades, dieta y estilo de vida son las más adecuadas para cada individuo.

Con el concepto ayurvédico de *prakruti* nos referimos a la constitución individual. El término está formado por las palabras *pra* (origen) y *kruti* (acción, es decir, flujo, movimiento). El flujo de la acción (que proviene del origen) se manifiesta precisamente a través de los *tridosha*. *Vata* corresponde al movimiento, *pita* a la transformación y *kapa* a la estructura física o conexión. Hay diez combinaciones posibles en el Ayurveda.

DOS *DOSHA* DOMINANTES (casuística muy extendida difusa)		**UN *DOSHA* DOMINANTE (casuística poco extendida)**	***TRIDOSHA* EN EQUILIBRIO (casuística rara)**
VATA + PITA	KAPA + VATA	VATA	VATA + PITA + KAPA
PITA + VATA	PITA + KAPA	PITA	
VATA + KAPA	KAPA + PITA	KAPA	

Es importante recordar que estas descripciones reflejan el aspecto puro de cada elemento constitucional, pero ninguna constitución humana se compone de un solo elemento. Por el contrario, cada persona es una combinación de *tridosha*, con una tendencia predominante hacia uno o más de ellos.

Se aconseja al lector no sacar conclusiones definitivas sobre sí mismo basadas en estas descripciones fundamentales.

La elección del tipo particular de constitución se debe utilizar para aumentar la conciencia de los diversos aspectos de la vida, como la dieta, o para seguir un régimen con el fin de lograr la salud personal.

La constitución tiene un papel muy importante ya que afecta a la salud, la enfermedad y los pensamientos. El estudio de los *dosha* ayuda a lograr una vida saludable.

¿CÓMO DIAGNOSTICAR *PRAKRUTI*?

Cada uno de nosotros tiene un cuerpo, un funcionamiento fisiológico y una mente. Los *tridosha* son las herramientas para diagnosticar el posible predominio de *dosha*. El médico ayurvédico hace un diagnóstico pormenorizado para reconocer la causa del desequilibrio, utilizando el conocimiento de los cinco elementos, los *tridosha* y los sentidos. Escucha el pulso del paciente y luego escucha el tono de la voz y el tipo de lenguaje que usa, observa el cabello, las uñas, la piel, el color de los ojos y la apariencia en general. A través de una investigación exhaustiva de los hábitos, la nutrición y las reacciones del paciente, descubre el tipo de persona. Para entender a qué tipo de constitución pertenece, es suficiente observar el ritmo y el funcionamiento de nuestra vida diaria, es decir, la calidad de nuestro «movimiento» (en acciones, pensamientos y emociones) y el funcionamiento normal de los diversos procesos físicos y psíquicos. La «estructura» también proporciona una indicación precisa para comprender la propia tipología. A través de este estudio, clasificamos a la persona según el predominio de uno o más *dosha*.

TIPO *VATA*

Vata controla la respiración, la circulación, la excreción, el sistema nervioso y la psique. La persona de tipo *vata* es generalmente seca y esbelta, tiene una musculatura poco desarrollada, piel seca y tez oscura. Su sentido dominante es el oído. Es muy dinámica, aventurera, activa, siempre en movimiento, pero en realidad no tiene una gran energía y su vitalidad se agota en poco tiempo. Su humor es variable, pero con tendencia a la melancolía. Se trata de una persona sincera, entabla fácilmente relaciones con los demás. No tiene gran memoria y autocontrol, es desordenada e irregular, tiende a la indecisión y tiene poca concentración, duerme poco, es ansiosa, habla mucho y tiene poca capacidad para hacer realidad las ideas. Su inteligencia es adaptable y rápida, con buenas habilidades de pensamiento imaginativo. Ama los argumentos filosóficos y la espiritualidad, y acepta los cambios fácilmente.

Las cualidades dominantes en la tipología de *vata* son: aspereza, sequedad, velocidad, movilidad, ligereza, sutileza, frialdad y claridad.

De la aspereza y la sequedad se derivan la piel agrietada y el cabello seco y opaco.

La velocidad provoca acciones rápidas e impulsivas, absorción rápida de información, dispersión del pensamiento, mala memoria, variabilidad de ideas y emociones.

La movilidad causa alteraciones de la circulación, irregularidad del ritmo cardíaco, hipertensión, espasmos y dolores, ojos huidizos, nerviosismo, inquietud.

La frialdad causa pies y manos fríos e hipersensibilidad al frío.

La ligereza es la responsable de los cambios del estado de ánimo, la inestabilidad, la dificultad para encontrar un equilibrio regular en los hábitos de vida y las acciones.

TIPO *PITA*

Pita conserva los tejidos mediante la retención del calor, regula la asimilación, el sistema endocrino y el sistema digestivo. El tipo de *pita* es físicamente elegante y de complexión media, la piel es húmeda y pecosa, muy sensible al sol, el cabello es fino y frágil. Su sentido dominante es la vista. Tiene una personalidad moderada, intolerante, sanguínea, conflictiva, dudosa, fácilmente irritable, se apega y es celosa. Ama la cultura y las cosas refinadas, y tiene una inteligencia aguda, creativa, crítica y brillante, con una excelente capacidad para el pensamiento lógico. Es ambiciosa, tiene buena memoria y logra concentrarse durante mucho tiempo.

Las cualidades dominantes en este tipo de individuos son: calor, agudo, sutil, ligero, claro.

El calor es la causa del color de la piel y también de su delicadeza, de su tendencia a sonrojarse e irritarse fácilmente. El calor proporciona asimismo un buen metabolismo, hace sentir ardor y calor en el cuerpo, aumenta el apetito y la necesidad de tomar bebidas frías.

Lo sutil implica ingenio de inteligencia, espiritualidad, catabolismo, digestión, purificación y profundidad.

Lo agudo causa ardor, comprensión, penetración, vivacidad, inteligencia y excelente capacidad crítica.

La claridad proporciona lucidez mental, orden y precisión en las ideas y en las acciones. Lo ligero implica conciencia, atención, digestión y purificación.

TIPO *KAPA*

Kapa construye la estructura, destruye los cuerpos extraños, estabiliza, lubrica y activa la defensa de los tejidos. La persona de tipo *kapa* físicamente tiende a ser robusta, con una musculatura bien desarrollada; tiene una piel tendente a grasa y un cabello oscuro y brillante. Tiene una buena resistencia física y sus sentidos dominantes son el tacto y el gusto. Posee un carácter tranquilo, un estado de ánimo estable, flemático, ordenado y regular; es reservado y tiene pocas amistades. Tiene una inteligencia lenta, es muy paciente, generoso, sincero, no se enoja fácilmente. Es dueño de una memoria excelente y de la capacidad de concentrarse profundamente. Le encanta dormir por largo tiempo y no acepta los cambios.

La persona dominada predominantemente por un sólo *dosha* no está en estado de armonía, sino que sufrirá con más facilidad los efectos dañinos de ese *dosha* específico.

En cambio, cuando la persona está dominada por la combinación de dos *dosha*, por ejemplo, *vata* + *pita* o *vata* + *kapa*, es menos probable que sufra los efectos dañinos, pero cuando tiene un trastorno, es más difícil de curar.

Cuando los tres *dosha* dominan equilibradamente, la persona rara vez enferma, pero, si lo hace será aun más difícil de curar.

Las cualidades dominantes en este tipo de individuos son: pesada, sólida, estable, blanda, turbia, obtusa y lisa.

Lo pesado da vigor, vitalidad, crecimiento, pereza, inercia, defensa, letargia, tendencia a la pesadez del cuerpo (obesidad), digestión lenta, depresión, posesividad.

Lo sólido proporciona la densidad de las telas, escoria, densidad, concentración y resistencia. Lo estable brinda estabilidad y equilibrio, autocontrol, tolerancia y paciencia. Lo blando proporciona delicadeza, tranquilidad, flexibilidad, relajación, cuidado, piel y cabello suave, palabras y acciones amables, una mirada dulce. Lo turbio es responsable del proceso anabólico (cicatrización de heridas, calcificación ósea, etc.) y reduce la hiperactividad de los sistemas y las secreciones. Lo obtuso disminuye la hiperactividad de los sistemas y causa inercia, pereza, indolencia, actividad lenta del cuerpo y la mente. Lo liso es responsable de la reparación de los tejidos, la excreción de los desechos, la cicatrización de las heridas, favorece el proceso de curación del alma y el cuerpo, y estimula la tranquilidad y el amor.

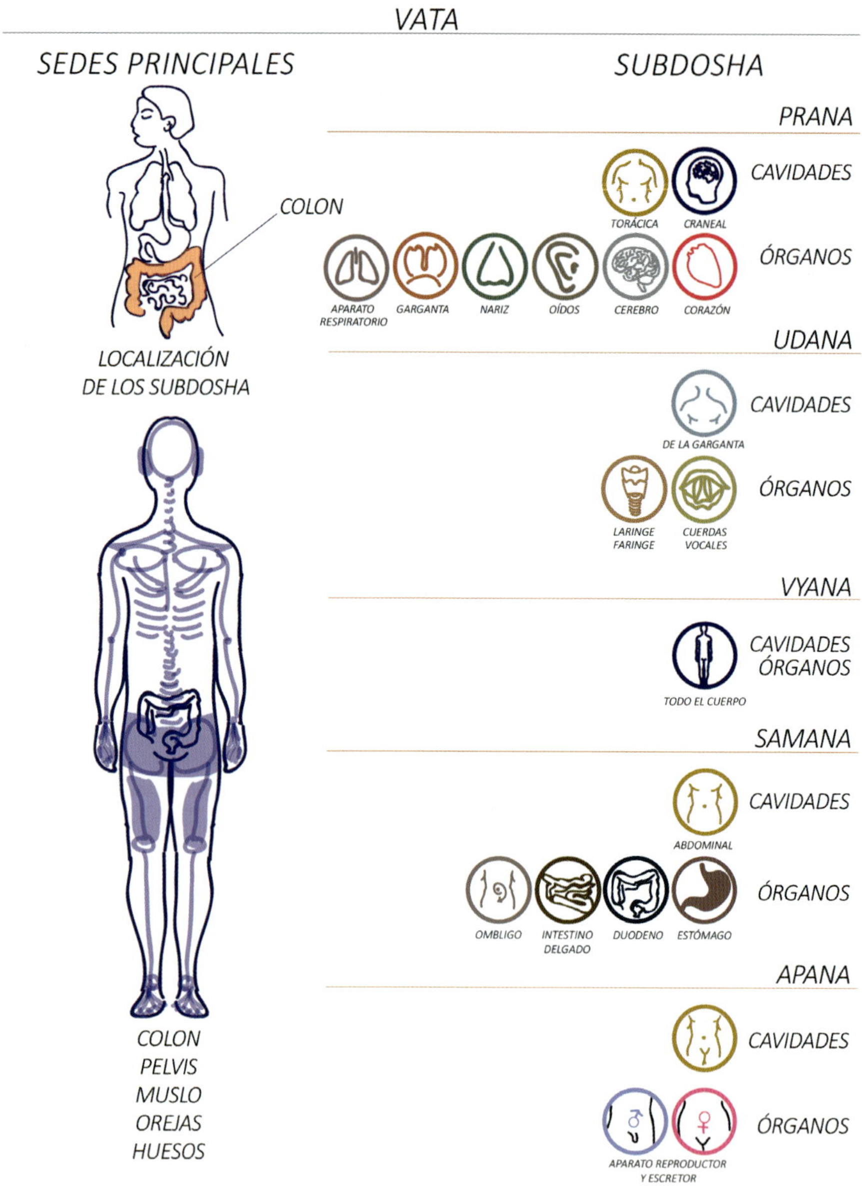

VATA
SEDES PRINCIPALES
COLON
LOCALIZACIÓN
DE LOS SUBDOSHA
COLON
PELVIS
MUSLO
OREJAS
HUESOS
SUBDOSHA
PRANA
CAVIDADES
TORÁCICA
CRANEAL
ÓRGANOS
APARATO RESPIRATORIO
GARGANTA
NARIZ
OÍDOS
CEREBRO
CORAZÓN
UDANA
CAVIDADES
DE LA GARGANTA
ÓRGANOS
LARINGE FARINGE
CUERDAS VOCALES
VYANA
CAVIDADES
ÓRGANOS
TODO EL CUERPO
SAMANA
CAVIDADES
ABDOMINAL
ÓRGANOS
OMBLIGO
INTESTINO DELGADO
DUODENO
ESTÓMAGO
APANA
CAVIDADES
ÓRGANOS
APARATO REPRODUCTOR
Y ESCRETOR

PITA

SEDES PRINCIPALES

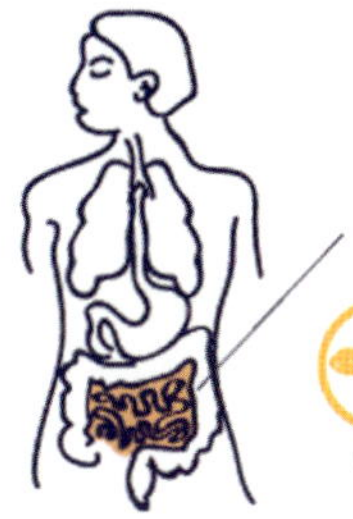

LOCALIZACIÓN
DE LOS SUBDOSHA

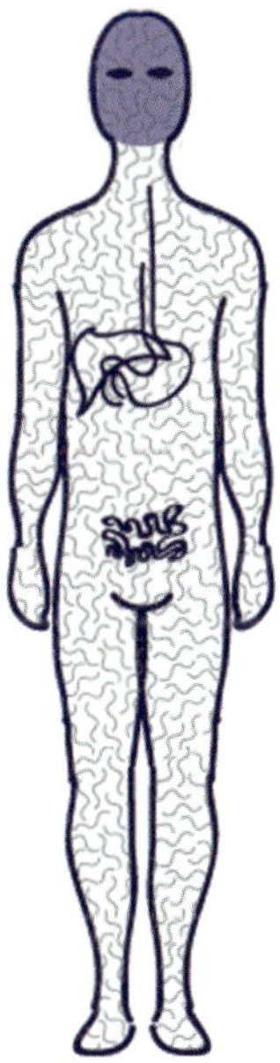

ESTÓMAGO
INTESTINO DELGADO
HÍGADO
SANGRE
OJOS
ROSTRO

SUBDOSHA

SADHAKA

CAVIDADES: CRANEAL, TORÁCICA

ÓRGANOS: OJOS, PIEL, LENGUA, NARIZ, OÍDOS, CEREBRO, CORAZÓN

ALOCHAKA

ÓRGANOS: OJOS

PACHAKA

CAVIDADES: ABDOMINAL

ÓRGANOS: INTESTINO DELGADO, DUODENO, ESTÓMAGO

RANJAKA

CAVIDADES: TORÁCICA

ÓRGANOS: HÍGADO, BAZO

BRAJAKA

CAVIDADES: TODO EL CUERPO

ÓRGANOS: PIEL

KAPA

SEDES PRINCIPALES

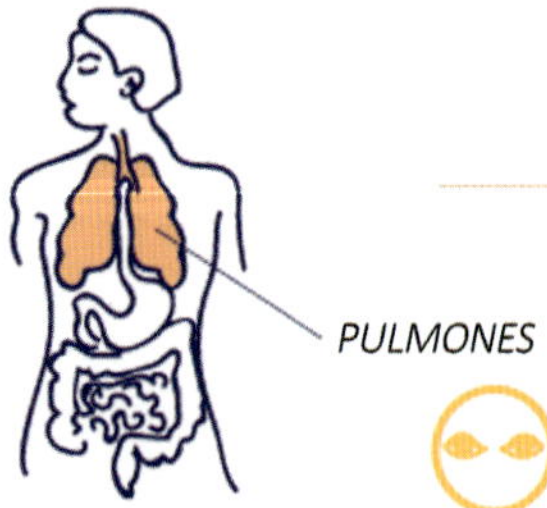

LOCALIZACIÓN
DE LOS SUBDOSHA

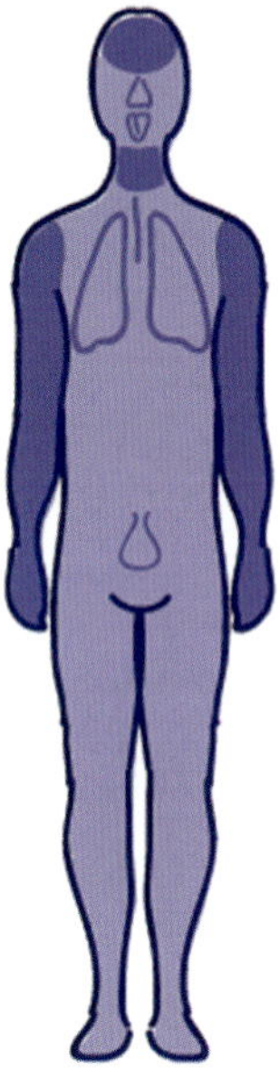

PULMONES
GARGANTA
CABEZA
LENGUA
NARIZ
PIEL
VEJIGA
BRAZOS

SUBDOSHA

TARPAKA

CAVIDADES: CRANEAL

ÓRGANOS: OJOS, PIEL, LENGUA, NARIZ, OÍDOS, CEREBRO

BODAKA

ÓRGANOS: BOCA, LENGUA

AVALAMBAKA

CAVIDADES: TORÁCICA

ÓRGANOS: LENGUA

KLEDAKA

CAVIDADES: ABDOMINAL

ÓRGANOS: ESTÓMAGO

SLESHAKA

TODO EL CUERPO
Y ARTICULACIONES

Al completar el siguiente cuestionario, surgirá el perfil que mejor se adapte a nuestra constitución. Al insertar el número correspondiente a la columna elegida en cada recuadro (*véase* también las páginas siguientes), y finalmente hacer la suma de los dígitos de cada columna, obtendremos un resultado que representará el porcentaje presente en nuestra constitución del *tridosha* en cuestión. El *dosha* dominante determina nuestro tipo.

	VATA				
	Naturaleza de la persona	Nunca No	A veces	A menudo	Siempre Sí
1	La estructura es ligera, delgada o magra.	0	1	2	3
2	Tengo dificultad para obtener peso.	0	1	2	3
3	La piel es seca y con venas evidentes.	0	1	2	3
4	Las articulaciones crujen fácilmente.	0	1	2	3
5	El cabello tiende a ser seco y oscuro.	0	1	2	3
6	Tengo una musculatura subdesarrollada.	0	1	2	3
7	Las manos y los pies de huesos protuberantes.	0	1	2	3
8	Tengo un carácter inestable y me encantan los cambios.	0	1	2	3
9	Soy melancólico, me siento insatisfecho.	0	1	2	3
10	Necesito dormir poco.	0	1	2	3
11	Aprendo rápido, pero luego me olvido.	0	1	2	3
12	Soy rápido y curioso.	0	1	2	3
13	Tengo poca memoria.	0	1	2	3
14	Como, duermo y trabajo irregularmente.	0	1	2	3
15	La mente tiende a estar inactiva.	0	1	2	3
16	A menudo estoy preocupado, nervioso y ansioso.	0	1	2	3
17	Soy impulsivo y me agoto rápidamente.	0	1	2	3
18	Soy friolero.	0	1	2	3
19	Hablo rápido, soy hablador.	0	1	2	3
20	Digiero rápidamente y tengo buen apetito.	0	1	2	3
21	Tengo un sueño irregular y ligero.	0	1	2	3
22	Tengo una sexualidad impulsiva.	0	1	2	3
23	Camino ágil o rápido.	0	1	2	3
24	Suelo tener trastornos del sistema nervioso, contracturas, estreñimiento, dolores articulares.	0	1	2	3
	TOTAL				

PITA					
	Naturaleza de la persona	Nunca No	A veces	A menudo	Siempre Sí
1	Tengo una estructura normal.	0	1	2	3
2	A menudo estoy acalorado.	0	1	2	3
3	Soy frágil y sensible.	0	1	2	3
4	Tengo la piel delicada, muchos lunares o pecas.	0	1	2	3
5	Mi piel se enrojece fácilmente al sol.	0	1	2	3
6	Tengo una musculatura bastante frágil o débil.	0	1	2	3
7	Tengo el cabello delicado y débil que cae fácilmente.	0	1	2	3
8	Mi cabello tiende encanecer.	0	1	2	3
9	Soy sensible y sufro de desórdenes digestivos.	0	1	2	3
10	Confío en mí mismo.	0	1	2	3
11	Soy ordenado y llevo a cabo las actividades con precisión.	0	1	2	3
12	Me enojo fácilmente y pierdo la paciencia.	0	1	2	3
13	Me gusta dominar a los demás.	0	1	2	3
14	Me encanta criticar.	0	1	2	3
15	Perdono fácilmente.	0	1	2	3
16	No soporto el calor.	0	1	2	3
17	Sudo fácilmente.	0	1	2	3
18	No soporto el hambre y como con apetito.	0	1	2	3
19	Prefiero bebidas frescas y digerir bien.	0	1	2	3
20	Mi inteligencia está alerta y estoy dispuesto a enfrentar desafíos.	0	1	2	3
21	Hablo apasionada y ofensivamente.	0	1	2	3
22	Tengo un deseo sexual moderado.	0	1	2	3
23	Mi postura es erguida, camino de una manera elegante.	0	1	2	3
24	Tiendo a tener fiebre, inflamación, colitis, gastritis o trastornos endocrinos.	0	1	2	3
	TOTAL				

	KAPA				
	Naturaleza de la persona	Nunca No	A veces	A menudo	Siempre Sí
1	Tengo una estructura robusta y bien formada.	0	1	2	3
2	Tengo una musculatura bien desarrollada.	0	1	2	3
3	A veces me siento excesivamente pesado.	0	1	2	3
4	Puedo ganar peso fácilmente.	0	1	2	3
5	Difícilmente pierdo peso.	0	1	2	3
6	Tengo una piel suave y lisa.	0	1	2	3
7	Tengo cabello grueso, graso, tupido, brillante y suave.	0	1	2	3
8	Tiendo a ser perezoso.	0	1	2	3
9	Necesito estímulos.	0	1	2	3
10	Hago las cosas lentamente.	0	1	2	3
11	Soy estable.	0	1	2	3
12	Soy fuerte, tolerante y paciente.	0	1	2	3
13	Tolero bien los esfuerzos y la fatiga.	0	1	2	3
14	El frío y la humedad me molestan.	0	1	2	3
15	Tengo un carácter dulce y cariñoso.	0	1	2	3
16	Me llevo bien con todos.	0	1	2	3
17	Tiendo a ser indiferente.	0	1	2	3
18	Desempeño las actividades de una manera serena.	0	1	2	3
19	Tengo una buena memoria.	0	1	2	3
20	Soy alegre, animado y agradable.	0	1	2	3
21	Me encanta dormir mucho, más de lo necesario.	0	1	2	3
22	Tolero bien el hambre, pero tiendo a comer demasiado.	0	1	2	3
23	Tengo una digestión lenta.	0	1	2	3
24	Tengo un deseo sexual intenso y profundo.	0	1	2	3
25	Tiendo al sobrepeso, a menudo tengo edemas o hematomas, trastornos crónicos, problemas del sistema respiratorio.	0	1	2	3
	TOTAL				

Desequilibrio de los *dosha* (*vikurti*)

Todas las funciones biológicas del cuerpo-mente tienen su estado normal. Dicho estado lo mantiene una inteligencia sutil denominada *prakruti*, que se mide por el principio de los *tridosha: vata, pita* y *kapa*. Como ya se mencionó, cada individuo tiene su propio *prakruti* o inteligencia particular establecida en el momento de la concepción. Esta última puede ser influenciada por el régimen de vida y así repercutir en los *dosha*. *Prakruti* es el estado de equilibrio de los *dosha*, mientras que *vikurti* es el estado de desequilibrio.

Cuando el régimen de vida es incorrecto, el funcionamiento fisiológico y los *dosha* se alteran y pierden su equilibrio. El organismo se vuelve muy sensible, pierde sus capacidades de adaptación y defensa, se vuelve víctima del estrés, la fatiga, las enfermedades, etc. Dicho estado se llama *vikurti* o desequilibrio, estado anormal.

SI *VATA* ESTÁ DESEQUILIBRADO

La persona se siente constantemente descontenta, insatisfecha y preocupada. Tiembla o camina de manera desequilibrada. El ciclo menstrual y la evacuación son irregulares; a menudo hay problemas de circulación y no puede respirar con facilidad. Las emociones y los pensamientos, así como las acciones, cambian continuamente; se siente débil y le falta fuerza. Asimismo, esa persona sufre de estreñimiento o flatulencia. Se siente confundida y bloqueada, insensible o incoherente. Está sujeta a cambios de humor; se encuentra sobreexcitada y habla demasiado. Habla, respira y come rápidamente. Padece hambre fuera de horario, es decir, comería a cualquier hora del día; digiere irregularmente. Los órganos sensoriales causan problemas continuamente. Se deja ofuscar por cualquier cosa, se altera por todo. Se siente deprimida y ansiosa; temerosa y angustiada o triste. Sufre de vértigo e insomnio. El cuerpo se siente dolorido; desea mantenerse abrigada. No tiene respeto por sí misma, por sus propias fuerzas ni por sus propios límites.

Vata se ve empeorado por alimentos que tienen las mismas cualidades que las coles, la coliflor, el brócoli, el pepino, el melón, las patatas, las galletas saladas y cualquier tipo de pan seco, manzanas, comida rápida, etc.

Las actividades que aumentan *vata* son viajar, quedarse despierto hasta tarde en la noche, ver demasiada televisión, vivir en un ambiente ruidoso, comer mientras está ansioso o deprimido, experimentar un estado de estrés constante, tener actividad sexual excesiva.

SI *PITA* ESTÁ DESEQUILIBRADO

Si *pita* está en desequilibrio, se enoja demasiado, es desordenado, suda en exceso. Tiene un apetito y una digestión anormales; presenta un gran deseo de comida y bebida fresca; sufre de colitis, gastritis y úlcera; tiene la boca pastosa y amarga. Se vuelve hipercrítico; la piel se torna demasiado delicada y enrojece con facilidad; pierde el cabello que, además, encanece fácilmente; tiene problemas de visión; la piel y los ojos se ponen amarillos, la orina y las heces adquieren un color amarillo oscuro; pierde la concentración.

Lleva a cabo las actividades de una manera rígida y tensa; quiere dominar con agresividad; se vuelve colérico, basto; tiene ardor de estómago, intestino y piel. Sufre de vértigo y tiene una sensación de desmayo. Está cansado y sufre de frío.

Pita se ve agravado por los alimentos ácidos y picantes como la guindilla, los alimentos fritos, berenjenas, tomates, cebollas crudas, ajo, limón, espinacas, beber demasiado té, café, alcohol y tabaco. La ira, el comer enojado, las actividades que involucran una gran pasión, la exposición al sol y al calor, demasiado ejercicio físico o actividades competitivas son los comportamientos que aumentan a *pita*.

SI *KAPA* ESTÁ DESEQUILIBRADO

Se aburre de todo; no tiene interés por nada, es apático; le resulta muy difícil entender las cosas; abandona con facilidad las actividades emprendidas. Se pone pálido, con una piel flácida; siente frío y pesadez, tiene las articulaciones débiles y doloridas. Se vuelve obtuso, obstinado e indolente; perezoso. Sufre de asma, alergias o sinusitis; tiene tos o flema; respira con dificultad. Sufre y se autovictimiza. Se vuelve indiferente al sexo. Su boca está seca; duerme demasiado. Padece mareos. Tiene poca confianza en sí mismo; se aferra a la gente. Se vuelve posesivo. Come demasiado, sube fácilmente de peso y tiene dificultad en perderlo.

Kapa aumenta por los alimentos muy fríos, pesados, grasosos, dulces, grasosos, lácteos y leche, helados y carne.

Las actividades que desequilibran a *kapa* son: dormir durante el día, no hacer suficiente actividad física, vivir en un clima frío y húmedo, etc.

FACTORES NATURALES QUE CONTRIBUYEN A DESEQUILIBRAR LOS *DOSHA*

Los *dosha* también se desequilibran naturalmente según la estación, en los diferentes momentos del día y en los diversos períodos de la vida.

Vata aumenta naturalmente en otoño, durante la última parte del día, de las 14 a las 18 h y en la noche, de 2 a 6; también durante el período de la vida después de los 60 años.

Pita aumenta naturalmente en el verano, de 10 a 14 y de 22 a 2 h; en el período de la vida durante la juventud, y en la madurez entre los 40 y los 60 años.

Kapa aumenta naturalmente en invierno, durante la primera parte del día, de 6 a 10 h, durante la primera parte de la noche, de 18 a 22 h y desde la infancia hasta los 20 años.

Estos períodos de incremento de los *dosha* valen para todas las personas, incluso para quienes gozan de buena salud.

CAPÍTULO 2

EL RÉGIMEN DIARIO (*DINACHARYA*)

REGLAS PARA EL RÉGIMEN NOCTURNO (*RATRICHARYA*)

EL RÉGIMEN DE LAS ESTACIONES (*RUTUCHARYA*)

EL RÉGIMEN ANUAL (*UTTRAYANA* Y *DAKSHINAYANA*)

MI VIDA DIARIA

El régimen diario (*dinacharya*)

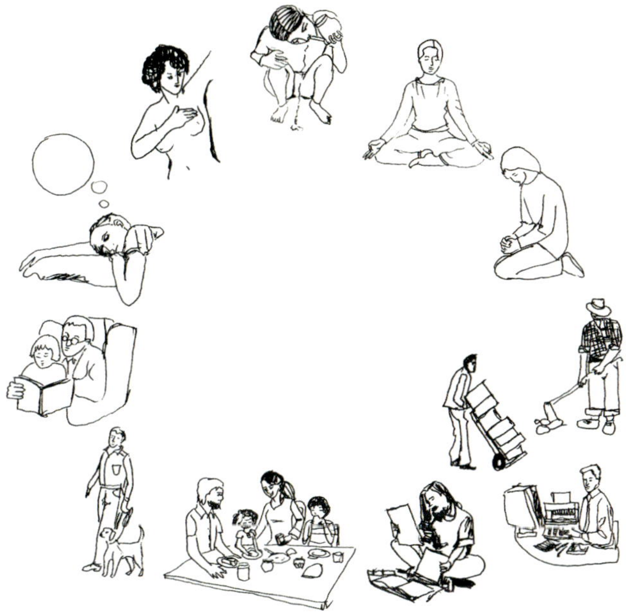

Dinacharya significa «administrar sabiamente la vida cotidiana». Levantarse temprano al amanecer es la mejor acción del día; efectuar automasaje es un gran regalo; practicar yoga es el mejor cuidado de la vida; comer poco es un gran ahorro para la vida; ir a dormir temprano, antes de la medianoche, es el mejor respeto por la salud.

Mantener la *prakruti* o caer en el *vikurti* (desequilibrio, enfermedad) depende de nuestra rutina de vida diaria. El Ayurveda enseña a cada uno cómo seguir la correcta rutina diaria y estacional, y cómo adoptar el comportamiento personal conveniente de acuerdo con la propia constitución individual o *prakruti*.

Llevar el día virtuosamente en el Ayurveda recibe el nombre de *swasthavriti* y significa, sobre todo, autodisciplina: una serie de hábitos de autoayuda y comportamiento adecuado tanto hacia nosotros mismos, como hacia los demás, además del respeto de todos los factores que contribuyen al mantenimiento de la armonía y la salud.

AUTOMASAJE: APLICACIÓN DE ACEITE EN LA CABEZA Y EN EL CUERPO

Aplique unas gotas de *pita tailam* en la cabeza y frote bien para que penetre, luego aplique el aceite en todos los *chakras* (centros de conciencia psíquica ubicados a lo largo de la columna vertebral). Después, aplique Pinda tailam o el aceite más adecuado a sus propios tejidos, frotando y estimulando todo el cuerpo y los puntos de *varma* (puntos particulares de intersección de los tejidos corporales donde se concentra el *prana*). Aplique aceite a diario en la cabeza para reactivar la actividad cerebral, prevenir dolores de cabeza, calvicie y encanecimiento del cabello. Al lubricar la cabeza, la frente y los *chakras*, el cuerpo experimentará armonía, un buen sueño, una piel suave y una tez brillante.

BENEFICIOS DEL *ABYANGAM*, MASAJE AYURVÉDICO

El *abyangam* tiene una acción estimulante en el círculo de retorno de la linfa y de la sangre, ayuda a eliminar los fluidos extravasculares, aumenta el umbral del dolor, moviliza las articulaciones y nutre la piel y los músculos. Todos los beneficios producidos por el *abyangam* son el resultado de la actividad del sistema nervioso autónomo; la relajación causa una reacción en cadena vinculada a diferentes beneficios psicofísicos. Se producirán sensaciones de placer y bienestar del alma, calma, relajación, reducción del estrés y la tensión, dilatación o contracción de las arteriolas y expansión de la respiración espontánea.

- Beneficios físicos: relajación, ralentización del envejecimiento, desintoxicación y rejuvenecimiento de los tejidos, tonificación de los músculos, corrección de la incapacidad psicofísica, mejora de la visión, flexibilidad en las articulaciones, alivio de los dolores reumáticos, bienestar durante la maternidad y para los niños.
- Beneficios fisiológicos: buen funcionamiento de los órganos y del sistema digestivo, circulatorio, respiratorio y excretor.
- Beneficios psicológicos: alegría, calma, claridad mental, resistencia al estrés, eliminación de traumas emocionales, fatiga, depresión, insomnio, ansiedad y mejora en la comunicación.

BEBIDAS DESINTOXICANTES

Después de la ducha, sería bueno tomar bebidas:

A. Agua tibia, que ayuda en la evacuación ejerciendo presión hacia abajo.
B. Zumo de pomelo, que tiene gusto ácido y ayuda a disolver los desechos en los canales intestinales.
C. Té de hierbas Niragada (un té de hierbas desintoxicante ayurvédico de mi receta), porque, gracias al gusto amargo, sus principios activos penetran más fácilmente dentro de las células, desintoxican el organismo, estimulan el metabolismo y eliminan las toxinas mediante su gusto picante y vigorizante. Además, este té de hierbas tiene el efecto de limpiar el sistema digestivo y los riñones, y de estimular el peristaltismo intestinal.

No es una buena idea comenzar el día con té o café, estos hábitos causan estrés y estreñimiento, y agotan e inhiben las secreciones hormonales.

Así confortada, la mente está más descansada: ahora podemos dedicarnos a la práctica de la meditación y el yoga.

YOGA *SADHANA*

Es un buen hábito practicar regularmente yogasana, en particular, el saludo al sol, *brahma shuddhi* (una práctica de *pranayama*, *mudra* y yoga de mi invención para purificar y energizar las cinco cavidades del cuerpo) y balanceos laterales, que favorecen la circulación y dan fuerza y resistencia, sin forzar demasiado. El saludo al sol y otras *asanas* deberían elegirse y practicarse de acuerdo con la propia constitución *do-shika*. Sería mejor para las personas con predominio de *vata* asumir sus posiciones de una manera estática; mientras que las personas con predominio de *pita* deberían practicarlo de manera relajada, y las personas de *kapa,* más dinámicamente. Después de la práctica de yogasana, sería mejor hacer unos minutos de respiración controlada *(pranayama)*. Al final, es recomendable practicar silenciosamente la meditación (unos veinte minutos) en la forma habitual, o probar la técnica NYM *(nombre-yantra-mantra)*. La meditación libera del sufrimiento y aporta paz a la vida.

NYM = NOMBRE, YANTRA, MANTRA

Es una técnica energética y creativa de autocorrección que transforma la energía del nombre en un mantra para mejorar la calidad de vida. Este proceso se logra al resolver un problema matemático (enfermedad o trastorno) mediante el empleo del dibujo. Y a través de la meditación, al eliminar los «obstáculos», se transforma en una secuencia que va de lo matemático a lo artístico para transcender lo espiritual. Es una técnica que uso como herramienta de sanación.

¿CUÁL ES EL DEBER DE CADA UNO?

Después de la meditación, piense en la tarea que tiene que hacer en el día: ¿qué debo hacer? Comprenda el deber que se debe realizar y, luego, haga una promesa para mantener a o largo del día: «No me enojaré, perdonaré, me controlaré, no me cansaré, seré feliz, guardaré la paz, observaré el silencio, confiaré en...».

MASTICAR

Antes del desayuno, mastique un puñado de semillas de sésamo, una práctica que fortalece los dientes y las encías. Después del desayuno, mastique tres o cinco dátiles secos y un pedazo de coco (del tamaño de 2,5 cm). Masticar estos alimentos por la mañana favorece las funciones del hígado y el estómago, mejorando el fuego digestivo.

DESAYUNO

Ya hemos dicho que el momento perfecto para eliminar los residuos es al levantarse en la mañana, por lo que es mejor tomar el desayuno al menos una hora y media después de levantarse de la cama, por lo general antes de las 8 h. La comida debe ser ligera durante los meses cálidos o si el propio *agni* es bajo o si se sufre un resfriado. Es mejor elegir alimentos livianos, líquidos con gusto amargo, ácido y picante. Por la mañana tendremos que evitar las comidas de gusto dulce. El desayuno varía según el *dosha*:

- Las personas *vata* deben tener un desayuno de mayor calidad aceitosa; para ellos es recomendable tomar tostadas con *ghee gruta* y Payaru Podi (proteína vegetal en polvo a partir de cinco tipos de verduras con especias) y leche caliente con cardamomo o enriquecida con cereales y almendras. También pueden tomar yogur fresco (con una pizca de jengibre y sal para aumentar su digestibilidad) con copos cocidos de cereales.
- Para la gente de *pita*, el desayuno más adecuado es una tostada con mermelada y leche tibia con *ghee gruta*, cebada o cardamomo. Excelente la ingesta de pasas y cereales, o fruta dulce.
- Una taza de Sukkunir (una mezcla de cereales tostados) es recomendable para las personas *kapa*. También estará bien un té ligero, galletas secas, miel y zumo de manzana.

Después del desayuno, hay que cepillarse los dientes y lavarse las manos (recuerde hacerlo cada vez que coma). Para facilitar la digestión, es recomendable contemplar una caminata tranquila.

Sería una buena idea evitar un refrigerio entre comidas porque puede alterar la regularidad del apetito.

TRABAJO

Es aconsejable pensar en el trabajo como un deber que Dios nos da: administrar mejor nuestra tarea. Ya sea poco o mucho, practiquémoslo en todos los casos con el corazón y el alma. Aprendamos a manejar el día sabiamente. Dejemos ir lo negativo y protejamos el bien que está en todos nosotros alegrando nuestro día con la paz.

COMIDAS

Como ya dijimos, sería mejor tomar el desayuno a la hora y media de despertar y antes de las 8, preferiblemente a base de bebidas o, en cualquier caso, ligero. La comida principal con proteínas se debe comer alrededor de las 12 en punto. Es aconsejable cenar alrededor de las 20 h. La comida debe contener almidón y verduras cocidas. La fruta es ideal como merienda.

SUEÑO

Hay una serie de hábitos negativos como dormir hasta tarde, tomar el desayuno cuando se siente hambre o de manera apresurada y, por lo tanto, continuar la jornada de forma discontinua, satisfaciendo el hambre y la necesidad de dormir desorganizadamente. A menudo, uno se va a la cama muy tarde porque durante el día no hay tiempo para hacer todas las cosas que le gustaría o debería hacer. Esto no puede ser considerado un buen comportamiento; muchos toman estos hábitos a diario, convirtiéndolos en su propio estilo de vida. Aparentemente nuestro cuerpo se acostumbra a tal método, pero a la larga todo esto puede traducirse en trastornos del sueño o alimentarios. Dormir es un deber, como lo es comer. Es esencial respetar tanto como sea posible los ritmos del cuerpo basados en la propia constitución. En general, es saludable ir a la cama temprano después de haber digerido la cena y ducharse si se está cansado o bajo tensión o si se siente confundido, antes de ir a dormir.

HORARIO DIARIO APROPIADO PARA EL SUEÑO				
Constitución	Acostarse	Horas de sueño	Despertar	Posición para dormir
VATA	11:30	Alrededor de 6 horas	05:00	Sobre el lado izquierdo
PITA	11:00	Alrededor de 7 horas	05:00	Sobre el lado derecho
KAPA	10:30	Alrededor de 8 horas	06:00	En decúbito supino

INDUMENTARIA

Ocupémonos de nuestra indumentaria: la ropa debe estar limpia antes que nada, combinemos el estilo y los colores de tal manera que reflejen nuestra armonía interna, en relación con el *dosha* respectivo.

COMIDA

Desde las 10 hasta las 14 h, la energía *pita* está en su apogeo: es el momento más favorable para la ingesta de alimentos, ya que el fuego digestivo está en su punto máximo. En este momento es aconsejable consumir la comida más sustancial, que preferiblemente debe tomarse entre las 12 y las 13 h. Es aconsejable elegir alimentos ricos en proteínas, grasas (moderadamente) y carbohidratos, potenciados por gustos picantes que susciten una buena digestión.

En cualquier caso, la comida debe tomarse en la cantidad correcta: no exagere, ni en exceso ni en defecto. Los antiguos sabios del Ayurveda afirman que la cantidad correcta es la que puede contenerse en las dos manos unidas en copa.

Para estimular el *agni* (el fuego digestivo), mastique media cucharadita de jengibre recién rallado, condimentado con una pizca de sal. Incluso la sal, pero sólo en cantidades moderadas, favorece la digestión y es importante para el metabolismo hídrico. Del mismo modo, *ghee gruta* (mantequilla clarificada) estimula el *agni* y mejora la digestión.

No olvide antes de comer lavarse las manos, la cara y los pies ni recitar el mantra que propicia la mente. Dediquemos lo que estamos por ingerir en beneficio de todos los seres. Quien sirve la comida debe ser una persona limpia y en la que confiamos. Sentémonos a la mesa con una actitud recogida y contenida, solos o con personas agradables, cuya compañía apreciamos. Llevemos con calma la comida a la boca, despacio, masticando lenta y conscientemente, y ojalá en silencio, en un agradable clima de armonía. Es aconsejable evitar carcajadas y risas, y nunca, en absoluto, ¡discutir o luchar en la mesa! Excepto por un pequeño sorbo de agua, no hay que beber con la comida: hay que hacerlo a otra hora del día, dependiendo del clima y sus necesidades. Después de terminar de comer, nos sentamos quietos durante unos diez minutos y luego damos un corto paseo. Evitemos la siesta de la tarde: los mejores momentos de descanso son los nocturnos.

CENA

La cena debe ser ligera, con sabores dulces que ayuden a dormir y descansar en paz, por medio de la calidad de la ligereza. Cenar temprano, alrededor de las 20 h, para poder acostarse después de haber digerido.

Lavarse los dientes y la lengua después de cenar, como después de cada comida. Tras la cena, si es posible, hacer una corta caminata digestiva.

No permanecer frente a la televisión para mirar programas innecesarios o películas violentas, o afectar desfavorablemente al lado emocional, ni prestarse a lecturas particularmente sugestivas: la mente estaría impresionada y el sueño se vería afectado de forma negativa. Por la noche, disfrutar de actividades agradables y relajantes, en vista de una dulce noche de sueño. Antes de conciliar el sueño, hay que relajarse y dedicarse a la meditación.

PREDOMINIO DE LOS *DOSHA* DURANTE EL DÍA		
Dosha dominante	Horas	Acciones y sensaciones
Kapa dosha	6:00-10:00	Pesadez, frescura, energía
Pita dosha	10:00-14:00	Ligereza, calor, hambre
Vata dosha	14:00-18:00	Ligereza, actividad, flexibilidad

PREDOMINIO DE LOS *DOSHA* DURANTE LA NOCHE		
Dosha dominante	Horas	Acciones y sensaciones
Kapa dosha	18:00-22:00	Frescura, relajamiento, inercia
Pita dosha	22:00-2:00	Recuperación de los tejidos, calor y sueño profundo
Vata dosha	02:00-6:00	Purificación, ligereza y despertar

PRESERVAR NUESTRO SER

Todo tiene su tiempo y su lugar. Creo que, cuando el silencio absoluto aburre, comienza a moverse en círculo alrededor de su propio Ser Superior (al igual que una rueda alrededor de su eje) transformando el tiempo, el lugar y la inteligencia. Así crece el hombre y todo el universo.

El tiempo es la vida, la inteligencia es del universo; cada célula humana, de hecho, contiene esta inteligencia primordial.

La inteligencia es la causa de la estructura y de su funcionamiento. Estos pensamientos coinciden con la teoría del ADN.

La vida del hombre fluye de manera continua, vida tras vida, cíclicamente en el el tiempo. La vida se llama *kala chakra*, es decir, «rueda del tiempo».

El tiempo recorre un círculo y un ritmo perfecto en la misma dirección, de modo que aparece la rueda de la vida, el universo.

Este continuo flujo se llama *prakruti*, lo que significa «acción perfecta».

El flujo del tiempo aparece siempre rítmica y cíclicamente. El día, la noche, los meses lunares, las estaciones, los años: todo se mueve en un ciclo armonioso.

El ritmo del hombre es como el ritmo de la naturaleza; tal como es el cuerpo humano, así es también el cuerpo cósmico; tal como es la mente humana, así es la mente cósmica. Todos los fenómenos naturales tienen un cambio cíclico y perfectamente rítmico.

Es importante respetar y adaptarse a estos ritmos cíclicos de la naturaleza con una profunda conciencia.

Somos una copia de la naturaleza, por lo que nos acoplamos a ella para el mantenimiento de la salud y el bienestar.

Observamos la paciencia para aumentar nuestra resistencia: no nos quejamos para mantener nuestra alegría; evitamos criticar para no perder nuestra paz; practicamos el desapego para preservar nuestro ser.

MASAJE AYURVÉDICO

El masaje ayurvédico es el más agradable «arte curativo de la vida», es energía creativa y origina, a su vez, las energías necesarias para la curación.

Es una parte del *dinacharya* (la gestión de la vida cotidiana), que es la base de la vida. El masaje es simplemente un «toque» para entrar en una nueva dimensión, a través de la comunicación y la exploración. Podemos practicarlo individualmente (automasaje) o entre dos personas, una activa y otra perceptiva, con el fin de compartir la energía divina a través de nuestras manos.

El masaje ayurvédico se practica mediante la aplicación de un aceite curativo *(tailam)* específico de acuerdo con las condiciones y la constitución individual. Se interviene sobre las energías constitutivas a través del masaje y la manipulación del cuerpo y los sentidos con el objeto de recrear el equilibrio perdido.

El automasaje debería practicarse temprano en la mañana durante aproximadamente 20 minutos, aplicando los aceites curativos adecuados tanto para cada sentido (ojos, oídos, orificios nasales, lengua, dientes, encías y garganta) según la calidad de los tejidos del cuerpo, como en la cabeza para preparar la mente. ¡Es posible resolver problemas emotivos, superar la apatía y combatir el estrés gracias al masaje! El masaje ayurvédico es el arte de vivir bien y es útil para cualquier persona: para quien goza de salud, a fin de que preserve el bienestar, para quien está enfermo, a fin de recuperar la salud, para los jóvenes, a fin de reequilibrar sus energías, para los ancianos, a quienes proporciona serenidad interior y también para los niños pequeños, porque el contacto que se establece durante el tratamiento con este tipo de masaje, no es solamente físico, sino también es una forma de comunicación, de intimidad divina y de solidaridad humana.

Algunos tratamientos ayurvédicos

- *SIRODHARA* (*tailam* caliente que cae a ras de la cabeza).
- *SIRO VIRECHAN* (purificación de los sistemas nervioso y respiratorio).
- *SIROVASTHI* (retener *tailam* caliente encima de la cabeza).
- *KAYASEKAM* (baños de *tailam* caliente medicado).
- *PATHU* (masaje con una aplicación de pasta de hierbas).
- *OTHADA* (compresas tibias de hierbas secas).
- *PINDASWEDANAM* (compresas cremosas, húmedas y calientes de hierbas).

Reglas para el régimen nocturno *(ratricharya)*

Con *ratricharya* se entiende el régimen que debe seguirse después del atardecer hasta las primeras horas de la mañana (aurora).

Se consideran cuatro fases de la noche:

- Primera de 18:00 a 21:00 h
- Segunda de 21:00 a 24:00 h
- Tercera de 24:00 a 03:00 h
- Cuarta de 03:00 a 06:00 h

Sería una buena costumbre organizar horarios definidos para comer, ir a dormir y otras actividades diarias. Esto se llama *kriya kaal*.

Cada desviación de estas reglas origina posibles desequilibrios en el cuerpo con las consiguientes enfermedades.

1.ª FASE: 18:00-21:00 H

Después de un día de trabajo, sería aconsejable liberar el intestino, si es posible. Luego, efectuar una higiene básica de manos, pies, rostro y boca para aplacar la fatiga tras el trabajo.

Relajarse, descansar y divertirse: sería un buen hábito comenzar la noche con una práctica de yoga y meditación, canto de mantras, escuchar música, o transcurriendo estos momentos en alegría con familia y amigos. Sería mejor emplear este tiempo para la oración y el estudio de libros espirituales, etc.

En la medida de lo posible, se debería cenar al principio de la primera fase de la noche. De hecho, en ella, se pone en marcha un sano metabolismo. La comida debe ser liviana y fácil de digerir, la cantidad consumida debe ser la mínima. De esta forma, se le da al tubo digestivo el tiempo de distribuir los nutrientes y transformarlos en los diferentes órganos del cuerpo. No comer nada después de la puesta del sol ayuda a realizar la vida espiritual.

Antes de dormir, es aconsejable aplicar aceites y gotas en los ojos (*netra tailam*, *netra neer* o miel); al principio puede provocar una sensación de ardor, pero es un excelente tratamiento preventivo natural contra las cataratas. Dar un paseo tranquilo después de una comida es relajante y ayuda a sentirse ligero y relajado mentalmente, una sensación que permanecerá hasta antes de quedarse dormido.

Durante esta etapa de la noche, no habría que dormir y estaría bien evitar tener relaciones sexuales y estudiar, puesto que estas actividades llevadas a cabo durante estas horas reducen la vitalidad.

2.ª Y 3.ª FASES: 21:00-3:00 H

Es hora de ir a dormir lo más pronto posible, y debe hacerse en un estado de profunda relajación del cuerpo y la mente. La noche es el tiempo del descanso, las actividades pesadas deben evitarse.

El sueño es uno de los tres principios fundamentales para la salud y el bienestar (acción, alimentación y descanso). Una cantidad adecuada de sueño también aumenta el poder de la digestión, elimina la fatiga y restaura el equilibrio natural para el funcionamiento de los *dosha*, de los *dhatu* (tejidos corporales) y los demás sistemas del cuerpo. Aquellos que habitualmente van tarde a la cama tendrán una tendencia en el tiempo a desarrollar trastornos del sueño, ya que mantenerse despiertos en la noche irrita el *vata dosha*.

Comer durante estas horas podría causar problemas de salud; estos malos hábitos pueden conducir a problemas digestivos graves, como acidez, indigestión, estreñimiento, etc.

4.ª FASE: 03:00-06:00 H

Durante esta fase debe hacerse lo siguiente: estudiar, leer libros espirituales, practicar el culto, la meditación y el yoga. Estas horas deberían estar dedicadas a encender la luz sagrada, tocar las campanas y recitar el *Veda mantra*. Esto se debe a que se conectan con las energías divinas. El momento ideal para los estudios es temprano en la mañana, pues es entonces cuando las energías son puras y favorables para el desarrollo interno y la preservación de la memoria.

El *sandhi kala* (momento del ocaso y del amanecer) es crucial para la salud física, mental y espiritual. Comer o dormir en estos momentos está estrictamente prohibido por las escrituras védicas.

Sandhya (la noche), cuando el sol acaba de ponerse, es el momento en que debemos estar atentos y recitar el *Gayatri mantra*. Es aconsejable realizar prácticas espirituales, rezar y meditar para contrarrestar el cansancio, las tensiones y el estrés físico y mental; este mantra también hace que el intelecto sea lúcido y lleva a una comprensión más profunda en las prácticas espirituales.

Usha (el amanecer), cuando el sol acaba de salir, es otro momento en el que debemos estar atentos y recitar el *Gayatri mantra*.

DEJA QUE LA VIDA FLUYA

Sabemos que el cambio de estación provoca cambios atmosféricos naturales que afectan a todos los seres vivos. Algunos cambios son beneficiosos, mientras que otros son perjudiciales. Para obtener el máximo beneficio de los influjos positivos y para estar protegido de los dañinos, el Ayurveda enumera reglas precisas que forman el llamado régimen estacional: incluye dieta, comportamiento y diversos remedios.

Los cambios climáticos, como el aumento (*uttrayana*) o la disminución (*dakshinayana*) del calor, son un estímulo al que están sujetos todos los seres vivos. Durante el período caliente, los seres vivos pierden energía, que recuperan durante el período frío. Para compensar los diferentes estímulos que crean cambios en los *dosha*, *dhatu*, etc., es esencial modificar el modelo de respuesta ajustando la dieta, los hábitos, el comportamiento y la rutina al nuevo clima. Éste es el significado del régimen estacional.

El régimen de las estaciones *(rutucharya)*

Tres son las estaciones de la vida humana:
la vida de la infancia (tiempo *kapa*),
desde la pubertad hasta la edad madura (tiempo *pita*),
edad avanzada (tiempo *vata*).
El tiempo es un factor causal, nuestras respiraciones definen
la calidad de nuestra vida.
La calidad de nuestras decisiones diarias y estacionales rige
la calidad de nuestras vidas.

Por *rutu* se entiende el movimiento del tiempo, como por ejemplo, un cambio de estación. El movimiento del tiempo se combina con la luz para formar la polaridad cíclica del día y la noche, la juventud y la vejez, la digestión y la asimilación, la vigilia y el sueño, etc. Todos estos fenómenos y elementos están sujetos al cambio, que es una relación funcional. Los ciclos estacionales se refieren al eje de la Tierra y se rigen por leyes cósmicas: evolución y reducción, expansión y contracción, inhalación y espiración del cosmos o del individuo.

Rutu sandhi, o cruces de temporada, son los cambios de la estación, los reales tiempos de cambio, considerados momentos críticos. Pueden influir directamente en el cuerpo funcional y todos sus componentes (*dosha*, *guna*, *dhatus*, *mala*, *śrotā*, *agni* y *ama*).

Sama rutu significa «equilibrio en el cambio estacional». La antigua ciencia médica ayurvédica recomienda prevenir eventuales desequilibrios con los tratamientos adecuados, especialmente *panchakarma* (cinco tratamientos específicos, cada uno para actuar sobre otros tantos trastornos de los *dosha*) y *rasayana* (tratamiento rejuvenecedor). Los rituales de purificación se ven favorecidos por el cambio de estación porque conducen al cambio. Asimismo, se aconseja observar con especial atención y fervor las prácticas espirituales, la meditación, las celebraciones, las fiestas, y demás ritos religiosos, oraciones, actos virtuosos, etc., puesto que pueden ayudar a alcanzar una buena salud y una conciencia pura para llevar en la medida de lo posible una vida mejor y en armonía con la conciencia cósmica.

Primavera

(21 de marzo-21 de junio)

NATURALEZA

La primavera está dominada por los elementos de agua y fuego. Su comienzo está prevalentemente dominado por *kapa*. Durante el día, especialmente a primera hora de la mañana, predomina *kapa*, lo que provoca rocío, aumento de la congestión en la garganta y lentitud. Hacia la tarde, en cambio, está más dominada por *pita*; durante el día el Sol calienta la Tierra determinando el aumento de la sensación de hambre y deseo, con un aumento del calor y posibles erupciones cutáneas. Los ríos y los lagos están llenos de agua, los árboles y las plantas florecen, se llenan de color y perfumes. El hombre comienza a aumentar sus actividades al aire libre. Las bodas y las nuevas compras generalmente se programan en la primavera, lo que naturalmente induce el deseo de purificación y planificación.

TRASTORNOS

Cuando se está en desequilibrio, la primavera puede traer alergias, resfriados, gripe, congestión, pereza y apego. En equilibrio, por el contrario, cualquier actividad se vive con placer, alegría y entusiasmo; se percibe un impulso continuo de creatividad y crecimiento, sintiendo así la felicidad y la unión en la profundidad del alma. La primavera es un excelente momento para la purificación y el rejuvenecimiento. Durante el cambio hacia la primavera, es aconsejable meditar más tiempo, así la sabiduría prevalece. Se debería comenzar el día levantándose temprano en la mañana, para recibir el entusiasmo creciente de la primavera.

ACTIVIDADES

Tradicionalmente, el período inicial de la primavera está vinculado a la purificación; el Ayurveda aconseja seguir el *panchakarma* una vez al año para obtener una buena salud psicofísica. Así como en casa se reorganiza, se blanquean las paredes y se eliminan cosas innecesarias reemplazándolas por artículos nuevos, de la misma manera nuestro cuerpo necesita renovarse por medio de un verdadero reajuste.

ALIMENTACIÓN

Se recomienda comer de manera frugal en primavera, después de los excesos invernales. Es aconsejable llevar una dieta específica y efectiva para la limpieza de los pulmones, el estómago, el intestino, el hígado y los riñones.

Hay que evitar alimentos ricos en lípidos y azúcares (carnes grasas y embutidos, fritos, dulces y bocadillos industriales, etc.). Hay que consumir en mayor cantidad frutas y verduras frescas, cereales integrales, legumbres, nueces, leche y semillas, porque aportan el equilibrio de los cinco elementos en el cuerpo y son ricos en sustancias rejuvenecedoras. Hay que privilegiar las hortalizas de estación tales como diente de león, alcachofa, remolacha, zanahoria, repollo, rábano, ortiga y cebolla, porque tienen un efecto desintoxicante y, por lo tanto, purifican y mejoran la acción del hígado. Asimismo hay que preferir vegetales ricos en potasio, como patatas, espinacas, kiwis y plátanos. Hay que beber al menos dos o tres litros de líquido al día, incluso en forma de infusiones o tés. Se debe evitar el consumo de alcohol, puesto que éste tiene una acción tóxica en el hígado. Medio vaso de vino por la tarde es aceptable, pero hay que evitar por completo los licores.

La fresa y la guinda son las frutas más adecuadas en primavera porque son diuréticas y favorecen la eliminación del ácido úrico y los desechos. Hay que limitar los condimentos como la sal, y, en particular, la sal marina, ya que aumenta la retención de agua debido a la alta concentración de sodio que contiene. Una alternativa a la sal marina es la sal gema o sal de roca. Tampoco debemos excedernos con el aceite, las especias y los aromas.

CONSEJOS PARA LA ALIMENTACIÓN EN LA PRIMAVERA

Desayuno

Beber una taza de té de hierbas (té Shanti) o agua caliente, zumo de limón, naranja, pomelo o granada. También se puede beber una taza de leche con café de cereales o Sukkunir (mezcla de cereales y hierbas picantes), que estimula el metabolismo.

En caso de tomar alimentos sólidos, éstos deberían ser ligeros, es decir: pan tostado o *chapati* con Payaru Podi (proteínas vegetales de cereales, legumbres, especias, hierbas aromáticas y semillas), con miel o el aceite de oliva o *ghee gru-*

ta; alternativamente, se puede elegir yogur casero con hojuelas de cereal y sin azúcar agregado. Nunca excederse en la cantidad y, sobre todo, no tomar demasiados nutrientes, a fin de permitir la metabolización de la energía almacenada previamente y favorecer así el proceso de desintoxicación.

Tentempié de la mañana

Al término de la mañana, es posible tomar una taza de yogur natural (para agilizar el efecto benéfico sobre la flora intestinal, que es útil para el correcto metabolismo de grasas y azúcares), una fruta o una taza de té estimulante como por ejemplo el *rasam* (mezcla de especias).

Comida

Sería apropiado comer un primer plato a base de cereal y un segundo a base de proteína ligera, todo esto en pequeñas cantidades: legumbres, soja verde, lentejas amarillas, quesos, *tofu* u otras proteínas vegetales (por ejemplo, Payaru Podi), pescado o pollo (sano, es decir, de procedencia certificada o biológico); ensaladas o verduras de hojas verdes, como alcachofas, espinacas, etc., crudas con aceite y limón o cocidas con un poco de aderezo. No hay que mezclar las verduras cocidas con las crudas, elegimos una u otra.

Una buena alternativa sería tomar un solo plato como *Kichadi* (a base de arroz y soja verde, con la adición opcional de verduras, especias y *ghee gruta*), que tiene un efecto depurativo y rejuvenecedor y hace que la sangre sea más fluida.

Merienda

Tomar frutas o vegetales crudos con té Shanti u otras infusiones relajantes.

Cena

Es ideal tomar una sopa de cereales: arroz, cebada, espelta, avena, mijo u otros cereales (alternando diferentes tipos al día) con verduras de temporada mixtas salteadas con aceite de oliva, *payaru podios* y *masala* (mezcla de dieciocho especias y hierbas) o cocinado con un poco de agua y *masala*. Como alternativa podemos comer una sopa de verduras mixtas con una rebanada de pan integral tostado; antes de ir a la cama, beber una taza de infusión de hierbas relajantes (té Shanti) o leche tibia, que ayuda a conciliar un buen sueño.

Verano

(21 de junio-21 de septiembre)

NATURALEZA

El verano está dominado por los elementos de fuego y agua. El comienzo está más dominado por el fuego. Especialmente durante el día, *pita* predomina, ya que el Sol calienta la tierra trayendo calor. En consecuencia, las temperaturas aumentan considerablemente y esto conlleva un aumento de la evaporación (transpiración y sed) y una mengua de la energía. El verano tardío está más dominado por *vata*; en este caso durante el día puede haber una disminución de la temperatura en comparación con el período anterior, con la consiguiente reducción de la humedad en la piel; se puede experimentar una sensación de crecimiento y pueden aumentar las erupciones.

TRASTORNOS

En verano predomina la energía solar y las altas temperaturas pueden causar un golpe de calor con repentinos cambios en la presión sanguínea. Pueden ocurrir irritaciones en la piel, como erupciones, urticaria, eritemas, etc., como consecuencia del aumento de *pita dosha*. Además, pueden surgir comportamientos alterados, incluso con explosiones de agresividad. También pueden aparecer otros trastornos relacionados con la digestión y la absorción de alimentos: úlcera péptica, colitis, diarrea, etc.

Sería mejor evitar el ejercicio intenso o los deportes demasiado dinámicos. Nadar es una gran actividad para este período; preferiblemente hay que hacer ejercicio temprano en la mañana, antes de que las temperaturas del día sean demasiado altas. Es aconsejable despertarse temprano, alrededor de las 5 de la mañana.

ACTIVIDADES

Tradicionalmente, incluso el período de principios del verano está relacionado con la purificación; por lo tanto, sería indicado aligerar aun más la dieta y comer alimentos depurativos y pacificadores: excelente, por ejemplo, el *kichadi* cocinado como sopa de caldo. El verano es adecuado para planear el *panchakarma* para personas con dominio de *pita dosha*. Efectúe *pranayama* refrescantes, especialmente *sitali pranayama*, que puede mitigar el sistema digestivo en la región del intestino delgado, donde domina *pita dosha*. La meditación puede ser ulteriormente útil para alejar del sentido crítico y del juicio al carácter *pita*. Para el automasaje, utilizar el aceite refrescante *(pita tailam)* para ayudar a aliviar y evitar las quemaduras solares, erupciones cutáneas, urticaria, etc. Aplique aceite de sándalo (*sandana tailam*) en los puntos *chakra* y otras áreas sensibles, como la carótida y las sienes. Es aconsejable vestirse de blanco o de colores claros; la ropa debe ser cómoda, de algodón o de seda (la acción termorreguladora de la seda proporciona frescura en el verano y calor en el invierno). Hay que tener cuidado de protegerse de la luz solar y de no exponerse demasiado. Evite tomar decisiones, tener discusiones o firmar documentos importantes al mediodía en el verano, porque está bajo la influencia del impulso emocional excesivo, es mejor posponer la decisión a la mañana, cuando el clima es más fresco. En verano, es agradable pasar una noche vistiendo flores blancas como jazmín o joyas de perlas, sándalo, amatista, piedra lunar, plata. El verano es más adecuado para desarrollar amistades, amor y romances. Comunicar con la luna efectuando paseos nocturnos, alumbradas por su luz y su energía puede conducir a la refrigeración de los sistemas funcionales (*dosha, dhatus, mala, śrotā, agni* y *ama*). Ir a dormir hacia a las 23 h y aplicar, en lo posible, aceite Brahmi en la cabeza antes de ir a la cama prepara el cerebro para descansar. Es aconsejable dormir sobre el lado derecho para refrescar el sistema nervioso, porque el lado izquierdo tiene el efecto de subir la temperatura.

ALIMENTACIÓN

Se recomienda beber abundante agua fresca y tomar alimentos refrescantes como cebada, arroz, espelta, trigo, albahaca, patatas, pepinos y ensaladas dulces, menta, cardamomo, *ghee gruta*, higos, melones, arándanos, ciruelas, cerezas dulces y uvas. Los gustos dulces, amargos y astringentes ayudan a pacificar a *pita dosha*. Tomar una cucharadita de *ghee gruta* amargo (*tikta gruta*) con el estómago vacío para ayudar a limpiar el hígado, una de las sedes de *pita dosha*. Tomar arroz con soja verde, verduras y *ghee gruta* (Kichadi), zumo fresco de lima fresca y cilantro para ayudar a mantener el calor corporal bajo control. Reducir el uso de alimentos ácidos como cítricos, ajo, cebollas, vino tinto y tomates. Reduzca también la sal, la guindilla roja y otras especias que calientan excesivamente en el verano. Sería aconsejable tomar *Amlaki* con agua caliente para ayudar a la asimilación y a la eliminación. O tomar leche endulzada con una pizca de perla (*mukti basma*). Cuando se bebe leche, hay que evitar tomar, inmediatamente después, *amlaki* porque son dos alimentos incompatibles.

Otoño

(21 septiembre-21 diciembre)

NATURALEZA

Al acercarse este período disminuyen las horas de luz. Los rayos del sol son bajos en los polos. La temporada de otoño es una estación maravillosa, llena de colores brillantes, pero ventosa y seca; este clima conduce irremediablemente a un aumento de *vata dosha*. Es una temporada complicada y delicada en lo que concierne al equilibrio de los *dosha*, puesto que no es ni frío ni caliente: es un período intermedio de cambio estacional en el que podemos manifestar trastornos *pita* que se han acumulado durante el verano. El otoño trae consigo frío, humedad y también cierta melancolía. La naturaleza se descuida, con ramas secas y hojas amarillas, y el olor de las castañas tostadas. El tiempo pasa, las hojas caen y los pájaros van al Sur; la luz disminuye y aumentan aun más el frío y la oscuridad.

TRASTORNOS

La temporada está dominada por *vata dosha*: este período es ventoso, árido, áspero, seco, pero también húmedo. Los trastornos *vata* aumentan y, por lo tanto, la tendencia al estreñimiento, los dolores artríticos y articulares, la sequedad de la piel; incluso el insomnio, la soledad, el miedo y la confusión pueden aumentar.

ACTIVIDADES

Durante este período habría que aplicarse de manera preventiva el aceite de *jiva tailam* en las encías y la garganta para evitar que se seque el *bodhak kapa* en la boca (humor de las membranas mucosas orofaríngeas). Sería indicado hacer gárgaras con una solución de agua caliente y *kadukai* (fruta de propiedades laxantes y depurativas del hígado, colon e intestino) en la cantidad de una taza de agua y media cucharadita de polvo, para eliminar las toxinas y fortalecer los dientes y las encías, que están sujetas a debilidad y recesión. Beber media cucharadita de polvo de kadukai disuelta la noche anterior en media taza de agua caliente contribuye al vaciado completo del colon. También, para prevenir el estreñimiento, debería inyectarse aceite de *basti tailam* por vía rectal para lubricar el colon.

AUTOMASAJE

Es aconsejable usar aceite de *pinda tailam*: frotar generosamente sobre todo el cuerpo y dejarlo sobre la piel durante unos veinte minutos, para que penetre en los siete niveles de los tejidos corporales. Masajear el aceite, particularmente en las articulaciones y en el abdomen; luego tomar una ducha ligera con agua tibia, pero sin champú ni jabón fuerte (mejor *sodana*). Secar vigorosamente con una toalla pequeña. Proteger los oídos del viento cuando se esté preparado para salir al aire libre.

YOGASANA

Es recomendable seleccionar y realizar *asanas* que contribuyan al fortalecimiento de la pelvis, el sitio principal de *vata*: esto ayudará a eliminar el *vata* sistémico. Un consejo ulterior: durante esta temporada, evite vestirse con ropa oscura (negra y azul o marrón) ya que pueden aumentar *vata*. Realizar actividades nocturnas ligeras y relajantes, como ver una película, jugar con niños y prepararse para el día siguiente. Ir a dormir temprano, alrededor de las 21:30 o, a más tardar, a las 22 h, con un sentimiento de satisfacción por el día transcurrido.

En la temporada de otoño, para evitar el agravamiento de *vata*, no realice actividades físicas intensas como el *jogging*, las carreras de fondo, el levantamiento de pesas o cualquier otro deporte exigente.

ALIMENTACIÓN

Es oportuno masticar, antes de cada comida, un puñado de semillas de sésamo ligeramente tostadas a fin de proporcionar calcio y otros minerales que fortalecen los dientes, los cabello y los huesos. Para el desayuno, es preferible la harina de avena o tapioca, la crema de trigo o platos caldosos; tomar *kichadi* con frecuencia y beber agua caliente para lubricar la digestión. Como ya he indicado, sería mejor almorzar antes de las 13:00 h. Un breve descanso (¡sin sueño!) después del almuerzo está bien para favorecer la actividad cardíaca, la respiración y la formación de *slesak kapa* para proteger las articulaciones antes de reanudar cualquier actividad.

Es ideal cenar antes de las 21:00, preferiblemente a base de arroz o sopas, añadiéndoles *ghee gruta*. Beber infusiones de semillas de comino e hinojo, clavo de olor, canela y jengibre ayuda a mejorar la digestión y a mantener el calor en el vientre. Es aconsejable evitar comidas frías y ensaladas.

Al acostarse hay que optar por una bebida caliente y relajante; leche con especias o té Shanti, tomados aproximadamente una hora antes de acostarse, ayudan a conciliar el sueño. Agregar media cucharadita de *ghee gruta* a la bebida para controlar aun más *vata* y calmar *ojas* (inmunidad). Otra buena opción sería tomar el té *triphala* o *hari-taki* para asegurar el movimiento intestinal completo la mañana siguiente. Las reglas principales que contribuyen a la gestión de *vata dosha*, prevén evitar la música a alto volumen, la conducción rápida, el exceso de sexo, las corrientes de aire frío, demasiados viajes, comida caducada, bebidas frías, ayuno, actividad física excesiva y hablar demasiado.

Invierno

(21 de diciembre-21 de marzo)

NATURALEZA

La temporada de invierno se caracteriza por el frío, la humedad, lo mojado, la nubosidad y la nieve, cualidades similares a las de *kapa dosha*. Es una temporada de letargo e introversión, por lo que sería óptimo aprovecharla para practicar largos y profundos momentos de meditación. El invierno es ideal para diseñar proyectos y estudios específicos. Sin embargo, las actividades de invierno desequilibradas, demasiado sosegadas pueden conducir al entorpecimiento, al apego, a la pesadez y a la pérdida sentimental, la tristeza o la melancolía, así como a causar trastornos físicos, tales como asma bronquial, neumonía o insuficiencia cardíaca, especialmente en personas de constitución *kapa*.

TRASTORNOS

Los meses de vida sedentaria, en interiores, con una dieta rica en grasas y proteínas, pero pobres en alimentos vegetales llevan a la acumulación de muchas toxinas en el cuerpo. Con toxinas se entiende los catabolitos, es decir, las sustancias de desecho producidas por las células después del uso de glucosa u oxígeno, que son esenciales para su actividad.

ACTIVIDADES

Sería mejor despertarse a las 4:00, incluso si aun se siente dormido. Limpiar la lengua con un raspador de cobre y hacer gárgaras con una gota de aceite de sésamo caliente para la salud de las encías y los dientes. Una ligera arcada permite eliminar cualquier dolor o tristeza no resuelta en la garganta. Es aconsejable masajear el cuerpo con aceite de sésamo caliente para ayudar a mantener el calor corporal durante el día (evitar en caso de frío, fiebre, ciclo menstrual o congestión).

Realizar *jala neti*, el lavado con agua tibia y sal en los senos nasales y paranasales puede ayudar a eliminar la acumulación de *kapa* en la región respiratoria superior. Tomar un baño tibio con un poco de alcanfor o aceite de eucalipto o polvo de jengibre puede ayudar a mantener los pulmones, el sitio principal de *kapa dosha*, libres durante la temporada de frío. El suministro nasal de gotas de aceite medicinal puede ayudar a mantener la inmunidad en las fosas nasales, una puerta al cerebro. Es recomendable realizar estas acciones con el estómago vacío, pero evitarlas durante la menstruación, el embarazo o en niños menores de siete años. Estas acciones ayudarán a suscitar una sensación de frescura, resistencia y atención. Vestir con capas de algodón, lino y lana para mantener el aislamiento térmico, especialmente si se llevan a cabo actividades al aire libre. Mantener la temperatura interior moderada, no demasiado caliente, para ayudar a prevenir cambios bruscos. Cubrir bien la cabeza, las manos y los pies para ayudar a mantener la temperatura corporal.

Beber agua caliente con un poco de zumo de limón para ayudar a liberar las membranas mucosas. Mantener una higiene excelente en el área anal, lavando a fondo después de cada evacuación para prevenir hemorroides.

YOGASANA

El ejercicio físico puede ser más vigoroso en invierno, aunque a menudo se tienen ganas de hacer menos. Los ejercicios aeróbicos y las actividades, los saludos al sol y el levantamiento de pesas son adecuados, hasta el punto de sudar un poco, pero no excesivamente. Practicar *asanas* como: puente, pavo real, árbol, guerrero, *trikonasana* y león, todo ellas adecuadas para el invierno y para individuos con predominio *kapa dosha*. Con la práctica diaria será posible mantener posiciones durante más tiempo y obtener mejores beneficios, especialmente para un *kapa dosha*. Las actividades vespertinas pueden ser: jugar a cartas o resolver acertijos, escuchar música u ocuparse de tareas domésticas ligeras. Es aconsejable ir temprano a dormir para estar listo para el día siguiente: esto le permite mantener bajo control a *kapa dosha*. Es aconsejable dormir del lado izquierdo, de modo que predomine la fosa nasal derecha, que aporta un calentamiento constante al cuerpo.

ALIMENTACIÓN

Se recomienda desayunar con una taza de cebada caliente con la adición de miel cruda, cereales inflados o arroz caliente cocinado con apio y guindilla. El almuerzo puede considerarse la comida principal; comer cereales cocidos, sémola de maíz, arroz salvaje o cuscús servido con champiñones cocidos; tomar verduras cocidas, como calabacín, cebolla, coles de Bruselas, espárragos, brócoli, coliflor, zanahorias, alcachofas y verduras de temporada en general. Entre estas dos comidas uno puede tomar fruta. Evitar los productos lácteos, sobre todo el yogur, en invierno, especialmente cuando el cielo está cubierto y nublado, ya que aumenta la producción de mucosidad en el estómago, hogar de *kapa dosha*.

El régimen anual (*uttrayana* y *dakshinayana*)

Equinoccio de primavera y otoño

Dieta anual	Estación	Mes	*Dosha* dominante
UTTRAYANA	Invierno seco	Enero y febrero *(Sisira)*	*Vata* y *kapa* predominantes
	Primavera húmeda	*Kapa* predominante	*Kapa* predominante
	Verano seco	Mayo y junio *(Grishma)*	*Pita* y *vata* predominantes
DAKSHINAYANA	Verano húmedo	Julio y agosto *(Varsha)*	*Pita* predominante
	Otoño seco	Septiembre y octubre *(Hard)*	*Vata* y *kapa* predominantes
	Invierno húmedo	Noviembre y diciembre *(Hemanta)*	*Kapa* y *vata* predominantes

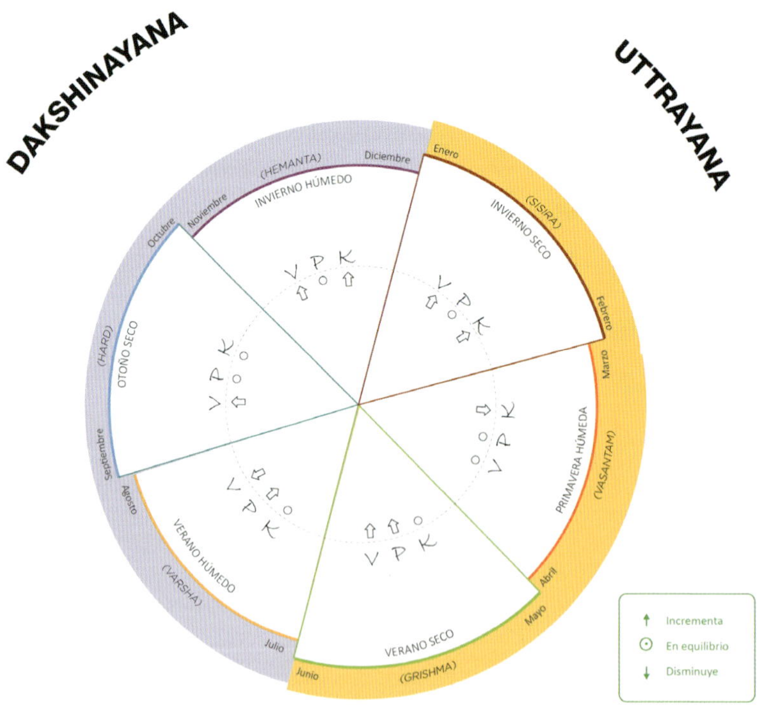

Estación	Alimentos adecuados	Terapias adecuadas
PRIMAVERA	Tomar comidas ligeras con un gusto ligeramente amargo y astringente. Preparados para cocinar: *masala*, tisana Niragada, *tikta gruta*, Sukkunir.	*Panchakarma* (especialmente para *kapa dosha*), *kapa-byangam* (masajes con polvo de hierbas, aromas y especias). Hacer cuatro días de ayuno, seminarios intensivos de yoga y retiros espirituales.
VERANO	Tomar comidas refrescantes; beber mucha agua con limón y té Shanti, ingerir Brahmi *gruta* (refrescante); evitar los alimentos calientes y pesados, el alcohol, el café y los gustos picantes, salados y agrios.	*Panchakarma* (especialmente para *pita dosha*), *pitabyangam* (masaje con aceite refrescante de hierbas, aromas y especias). Llevar a cabo un día semanal de ayuno, talleres de yoga intensivos, fines de semana ayurvédicos y retiros espirituales; nadar, caminar (no hacer ejercicios físicos pesados, intensos y agotadores).
OTOÑO	Tomar alimentos grasos y húmedos: sopa de cebada, *kichadi*, leche, *ghee gruta*.	*Sneha basti*: irrigación por vía rectal, con retención en el colon, de aceites medicinales.
INVIERNO	Consumir alimentos que contengan la calidad de la tierra: proteicos, con un gusto dulce y picante; utilizar hierbas, aromas y especias que aumenten la temperatura corporal (tisana Niragada, Sukkunir, Payaru Podi...).	Sauna, *othadam* (empaques calientes), *kapabyangam* (masajes dinámicos); cubrir con ropa de lana para aumentar la temperatura del cuerpo.

Mi vida diaria

Me acuesto temprano, antes de la medianoche.
Me levanto temprano en la mañana, antes del amanecer, y doy gracias a Dios.
Cumplo mis urgencias naturales.
Me alegro de deshacerme de los desechos: soy puro.
Limpio mis dientes y mi lengua: ¡qué bello! Siento una boca limpia, y también mi corazón...
Utilizo pasta dental rasadanti *con gusto amargo, picante y astringente,*
sé que son los gustos adecuados para limpiarme en la mañana.
Aplico el aceite tibio de pita tailam *en la cabeza:*
así preparo mi cabeza para enfrentar el día.
Aplico los aceites apropiados a mis sentidos:
netra, nasika, karna, jiva, pinda, *así controlo mis sentidos.*
Me hago un automasaje en todo el cuerpo y estimulo los puntos varma *y los* chakras, *de esta manera me preparo para estar listo como la flecha de un arco.*
Me lavo la nariz con agua salada, así evito las alergias.
Me ducho con agua fresca en verano y tibia en invierno.
Utilizo champú y jabón naturales y evito los productos químicos.
Uso sodana *para lavarme el cabello y el cuerpo.*
Bebo el té Niragada *regularmente todas las mañanas.*
Entro en la sala de yoga y practico asanas *y* pranayama *todas las mañanas.*
Canto veda mantra, *permanezco en meditación.*
Uso ropa limpia, clara, posiblemente blanca.
Siento una gran satisfacción y una sensación de libertad.
Hago un pequeño desayuno después de una hora y media de haberme despertado.
Me escucho profundamente y permanezco en silencio.
¡Estoy contento, me siento feliz!
Ahora estoy listo para servir al mundo.
Nunca sufro, veo todo positivamente.
Comienzo mi trabajo en el momento adecuado, nunca me retraso,
nunca pierdo el tren.., pero a veces es el tren quien me pierde.
Sonrío, respondo con calma.
Estoy feliz por el trabajo que Dios me ha dado.

Hago siempre bien mi trabajo, como una tarea, como mi deber.
No separo la vida del trabajo, el trabajo es la vida, la vida es el trabajo.
Estoy en armonía con los demás y me domino a mí mismo.
Si los demás son buenas personas, me hago amigo de ellos,
si son malos, los mantengo alejados.
Si son ignorantes, permanezco indiferente. Intento amarlos a todos.
Siempre llevo dentro de mí el recuerdo de las cosas bellas que me han sucedido.
Me siento en armonía, veo el mundo, me siento a mí mismo.
Trabajo bien con los demás y no pierdo mi compasión.
Nunca me enojo, mantengo el control.
No me excedo con el alcohol o el café.
Bebo el té Shanti en abundancia.
No como a menudo ni demasiado.
Siento que nutrirme es un acto sagrado, ofrezco comida a mi alma:
ese poco que es suficiente.
Sólo ofrezco a mi alma cuando tiene hambre.
El almuerzo es mi comida principal, no como carne,
me alimento de manera equilibrada.
No tomo bebidas industriales.
¡¡¡Adiós, Coca-Cola!!!

CAPÍTULO 3

MATERIA Y SUSTANCIAS

ESTUDIO DE LA MATERIA FÍSICA
(PADARTHA VIGNAN)

LAS 5 SUSTANCIAS Y SUS PROPIEDADES
(DRAVYA GUNA KARMA VIGNAN)

LAS CINCO ACCIONES FISIOLÓGICAS DE LAS SUSTANCIAS
(RASA PANCHAKA)

Estudio de la materia física (*padartha vignan*)

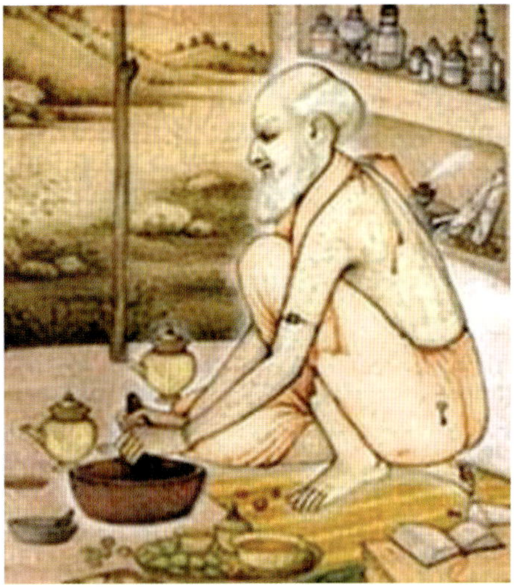

El Ayurveda sugiere al individuo, a lo largo de su vida, dedicar tiempo durante el día para mejorar y mantener una buena salud y para curar eventuales trastornos. La nutrición es una de las herramientas válidas para lograr este propósito. Para usar esta herramienta correctamente, es necesario estudiar bien estos dos principios ayurvédicos fundamentales:

- La materia física *(padartha vignan);*
- Las sustancias y sus propiedades *(dravya guna karma vignan).*

Para explicar mejor estos dos conceptos, debemos aclarar la importancia de la filosofía *vaiseshika*.

Esta filosofía describe la existencia del mundo tangible sobre la base de principios postulados, utilizando la observación directa de los fenómenos naturales (del átomo al universo). La elaboración de estos principios se llevó a cabo con un proceso de análisis y formulación lógica, en armonía con los preceptos del misticismo védico.

La filosofía *vaiseshika* establece las bases para el estudio de las sustancias de la existencia, teniendo en cuenta el átomo de una manera lógica y analógica: esta disciplina se llama *padartha vignan*.

Padartha significa sustancia o materia física. *Padartha* o sustancia es la causa de la propiedad *(guna)* y de la acción *(karma)*.

Hay nueve entidades según la filosofía *vaiseshika* expresada por el sabio Kapilar; son, a saber: alma, mente, tiempo, dirección y cinco elementos (éter, aire, fuego, agua, tierra).

Las cinco entidades alma, mente, tiempo, dirección y éter son sutiles *(suksma)*, no materiales; mientras que las otras cuatro, a saber, aire, fuego, agua y tierra, son materia tangible *(sthula)*.

El universo existe como una sustancia que contiene en sí varias otras sustancias. La existencia se puede clasificar de dos maneras: *nitya* y *anitya*. *Nitya* significa *permanente*, eterno; *anitya* significa *impermanente*, mutable. Alma, tiempo, dirección, mente y los cinco elementos son las nueve existencias, y éstas son responsables de todas las causas y todos los efectos de la existencia misma.

El tiempo, la dirección, la mente y los cinco elementos son *anitya*, a través de ellos el alma experimenta la vida como una especie de *drama* o *juego*, también llamado *Maya* o ilusión. El alma necesita a *anitya* para hacer una experiencia o juego, en otras palabras, *Maya*. Sin *Maya* la vida no puede suceder. La única existencia es *nitya*, es decir, el alma absoluta; las otras ocho entidades son *anitya*. El alma evoluciona como intelecto, ego, mente y cinco elementos, fluyendo en una determinada dirección y con el paso del tiempo. A través del contacto con el flujo de la vida, el alma puede percibir sensaciones como placer o dolor. El alma transmite la experiencia al intelecto, el intelecto a la mente, la mente a los sentidos y los sentidos al cuerpo; así, el cuerpo sufre el efecto de los sentidos; los sentidos, de la mente; la mente, la del intelecto y el intelecto, el del alma. En esta realidad, para vivir la vida, el alma necesita al cuerpo, a la mente y a los sentidos.

Las nueve entidades causales mencionadas anteriormente se estudian a través de siete principios:

1. DRAVYA - sustancia o materia física.
2. GUNA - propiedad o calidad.
3. KARMA - acción o movimiento.
4. SAMANYA - similar o igualdad.
5. VISHESA - opuesto o antagonismo.
6. SAMAVAYA O NITYA - inseparabilidad o unión.
7. ABAHVA O ANITYA - virtual o impermanencia.

Las sustancias y sus propiedades (*dravya guna karma vignan*)

Toda la existencia está formada por los cinco elementos, en los que todas las propiedades están presentes. Sin embargo, las proporciones de las propiedades varían de un elemento a otro, de una sustancia a otra. La sustancia se llama en el Ayurveda *dravya.*

Dravya guna karma vignan significa «estudiar las sustancias y sus propiedades»; cada existencia es una expresión de Dravya, mientras que la propiedad de la sustancia se llama Guna. El estudio de las propiedades de la sustancia nos hace comprender que todo incluye los principios de los cinco elementos. Para preparar un alimento es necesario tener un buen conocimiento de las propiedades de las sustancias y su acción. El karma se entiende aquí como la acción de una sustancia, de un alimento o de una medicina. Cada sustancia, incluso la comida, ejerce una acción particular: la acción y la propiedad pueden actuar en cada célula que influya en *vata, pita* o *kapa dosha.*

El *karma* conduce a diferentes resultados según diversos factores:

- la capacidad digestiva individual o el poder digestivo de la persona;
- la cantidad correcta de alimentos que cada uno de nosotros pueda digerir, asimilar y eliminar durante el día y las estaciones;
- nuestro estado de ánimo y los sentimientos que vivimos según las estaciones;
- la necesidad de alimentos, o más bien nuestra necesidad de alimentos en función de la edad, el medio ambiente, la altitud y el clima (caliente, frío, seco, húmedo), el tipo de alimentos disponibles (arroz, carne, vegetales, frutas, etc.), nuestro estilo de vida y apetito;
- la proveniencia del alimento (incluido el lugar de producción y el tipo de fertilizante utilizado) y las condiciones del alimento (fresco, en conserva, etc.); el lugar, la temporada, la recolección y el almacenamiento, la combinación, etc.
- La constitución individual, edad, condiciones, tolerancia, estado psicológico, capacidad de ejercicio físico, fuerza, etc.

1. *DRAVYA* (SUSTANCIAS)

Todas las sustancias se pueden clasificar de dos maneras: *karana dravya y karya dravya*. Todo existe en forma de sustancia *(dravya)*, esto tiene una causa para la cual se manifiesta *(karana)* y su efecto consecuente *(karya)*. Las sustancias vivas y no vivas, son *karya dravya* (efecto, es decir, que es producido por una acción, un evento). *Karana dravya* es la causa *(karma o destino)*, el principio de la responsabilidad de la creación. Nuestro *karma* existe bajo forma de causa (energía potencial), y nuestro cuerpo material es *karya* (energía dinámica). La comida de la que nos alimentamos contiene en su interior la causa y el efecto. Las sustancias también contienen propiedades específicas: gusto, energía, calidad y acciones. Según la filosofía *vaiseshika*, estas propiedades se pueden combinar o separar de las sustancias.

KARYA DRAVYA: EL PRINCIPIO DE EFECTO

Los principios de causalidad (*karana dravya*), es decir, las sustancias brutas, se establecen mediante la combinación apropiada de las nueve entidades que, como ya se dijo más arriba, son: alma, mente, tiempo, dirección y los cinco elementos (éter, aire, fuego, agua, tierra).

Karya dravya es de hecho el principio de efecto, la sustancia bruta y, por lo tanto, es degradable y tiene un corto período de funcionamiento. Después de que una sustancia ha sido destruida, regresa a su origen, a la causa, es decir, se convierte de nuevo en *karana dravya*, la sustancia sutil. Todas las sustancias son percibidas por la mente a través de uno o más sentidos. Contienen las propiedades de los cinco elementos y, precisamente, por la combinación de los cinco elementos cada sustancia muestra diferencias en sus características intrínsecas. El uso y la aplicación de sustancias en alimentos y medicamentos depende de la presencia de las propiedades que contienen. *Rasa panchaka* (*rasa, virya, vipaka, guna, prabava*) son las propiedades de las sustancias. Estas propiedades ejercen un papel importante en el Ayurveda porque las sustancias se toman como alimento o medicina. Con la combinación de los cinco elementos en las sustancias, se determinan sus propiedades. Se toman como alimento o medicina, son capaces de corregir el desequilibrio de los *dosha* (hay que recordar que los *dosha* también se componen de los cinco elementos). Esto se debe a la calidad de las sustancias, por lo tanto, la calidad de un alimento o medicamento aumenta el *dosha* que tiene la misma calidad. Los cinco elementos son causas que se manifiestan de forma tangible en el efecto.

Ejemplo:

la leche es una sustancia *(dravya);*
fluido, líquido, suave y energía fría son sus propiedades *(guna);*
la leche es reconstituyente: su acción es anabólica *(karma);*
el zumo de fruta líquida como la leche es similar *(samanya);*
en comparación con la leche, los alimentos como el pan, la carne o pasta son opuestos *(vishesa);*
la energía fría de la leche es inseparable de la leche *(samavaya).*

2. *GUNA* (PROPIEDADES)

La naturaleza de las sustancias se llama *guna*; poseen cualidades precisas que no pueden separarse de la sustancia y juntos realizan una acción fisiológica llamada *rasa panchaka* (como se verá en el párrafo siguiente).

Las propiedades son: *rasa* (gusto), *virya* (energía), *vipaka* (gusto posdigestivo, asimilación), *guna* (calidad de la sustancia), *prabhava* (efecto especial que se puede entender a través de la observación y la experimentación). La acción de cada sustancia se basa en la configuración del *rasa panchaka* y esto se llama *karma*.

Las cualidades de las sustancias interactúan entre sí, produciendo efectos específicos, en particular:

- Cuando dos sustancias de calidad similar se unen, aumentando así una cualidad específica, se produce *samanya* (similitud o normalidad). La similitud es siempre una causa de aumento y crea unicidad.
- Cuando dos sustancias con cualidades opuestas se encuentran, reducen esa misma cualidad; este mecanismo se llama *vishehsa* (opuesto o especial). Opuesto es siempre la causa de la disminución y construye diversidad. Lo semejante atrae a lo semejante, mientras que lo opuesto rechaza lo opuesto.
- Para cada acción hay una reacción igual *(samavaya)* o contraria *(vishehsa).* Como ya se anotó, la existencia abarca esta ley de causa y efecto.
- Las propiedades inseparables se llaman *samavaya* o *nitya*, que significa inseparable o eterno; por ejemplo, el fuego debe tener calor, que no puede separarse, por lo tanto es *samavaya*.
- *Abahava* o *anitya* significa diversidad, cambiante; por ejemplo, la leche es mutable, ya que puede separarse o modificarse para hacer mantequilla, queso, etc.

Las propiedades de una sustancia permanecen siempre puras e inmutables; por ejemplo, la calidad pesada de una sustancia no puede volverse ligera. Las propiedades están presentes en toda la creación, viviente e inanimada: animales, plantas, minerales, alimentos, hierbas, espacio, tiempo, estaciones y hombre.

3. *KARMA* (ACCIÓN)

Karma en sánscrito significa acción o movimiento. Es la energía del movimiento que reside en la sustancia y da siempre un resultado.

La acción de una sustancia, en comparación con los fármacos o alimentos ingeridos, puede reconocerse por sus efectos, por ejemplo, el aumento de la micción es prueba de que la sustancia es diurética; esta categoría de acciones suele ser el resultado de transformaciones resultantes de la digestión. La acción permanece en las sustancias y la causa se desarrolla en las cosas a las que es «aplicada». Cuando la acción de una sustancia da el resultado esperado, esta acción es correcta. Cualquier acción tiene dos caracteres:

- anabólico; une o aumenta, es decir, indica lo similar;
- catabólico; divide o reduce, es decir, indica lo opuesto.

Quien prepara un alimento o un medicamento debe saber qué acción quiere lograr. Como sabemos, la salud es un equilibrio entre *dosha*, *dhatu*, *mala*, *srota* y *agni*, y se debe actuar con los alimentos de acuerdo con los principios de la acción que se desea lograr: aumento, disminución o equilibrio. La acción es una cualidad presente en la sustancia, pero al mismo tiempo es una causa independiente privada de cualidad; sólo puede tener lugar una vez en un «objeto», está vinculado a la sustancia. También es una causa independiente: puede unirse o separarse (anabólica o catabólica). La acción es destruida por la acción. La calidad *(guna)* se considera como la causa material.

La calidad no es separable *(samavayu)* de la sustancia *(dravya)*. La calidad *(guna)* en sí misma no puede poseer otras cualidades.

La calidad *(guna)* es destruida tanto por causa como por efecto.

Ni la causa ni el efecto *(guna y karma)* de las sustancias *(dravya)* se pueden destruir.

Existen cinco tipos de movimiento *(karma)*: hacia arriba, hacia abajo, contracción, expansión, movimiento en general.

4. *SAMANYA*

Samanya es la causa del aumento de todas las cosas, mientras que *vishesa* es la causa de la disminución de todas las cosas. La aplicación de estos principios en la ingestión de alimentos conduce a un equilibrio de los elementos del cuerpo y la mente.

Cuando las cosas son similares, son más fáciles de asociar y, por lo tanto, de aumentar. Algunos ejemplos:

- la transfusión de sangre aumenta la sangre *(dravya samanya);*
- tomar leche aumenta la leche materna *(dravya samanya);*
- comer carne aumenta los tejidos musculares *(guna samanya);*
- el viaje aumenta *vata dosha (karma samanya).*

5. *VISHESA*

Vishesa es responsable de la disminución y la diferencia entre las cualidades de las cosas. Por ejemplo, para reducir *kapa* uno debe aumentar su cualidad opuesta, es decir, *vata*, el responsable del movimiento *(karma vishesa)*, y también tomar alimentos ligeros *(dravya vishesa)* y medicinas que estimulan a *agni (guna vishesa)*.

6. *SAMAVAYA O NITYA*

Samavaya: unión inseparable, la unión entre la sustancia, sus propiedades y acción no puede ser modificada. No podemos separar las propiedades de las sustancias, que son: gusto (*rasa*), energía (*virya*), propiedad (*guna*) y acciones (*karma*).

7. *ABAHVA O ANITYA*

Unión separable: la toxicidad de una sustancia se anula mediante la unión de esta sustancia con otra.

Las cinco acciones fisiológicas de las sustancias
(*rasa panchaka*)

RASA: los seis gustos (dulce, ácido, salado, picante, amargo, astringente).
VIRYA: la potencia o la energía (calor y frío).
VIPAKA: los tres gustos posdigestivos (dulce, ácido, picante).
GUNA: las cualidades de las sustancias (20 cualidades principales).
PRABHAVA: el efecto especial (se puede entender a través de la observación).

RASA (GUSTO)

El primer efecto de los alimentos es el gusto, lo percibimos en la boca a través de la interconexión estrecha entre los mensajes de las papilas gustativas de la lengua, de las olfativas de la nariz y de los receptores de los órganos visuales, integrados y procesados en las estructuras superiores del sistema nervioso central, aun antes de que ocurra la digestión.

El sistema nervioso central, a su vez, transmite esta información a todo el organismo, desencadenando la primera acción: informa a los órganos digestivos y los prepara para el gusto específico. Por lo tanto, es importante masticar y tragar cada bocado lentamente, degustando bien la comida. La falta de percepción del gusto es el origen tanto de la sensación de pesadez posprandial como de la sensación más general que la persona puede experimentar después del almuerzo.

Comenzar una comida consumiendo alimentos de sabor ácido, que humidifican el estómago y estimulan el fuego gástrico, estimula una buena digestión; se recomienda terminar con alimentos dulces, que dan satisfacción al final de la comida, pero, dado que el sabor dulce tiene una calidad más pesada, es mejor tomarlo en cantidades limitadas. Los sabores picantes, amargos y astringentes siempre deben estar en el medio. El sabor amargo ayuda a penetrar, pues contiene una calidad de ligereza, mientras que el astringente ayuda a digerir, pues contiene una calidad rugosa. La acción fisiológica de todas las sustancias depende de *rasa* y *anurasa*. La sensación que percibe inmediatamente la lengua en contacto con la sustancia se llama *rasa*, es decir, el sabor. El sabor es la esencia de los alimentos, es fundamental para que el cuerpo funcione. El agua, que en sí misma no tiene sabor, es de hecho la base de todos los sabores, los absorbe y actúa como un conductor. La lengua, cuando está húmeda reconoce los sabores; por el contrario, cuando está seca no los reconoce, esto significa que no se percibe ningún gusto sin humedad.

El sabor, por lo tanto, actúa directamente sobre la lengua e influye psicológicamente en la mente. Un sabor específico tiende a crear en la mente la emoción correspondiente, así como la emoción en la mente tiende a crear, en el cuerpo, su sabor correspondiente. La mente, al percibir los diferentes gustos, prepara el sistema digestivo, activando las secreciones de los jugos gástricos apropiados para cada sabor específico. La comida más saludable del mundo se convierte en la más mortal de los venenos si no se digiere y se asimila de la manera correcta. El conocimiento de los gustos de diferentes sustancias, es, por lo tanto, esencial para la nutrición del cuerpo y para el tratamiento de las enfermedades.

LOS SEIS GUSTOS Y LOS CINCO ELEMENTOS:

MADHURA: dulce, con predominio de las cualidades de agua y tierra.
AMLA: ácido o picante, con predominio de fuego y tierra.
LAVANA: salado, con predominio de agua y fuego.
KATU: picante, con predominio de aire y fuego.
TIKTA: amargo, con predominio de aire y éter.
KASHAYA: astringente, con predominio de aire y tierra.

La combinación de los cinco elementos es responsable de la manifestación de los seis sabores.

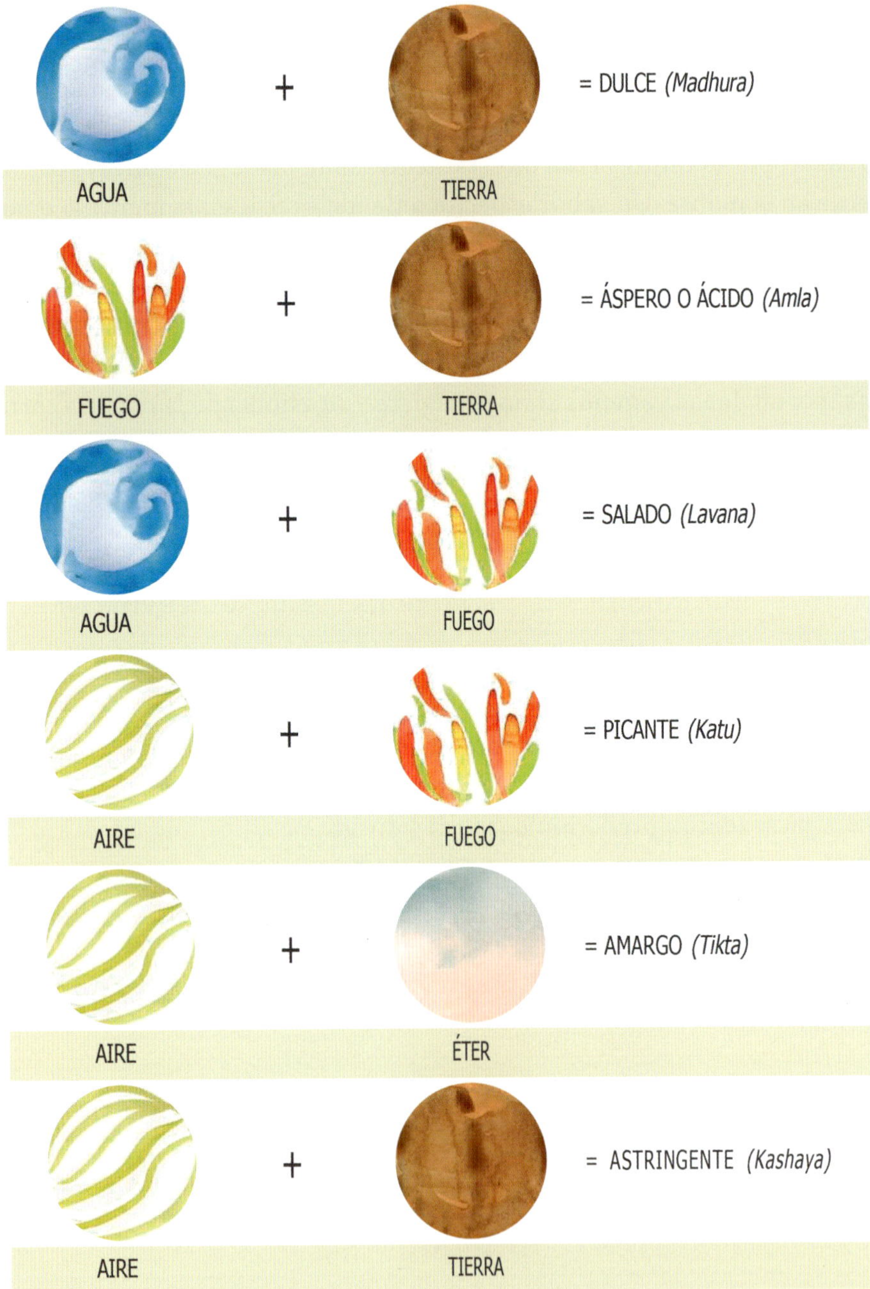
AGUA + TIERRA = DULCE *(Madhura)*
FUEGO + TIERRA = ÁSPERO O ÁCIDO *(Amla)*
AGUA + FUEGO = SALADO *(Lavana)*
AIRE + FUEGO = PICANTE *(Katu)*
AIRE + ÉTER = AMARGO *(Tikta)*
AIRE + TIERRA = ASTRINGENTE *(Kashaya)*

LOS SABORES Y SUS EFECTOS SOBRE LOS *DOSHA*

El Ayurveda ha definido seis *rasa* (sabores) diferentes que deberían estar presentes en las comidas: dulce, agrio, salado, picante, amargo y astringente. Si se usan adecuadamente, mantienen el cuerpo sano, de lo contrario, alteran los *dosha*. Tres *rasa* agravan un *dosha*, mientras que los otros tres lo equilibran. Por ejemplo, lo ácido, lo astringente y lo amargo alteran (agravan) a *vata*, mientras que lo dulce, lo ácido y lo salado lo reequilibran. Del mismo modo, el picante, el ácido y lo salado agudizan a *pita*, mientras que lo dulce, lo amargo y lo astringente lo apaciguan. Lo dulce, lo ácido y lo salado agravan a *kapa*, mientras que lo picante, lo amargo y lo astringente lo apaciguan. Los *rasa* agravan aquellos *dosha* a los que son más similares o que tienen propiedades similares y pacifican a través del uso regular aquellos que tienen propiedades opuestas.

Una dieta para una persona normal debe incluir arroz, legumbres, verduras, sal gema, fruta, cebada, leche, gruta y miel.

Los desequilibrios de *dosha* se armonizan mediante el uso rutinario de sabores que tienen propiedades total o parcialmente opuestas. Veamos los detalles en la tabla a continuación.

Gusto	Energia	Calidad	Órganos afectados	Exigencias *dosha*	*Dosha* predominante
Dulce	Fría +	Pesada ++ Húmeda +++	Páncreas	*pita* +++ *vata* ++ *kapa* +	*kapa* +++
Salado	Caliente +	Pesante ++ Húmeda ++	Riñones	*vata* +++ *pita* ++ *kapa* +	*kapa* ++ *pita* +
Ácido	Caliente ++	Ligera + Húmeda ++	Hígado	*vata* +++ *kapa* ++ *pita* +	*pita* +++ *vata* + *kapa* +
Picante	Caliente +++	Ligera ++ Seca +++	Pulmones	*vata* ++ *kapa* +++ *pita* +	*pita* ++ *vata* +
Astringente	Caliente +++	Pesada + Seca +	Colon	*kapa* ++ *pita* +++	*vata* +++
Amargo	Caliente +++	Pesada +++ Seca ++	Corazón	*vata* + *kapa* ++ *pita* +++	*vata* +++

Acción: muy intenso +++; ++ suficientemente intenso; + poco intenso.

En las sustancias, los seis sabores siempre aparecen pero en diferentes proporciones, con respecto a las de los cinco elementos que componen las sustancias mismas. Combinando los seis sabores de diferentes maneras, se pueden crear 57 sabores mixtos, que junto con los seis sabores simples dan un total de 63 sabores diferentes. También hay un sabor «único», «puro» *(ekarasa)*, que se encuentra en algunas sustancias en las que también hay otros sabores, pero en un porcentaje demasiado bajo como para hacerlas perceptibles. En la mayoría de las sustancias, dos o más gustos son perceptibles. Todos los gustos son esenciales para el correcto funcionamiento del organismo.

La esencia de la sustancia es el sabor.
La esencia del sabor es la energía.
La esencia de la energía es un individuo.

DULCE *(MADHURA RASA)*

En vista de que los alimentos que ingerimos son principalmente de sabor dulce, este último se hace necesario para mantener el correcto funcionamiento del organismo y el desarrollo de los tres humores. Posee, de hecho, las más altas propiedades nutritivas; por lo tanto, este gusto es indispensable para nuestra dieta. Particularmente adecuado para *pita*, moderadamente para *vata* y menos para *kapa*, obtiene un efecto calmante sobre las membranas mucosas (demulcentes), es un expectorante, ya que favorece la expulsión de la mucosidad bronquial, es ligeramente laxante y antiinflamatorio. No es casualidad que el páncreas sea el órgano diana del sabor dulce: en este órgano se produce la insulina, la hormona que regula el metabolismo del azúcar, cuyo fallo es el responsable de la aparición de la diabetes.

He aquí algunos efectos negativos causados por la ingestión exagerada de los alimentos caracterizados por un sabor dulce:

- acumulación de toxinas y entorpecimiento
- dispepsia, aerofagia
- indigestión
- vómitos
- obesidad
- inconsciencia, inadvertencia
- diabetes
- inhibición de las defensas inmunitarias

- inflamación de los ganglios linfáticos en el cuello (cervical)
- tumores
- otros trastornos de tipo kapa

SALADO (*LAVANA RASA*)

Es esencial para mantener el equilibrio hidrosalino y de los minerales orgánicos. Es necesario para todos los *dosha*, pero en cantidades limitadas; es particularmente útil para *vata*, moderadamente para *pita* y menos para *kapa*. En pequeñas cantidades es emoliente y sedante, estimula la digestión; en mayores cantidades es purgante, hasta que se convierte en emético (induce el vómito) a altas dosis. El órgano diana es el riñón, ya que es el encargado, entre otras cosas, de la reabsorción de sales, cuyo exceso está correlacionado con la hipertensión arterial.

He aquí algunos efectos negativos causados por la introducción excesiva de alimentos caracterizados por gusto salado:

- blandura, flojera, desenfreno
- inflamaciones e infecciones
- pérdida de fuerza (astenia)
- edema (por alteraciones renales)
- deficiencia de coagulación sanguínea con la consiguiente facilidad de sangrado
- infecciones y enfermedades de la piel (incluso herpes y urticaria)
- enfermedades de las articulaciones
- impotencia
- envejecimiento prematuro de la piel
- sed
- calvicie y encanecimiento precoz
- trastornos visuales
- otros trastornos de tipo *vata*

ÁCIDO/AGRIO (*AMLA RASA*)

El gusto ácido/ácido es esencial para mantener el equilibrio de las sustancias ácidas y contrarrestar la sed. Gracias a sus propiedades estimulantes, carminativas (favorece la evacuación de gases intestinales) y nutritivas, es necesario en cantidades moderadas para todo *dosha*, especialmente para *vata*, moderadamente para *kapa* y mucho menos para *pita*. El exceso de acidez, típico de *pita*, afecta particularmente al hígado y tiende a inhibir las secreciones de los órganos reproductivos.

Éstos son algunos de los efectos negativos causados por el consumo excesivo de alimentos caracterizados por el gusto ácido, agrio:

- laxitud corporal
- pérdida de fuerza (astenia)
- sed
- mareos
- envejecimiento prematuro
- trastornos visuales
- palidez anémica
- predisposición a las infecciones
- sudoración
- acidez y sensación de ardor (úlcera gástrica, úlcera duodenal, esofagitis)
- fiebre
- comezón
- otras alteraciones de tipo *pita*

PICANTE *(KATU RASA)*

Gracias a sus propiedades estimulantes, carminativas y diaforéticas (estimula la sudoración), el gusto picante es esencial para mantener el metabolismo, mejorar el apetito, la digestión y nuestras defensas inmunitarias. Tiene propiedades nutricionales moderadas, tiende a elevar el metabolismo mediante el desarrollo de procesos orgánicos y a favorecer la sensación de calor corporal. Es necesario en cantidades moderadas para todo *dosha*, particularmente adecuado para *kapa*, moderadamente para *vata*, y mucho menos para *pita*. Como el exceso es deshidratante, produce una secreción mucosa pobre en las vías respiratorias, con efectos desfavorables, especialmente en el ámbito pulmonar.

Éstos son algunos de los efectos negativos causados por la introducción excesiva de alimentos caracterizados por un sabor picante:

- sensaciones de ardor y dolor
- mareos
- pérdida de la conciencia
- piel seca (piel) y de las membranas mucosas (boca, vías respiratorias, tubo digestivo)

- temblores
- debilidad
- apariencia demacrada
- fiebre
- aumento de la sed

ASTRINGENTE *(KASHAYA RASA)*

El sabor astringente es vital para mantener la estabilidad y la firmeza de los tejidos del organismo. Gracias a su propiedad de contracción, incluso a nivel sutil, tiene una actividad antidiarreica, antisudoración y antihemorrágica y favorece el bienestar de las membranas cutáneas (piel) y las mucosas. Asimismo, se caracteriza por poseer un ligero poder nutritivo, conferido por la aportación de sales minerales (vegetales de hoja ancha), consideradas principalmente astringentes. Es necesario, en cantidades moderadas, para todos los *dosha*, particularmente para *pita*, moderadamente para *kapa* y muy poco para *vata*. Su exceso, debido a sus propiedades que provocan contracciones del músculo liso, da lugar a espasmos en el colon, con sus consiguientes trastornos. Éstos son algunos de los efectos negativos causados por la ingestión excesiva de alimentos caracterizados por un sabor astringente:

- contracción psicofísica (muscular, intestinal, circulatoria, mental)
- sed y sequedad del organismo
- estreñimiento
- indigestión
- congestión
- trastornos cardíacos y circulatorios
- deshidratación
- tensión emocional (ansiedad/miedo/pánico)
- cierre mental/físico
- lentitud de movimientos y mente (entorpecimiento)
- trastornos del colon
- empeoramiento de las alteraciones de *vata*

AMARGO *(TIKTA RASA)*

El sabor amargo es necesario para propósitos de desintoxicación y purificación, pero es el menos nutritivo. Además de desinfectar el flujo hemático (la sangre) de sus desechos, tiene la capacidad de hacer que la mente sea brillante y luminosa. Obviamente, su carencia permite aun más la formación de toxinas, que actúan negativamente en el aparato cardiocirculatorio: por lo tanto, el corazón se considera el órgano diana. Por consiguiente, debe usarse en cantidades limitadas para todos los *dosha*, particularmente para *pita*, menos para *kapa* y muy poco para *vata*. Un pequeño exceso es suficiente para causar desequilibrios dañinos.

Éstos son algunos de los efectos negativos causados por el consumo excesivo de alimentos caracterizados por el sabor amargo:

- frío y entumecimiento
- apariencia demacrada
- cefalea (dolor de cabeza)
- mareos
- sed
- rigidez
- temblores
- disminución de las secreciones sexuales
- todos los tipos de trastornos *vata* (incluidos los trastornos cardíacos).

RETROGUSTO *(ANURASA)*

Hay tres casos en los que se usa el concepto de *anurasa* (retrogusto): el primer caso ocurre cuando en el momento en el que percibimos un sabor y luego percibimos otro, el regusto. Por ejemplo, en el caso del limón, inicialmente la lengua percibe el sabor ácido y sólo en un segundo tiempo, el gusto dulce.

El segundo caso se produce cuando el sabor de una sustancia fresca se transforma en otro cuando la sustancia misma se seca. El sabor dominante es el que permanece estable en la sustancia, mientras que el percibido inicialmente no es estable. Por ejemplo, cuando el *pippali* (*piper longum*) es fresco, tiene un gusto dulce, mientras que cuando está seco su sabor es picante. El sabor dominante de *pippali* es, por lo tanto, el picante, mientras que el sabor dulce se define como el retrogusto.

El tercer caso es el que se refiere a los gustos que no se perciben como dominantes, o que no se perciben en absoluto. Éstos se llaman sabores latentes, es decir, sabores que están presentes incluso sin ser percibidos. Por ejemplo, percibimos la guindilla como picante, pero también ésta contiene en sí misma el sabor dulce, aunque no es perceptible.

LOS SABORES Y LAS EMOCIONES

No hay que sorprenderse al descubrir que los seis gustos corresponden a otras tantas emociones: podemos decir que son igualmente los sabores de otros tantos de nuestros sentimientos positivos o negativos. De hecho, las emociones poseen, en términos energéticos, las mismas cualidades de los alimentos y de las hierbas medicinales; por esta misma razón están conectados a los tres *dosha*. Los factores psíquicos, es decir, nuestras emociones, afectan en gran medida a nuestro organismo. ¿No se dice acaso que a una persona consumida por la ira se «pone del hígado»? O que ¿«con tanto dolor se le ha arrancado el corazón?».

Por lo tanto, he aquí un motivo ulterior para desarrollar, a través de la práctica espiritual, toda una serie de actitudes positivas en nuestra mente: fomentar la sabiduría discriminatoria, el amor, la compasión, la generosidad, la ecuanimidad (es decir, colocar a todos en el mismo nivel), regocijarse de las cualidades de los demás. Si comprendemos las desventajas de los «sabores» negativos de nuestras emociones, podemos desarrollar una razón válida para generar, sobre la base de la motivación correcta, el amor capaz de derrotar el odio, la ira y el miedo, comprometiéndonos con la generosidad que elimina la avaricia y la codicia; todo esto anula la envidia y en su lugar se expresan la alegría y la dicha, que tienen el poder de hacer desaparecer el dolor.

¿Nos resulta difícil entender que el miedo, el dolor y la tristeza, que son emociones «frías», sólo nos provocan desarreglos internos y, por lo tanto, nos arrojan a estados patológicos? ¿Es tan difícil para nosotros darnos cuenta de que la ira, el odio y la envidia y todos los sentimientos «calientes» sólo nos hacen daño?

Por supuesto, no es fácil dejar de enojarse, envidiar a los demás, tener miedo y sentir dolor; sin embargo, con un compromiso espiritual adecuado, es posible emprender el camino de la purificación y el amor. Sólo depende de nosotros.

LOS GUSTOS EN RELACIÓN CON LAS EMOCIONES			
Sabor	Emociones en aumento	Efectos	*Dosha* predominante
Dulce	Apego	Toxinas	*kapa* +++
Salado	Anhelo	Flacidez	*kapa* ++ *pita* +
Ácido	Envidia, celos	Acidez	*pita* +++ *vata* + *kapa* +
Pungente	Aversión, odio, rabia, ira	Ardor	*vata* + *pita* ++
Amargo	Dolor, depresión	Frío	*vata* +++
Astringente	Miedo	Contracción	*vata* ++

En la tabla observamos que el sabor dulce, asociado a la constitución *kapa*, está relacionado con el apego excesivo que podemos probar para cada objeto material e inmaterial, que, además de hacernos vivir en situaciones desfavorables desde el punto de vista mental, conlleva a la liberación de toxinas en nuestro cuerpo. La misma valoración se aplica a otras emociones negativas.

CONTROLAR LOS *DOSHA* POR MEDIO DE LOS SABORES

Todos los sabores se componen de los cinco elementos; observamos a partir del examen de la siguiente tabla cuánto influyen tanto en la determinación como en el control del exceso de *dosha*.

Sabor	Sabor *Vipaka*	Elementos	Alimento	Cualidad	Acción	*Dosha*
Dulce	Dulce	Tierra Agua	Azúcar y todos los tipos de almidones	Fría, pesada y húmeda	Nutritiva para cuerpo y mente, calmante, anabolizante	+++ K - V - P
Áspero/ ácido	Áspero	Tierra Fuego	Limón, vinagre, yogur, queso, tomate	Calentadora, ligera, húmeda, fría	Humidificante, estimulante del apetito, digestiva	++ P + K -- V
Salado	Dulce	Agua Fuego	Sal y alimentos en salazón, alimentos industriales	Pesante, húmeda y calentadora	Estimulante de la salivación, del apetito y del gusto, digestiva y absorbente	++ K + P - V
Pungente/ Picante	Pungente	Fuego Aire	Especias, hierbas aromáticas, ajo, cebolla	Seca, caliente, ligera	Catabolizante, digestiva, desintoxicante y adelgazante	++ P --- K + V
Astringente	Pungente	Tierra Aire	Especias, semillas de hinojo, comino, legumbres tostadas	Fría, pesada, seca y estable	Curativa y purificante, inhibidora de las secreciones, antiafrodisíaca y catabolizante	-- P - K ++ V
Amargo	Pungente	Éter Aire	Hierbas amargas, cardo, café, cúrcuma, ruibarbo	Fría, ligera, seca	Purificante, tonificante, desintoxicante, inhibidora de las secreciones, diurética	--- P -- K +++ V

+ / leve; ++ / moderada; +++ / intensa; V: vata; P: pita; K: kapa:

Correcta sensación de hambre	Edad de la persona	
No es necesario.	80-100 años	CRECIMIENTO DEL CUERPO CAUSAL (*KARMA*/acercarse a Dios)
Número diario de comidas: 1 vez	60-80 años. Edad avanzada	CRECIMIENTO DEL CUERPO FUNCIONAL (mente, intelecto, pensamientos, emociones, ego)
Número diario de comidas: 2 veces	30-60 años. Edad adulta	
Número diario de comidas: 2-3 veces	12-30 años. Edad juvenil	
Número diario de comidas: 2-3 veces	6-12 años. Adolescencia	CRECIMIENTO DEL CUERPO ESTRUCTURAL
Número diario de comidas: 5-8 veces	3-6 años. Infancia	
Número diario de comidas: a discreción	0-3 años. Recién nacido-Primera infancia	

VIRYA (ENERGÍA)

Este segundo efecto ocurre durante la digestión; lo llamamos *virya* o energía: consiste en percibir la energía «caliente» o «fría» derivada de los elementos que hemos asumido. La energía (*virya*) de la comida da comienzo a la segunda acción. Convencionalmente se define como «caliente» o «frío», y es la acción que tiene lugar en el cuerpo durante la digestión. Por ejemplo: los platos especiados que tienen energía caliente favorecen la digestión; los platos pesados que tienen energía fría requieren más energía para ser digeridos.

Virya es el poder de las sustancias. Algunos estudiosos creen que los *virya* son dos *(dwidha virya)* solamente: *ushna virya* (energía caliente) y *shita virya* (energía fría). *Ushna virya* aumenta *pita* y *vata*, disminuye *kapa*. Se encuentra en alimentos picantes, ácidos, salados, amargos y astringentes. Tiene una acción catabolizante. *Shita virya*: aumenta *vata* y *kapa* y disminuye *pita*. Se encuentra en alimentos dulces, amargos, ácidos, astringentes y salados. Tiene una acción anabólica.

Sushruta y *vagbhata*, sin embargo, han considerado algunas cualidades en términos de *virya*, clasificando ocho *virya* ligados a otras tantas acciones y efectos que se reflejan en los *dosha (asthavida virya)*: *guru* (pesado), *laghu* (ligero), *shita* (frío), *ushna* (caliente), *snigda* (aceitoso), *ruksha* (seco), *mrudu* (suave), *tikshana* (agudo).

Charaka afirma que todas las acciones que las sustancias producen en el cuerpo se deben a la acción de *virya*. A través de *virya* se equilibra o reequilibra la energía del individuo.

Virya tiene efectos poderosos en el cuerpo porque su fuerza supera la acción de *rasa* y *vipaka*. *Virya* es un factor muy importante en el tratamiento de las enfermedades. Por ejemplo, en *pippali (piper longum)*, el sabor picante debería agravar a *pita*, en cambio, lo alivia gracias a su energía fría y suave *(mrudu shita virya)*. En el *amalaki*, el gusto ácido debería agravarlo, pero lo alivia gracias a la energía *mrudu shita virya*. En el pescado, el sabor dulce debería aliviar a *pita*, pero lo agrava debido a la energía caliente *ushna virya*. Los sabores contienen un *virya* específico y diferentes características del *triguna*, como se ilustra en las tablas de alimentos en el capítulo 7.

VIPAKA (SABOR POSDIGESTIVO)

El tercer efecto de los alimentos es el que se produce después de la digestión y consiste en la transformación de los alimentos en tres sabores: dulce, picante y agrio.

Vipaka es el efecto posdigestivo que se crea en el intestino después de la digestión de una sustancia. *Rasa* tiene un efecto inmediato que de la lengua pasa inmediatamente a la mente y el cerebro. *Vipaka* tiene un efecto más lento, pero actúa de una manera uniforme en todo el cuerpo y es responsable de la acción final. Cada vez que ingerimos comida, el proceso de digestión comienza en el cuerpo, *avasthapaka*. Desde la boca, la comida tiene que pasar por otras tres etapas para completar el proceso de digestión. La primera etapa de la digestión tiene lugar en el estómago y se caracteriza por el predominio del sabor dulce. Durante este proceso, se produce *kapa dosha* y la comida se transforma en una mucosa fluida, dulce y espumosa.

Durante la segunda etapa de la digestión hay un predominio del sabor agrio, debido a la producción de *pita dosha*. La comida se acidifica y estimula la secreción de bilis. Durante la tercera etapa de la digestión hay un predominio del sabor picante, debido a la producción de *vata dosha*. La comida se convierte en un líquido nutritivo asimilable y en sustancia de desecho. El material nutritivo, independientemente de cualquier sabor, debe pasar a través de estas tres etapas de la digestión; más tarde se producirán diferentes influencias en *dosha*, dependiendo del predominio del gusto.

Por ejemplo, si hay una gran cantidad de sabor dulce en los alimentos, la producción de *kapa dosha* será mayor. Si hay una gran cantidad de sabor picante, la producción de *kapa dosha* se limitará a la primera parte de la digestión.

Al término de las tres etapas digestivas, los productos finales presentes en el tubo gastrointestinal se denominan *vipaka*. Estos últimos circulan con el plasma (*rasa dhatu*) en el cuerpo y alimentan *vata*, *pita* y *kapa* y todo el organismo. Hay tres *vipakas* que no se pueden sentir en la lengua y no se pueden ver, pero cuyos efectos en los *dosha*, en los tejidos y en el cuerpo son evidentes.

DULCE (*madhura vipaka*) alimenta a *kapa*.
ÁCIDO (*amla vipaka*) alimenta a *pita*.
PICANTE (*katu vipaka*) alimenta a *vata*.

El fluido nutritivo constituido por los tres *vipaka* es canalizado a los siete *dhatu* (tejidos). Los canales del cuerpo, que permiten el paso de los fluidos nutritivos que provienen de los alimentos, nutren los diversos elementos del cuerpo en la medida y con los componentes necesarios para mantener el organismo en las condiciones adecuadas. Los requisitos del cuerpo (tamaño, condición y edad) determinan la cantidad de fluido nutritivo que se forma a partir de los alimentos, manteniendo así el equilibrio de los elementos en el organismo. Los procesos de suministro y mantenimiento tienen lugar cuando los procesos metabólicos transcurren sin interrupción en los canales.

Madhura vipaka-vipaka dulce proviene de sustancias dulces y saladas. Las sustancias dulces y saladas favorecen el proceso de salivación y otras secreciones que son manifestaciones típicas de *kapa*; tienen propiedades suavizantes y, por lo tanto, favorecen la salida de orina, heces y gases del intestino. El *vipaka* dulce fomenta la secreción de *kapa*, incluidos el semen y otras secreciones sexuales, y permite una eliminación cómoda. Las sustancias que producen *vipaka* dulce son pesadas y anabolizantes.

Amla vipaka-vipaka ácido deriva de sustancias agrias. Estas sustancias favorecen la acidez en el estómago y en la bilis, reducen el semen y las secreciones sexuales que son manifestaciones de *pita*.

Katu vipaka-vipaka picante deriva de sustancias amargas, astringentes y picantes. Estas sustancias aumentan la sequedad y el gas en el colon (intestino grueso), lo que agrava el *vata*. Crean dificultades e incomodidades en la eliminación de los productos de desecho y causan dolor al orinar y estreñimiento; reducen el semen y las secreciones sexuales. Las sustancias que producen *vipaka* picante son ligeras y catabolizantes.

Los efectos de los tres sabores en el organismo:

- el dulce causa la satisfacción del hambre;
- el ácido fomenta un aumento del apetito;
- el picante estimula el metabolismo.

Para el proceso digestivo completo, los expertos en el Ayurveda han identificado 13 tipos de *agni* (energía digestiva o enzimas):

1 *jatharagni* responsable de convertir los alimentos en nutrientes sutiles

5 *bhutagni* responsables de convertir los nutrientes sutiles en los cinco elementos

7 *dhatuagni* responsables de convertir los cinco elementos en tejidos.

PRABHAVA (EFECTO ESPECIAL)

Prabhava es el efecto especial que tienen algunas hierbas, ciertos alimentos e incluso algunos ritos. Se utiliza en el Ayurveda como principio de curación después de una larga observación de los efectos finales que las sustancias producen en el organismo. Se definen también como *prabhava* las acciones o sanaciones sin explicación o de origen sobrenatural. *Prabhava* incluye el efecto astral, el magnetismo, el poder especial del *prana*, de los mantras, de la meditación, de la oración, del yantra, del *tantra*, del pensamiento transcendente, *mani* (piedras preciosas) y de los rituales. Normalmente, la atención médica se elige lógicamente mediante la evaluación de los atributos de los cinco elementos, pero *prabhava* no se explica sobre la base de estos atributos, y se clasifican sólo después de una larga observación de los efectos finales (*karma*) de las sustancias. De hecho, una sustancia es *prabhava* cuando su acción final resulta peculiar con respecto de la lógica que normalmente la uniría a *rasa*, *virya*, *vipaka* y *guna*.

Existen algunos ejemplos de *prabhava* para ilustrar varios aspectos:

- el limón tiene un sabor agrio, que normalmente posee el efecto de calentar, pero en cambio refresca;
- la cebolla tiene un sabor picante, normalmente su *vipaka* debe ser picante, pero tiene un *vipaka* dulce;
- el aceite de sésamo y el fruto de *madan* (*Garcinia schomburgkiana*) tienen el mismo *rasa*, *guna* y *vipaka*, pero mientras que el aceite de sésamo no induce vómitos, *madan* sí;
- la miel tiene un sabor dulce y astringente; normalmente esos sabores son refrescantes, en cambio, la miel calienta;
- el aceite de coco y el de ricino tienen el mismo *rasa*, *virya*, *vipaka* y *guna*, pero el aceite de ricino tiene un efecto purgante «fuera de las reglas».

Existen, además, otras sustancias que se llaman *prabhava* por su energía y eficacia particulares. Por ejemplo, *raktashali* es un arroz rojo que tiene la propiedad de disminuir los tres *dosha*; *shankhapushpi* (*Convolvulus pluricaulis*) es una planta que posee más fuerza que otras para aumentar la memoria.

VEINTE CUALIDADES PRESENTES EN EL CUERPO HUMANO				
Ushna	Caliente	opuesta a	*Shita*	Fría
Laghu	Ligera	opuesta a	*Guru*	Pesada
Tikshana	Aguda	opuesta a	*Manda*	Obtusa
Ruksha	Seca	opuesta a	*Snigda*	Oleosa
Khara	Áspera	opuesta a	*Slakshana*	Lisa
Drava	Líquida	opuesta a	*Sandra*	Sólida
Kathina	Dura	opuesta a	*Mrudu*	Suave
Sara	Móvil	opuesta a	*Stira*	Estable
Stula	Gruesa	opuesta a	*Sukshma*	Sutil
Vishada	Clara	opuesta a	*Picchila*	Turbia

GUNA (CUALIDAD)

Guna son las cualidades y las propiedades de la sustancia. Todas las sustancias poseen cualidades precisas, inseparables entre sí. Los textos clásicos ayurvédicos enumeran 41 en el cuerpo humano y en cada manifestación del universo; de éstas, 20 son las más importantes. La calidad de una sustancia siempre permanece pura e inmutable (por ejemplo, la calidad pesada de una sustancia no puede volverse ligera). Las cualidades definen toda la existencia: espacio, tiempo, estaciones y hombre, animales, plantas, minerales, hierbas e incluso alimentos. El destino, los seis *rasa* y los cinco elementos se consideran cualidades puras; las cualidades mentales son nueve: inteligencia, deseo, devoción, renuncia, celos, serenidad, satisfacción, tristeza, hábitos.

Entre las 20 cualidades principales, 10 tienen acción anabólica y otras diez catabólicas.

- La acción anabólica construye (es decir, aumenta la masa muscular en el cuerpo).
- La acción catabólica destruye (es decir, disminuye la masa de grasa en el cuerpo).

En el flujo del universo, cada cualidad tiene su opuesto. La existencia de las cualidades opuestas es necesaria para mantener el equilibrio de la vida.

ACCIONES DE LAS CUALIDADES

1. Pesada = tonificante, anabólica.
2. Ligera = activadora, catabólica.
3. Obtusa = pacificadora, anabólica.
4. Aguda = purificante, catabólica.
5. Caliente = favorece la sudoración, catabólica.
6. Fría = condensante, anabólica.
7. Seca = desecante, catabólica.
8. Oleosa = humectante, anabólica.
9. Áspera = punzante, disminuyente, catabólica.
10. Lisa = estimulante del crecimiento, anabólica.
11. Sólida = nutritiva, reforzante, anabólica.
12. Líquida = disolvente, catabólica.
13. Dura = solidificante, reforzante, anabólica.

14. Suave = relajante, anabólica.
15. Estable = que sostiene, anabólica.
16. Móvil = que favorece el movimiento, catabólica.
17. Sutil = penetrante, que favorece la comprensión, catabólica.
18. Gruesa = protectora, anabólica.
19. Clara = purificadora, catabólica.
20. Turbia = que causa el apego, adherente, anabólica.

LAS VEINTE CUALIDADES

Dravya*: uno en el que* guna *y* karma *son morada y que es la causa de las acciones.*
Guna *(propiedad) de la sustancia: lo no material, causa de acción específica.*
Karma*: la causa de la unión, la separación y la inercia en movimiento.*

Tras la observación de las cualidades presentes en el individuo, el Ayurveda diagnostica la enfermedad y establece la terapia apropiada; para hacer esto correctamente, es necesario conocer en profundidad todas las cualidades y sus acciones.

USHNA DRAVYA - SUSTANCIA CALIENTE. Cualidad: calor y acción de caldear, aumenta el fuego digestivo y estimula el apetito, acrecienta la sed, la transpiración y la sensación de calor en el cuerpo. La ingestión excesiva de medicamentos con este *guna* puede causar la pérdida de la consciencia.

Aumenta *pita* y disminuye *kapa* y *vata*. Las propiedades de esta sustancia se deben al predominio del elemento fuego.

SHITA DRAVYA - SUSTANCIA FRÍA. Cualidad: acción fría y refrescante, limita el flujo sanguíneo, alivia las sensaciones de calor, sed, ardor, sudoración y pérdida de conciencia. Limita el flujo sanguíneo en los canales más sutiles.

Incrementa *kapa* y *vata* y disminuye *pita*. Las propiedades de esta sustancia se deben al predominio del elemento agua.

LAGHU DRAVYA - SUSTANCIA LIGERA. Cualidad: ligera, acción adelgazante, elimina el humor flemático del cuerpo, favoreciendo la digestión. Disminuye los desechos y la grasa, aumenta el vigor y contribuye a la curación.

Aumenta *vata* y *pita* y disminuye *kapa*. Las propiedades de esta sustancia se deben al predominio de los elementos éter, aire y fuego.

GURU DRAVYA - SUSTANCIA PESADA. Cualidad: pesada y acción acumulativa, inhibe la digestión, aumenta la grasa y los desechos, disminuye el vigor y causa inflamación en el tubo digestivo. Aumenta el volumen corporal y la producción de desechos. Al ser sustancias muy energéticas, *guru dravya* tiene también la propiedad de estimular la vitalidad.

Aumenta *kapa* y disminuye *vata* y *pita*. Las propiedades de esta sustancia se deben al predominio de los elementos tierra y agua.

TIKSHANA DRAVYA - SUSTANCIA AGUDA. Cualidad: aguda, acción penetrante o pungente, causa sensación de quemazón en el cuerpo, beneficia la supuración, facilita el vaciado y causa la pérdida de grasa, haciendo que el cuerpo se haga esbelto.

Potencia *pita* y reduce *kapa* y *vata*. Las propiedades de esta sustancia se deben al predominio del elemento fuego.

MANDA DRAVYA - SUSTANCIA OBTUSA. Cualidad: obtusa, acción obtusa y lenta, pacifica y causa pereza. Aumenta los tejidos y los hace voluminosos, ralentiza los diversos procesos del cuerpo, causa obesidad y pesadez.

Incrementa *kapa* y disminuye *pita* y *vata*. Las propiedades de esta sustancia se deben al predominio de los elementos tierra y agua.

RUKSHA DRAVYA (SUSTANCIA SECA).. Cualidad: seca y acción absorbente, causa ansiedad y rigidez, aspereza y dureza en el cuerpo. Elimina los humores flemáticos y causa pérdida de brillo en la tez y pérdida de vitalidad. Tiene acciones opuestas a las de las sustancias oleosas.

Aumenta *vata* y disminuye *kapa* y *pita*. Las propiedades de esta sustancia se deben al predominio de los elementos tierra, fuego y aire.

SNIGDA DRAVYA - SUSTANCIA ACEITOSA. Cualidad: oleaginosa, acción humectante, evoca compasión, mejora la elasticidad de los órganos y potencia los fluidos lubrificantes del cuerpo. Da vitalidad y virilidad.

Aumenta *kapa* y *pita*, disminuye *vata*. Las propiedades de esta sustancia se deben al predominio de los elementos agua y fuego.

KHARA DRAVYA - SUSTANCIA ÁSPERA. Cualidad: áspera, acción punzante, provoca desapego y aumenta los procesos metabólicos, reduce los materiales de desecho de los tejidos, limita la formación de los tejidos secándolos, facilita la digestión.

Aumenta *vata* y disminuye *kapa* y *pita*. Las propiedades de esta sustancia se deben al predominio de los elementos aire y tierra.

SLAKSHANA DRAVYA - SUSTANCIA LISA. Cualidad: lisa, acción cicatrizante, estimula el amor. Es responsable de la cicatrización de los tejidos y facilita la excreción de los desechos.

Aumenta *kapa* y *pita*, disminuye *vata*. Las propiedades de esta sustancia se deben al predominio de los elementos agua y fuego.

DRAVA DRAVYA - SUSTANCIA LÍQUIDA. Cualidad: líquida, acción fundente que da lugar al afecto, aumenta la secreción de fluidos y el contenido de agua en tejidos y los sistemas, estimula la absorción y el transporte en *dhatu*.

Aumenta *kapa* y disminuye *pita* y *vata*. Las propiedades de esta sustancia se deben al predominio del elemento agua.

SANDRA DRAVYA - SUSTANCIA SÓLIDA. Cualidad: sólida, acción solidificante, causa la concentración y aumenta la resistencia de los tejidos.

Aumenta *kapa* y disminuye *vata* y *pita*. Las propiedades de esta sustancia se deben al predominio del elemento tierra.

KATHINA DRAVYA - SUSTANCIA DURA. Cualidad: dura, acción reafirmante, provoca egoísmo y dureza, fortalece los tejidos y causa tendencia al estreñimiento.

Aumenta *vata* y disminuye *kapa* y *pita*. Las propiedades de esta sustancia se deben al predominio de los elementos tierra y aire.

MRIDU DRAVYA - SUSTANCIA SUAVE. Cualidad: suave, causa ternura y aporta suavidad al cuerpo, obstaculiza la sensación de ardor y supuración, ralentiza las actividades fisiológicas y mentales.

Aumenta *kapa*, reduce *pita* y *vata*. Las propiedades de esta sustancia se deben al predominio de los elementos de éter y agua.

SARA DRAVYA - SUSTANCIA MÓVIL. Cualidad: móvil, acción estimulante. Causa inestabilidad y estimula el metabolismo al aumentar la eliminación de desechos, reduce el excesivo depósito de tejidos.

Aumenta *vata* y *pita* y disminuye *kapa*. Las propiedades de esta sustancia se deben al predominio del elemento aire.

STHIRA DRAVYA - SUSTANCIA ESTABLE. Cualidad: estática, acción estabilizante, refuerza la concentración y la confianza en uno mismo. Es responsable de la normalización de los procesos mentales y fisiológicos. Aporta normalidad a los tejidos y al funcionamiento de los órganos y los diferentes sistemas.

Aumenta *kapa* y reduce *vata* y *pita*. Las propiedades de esta sustancia se deben al predominio del elemento tierra.

STHULA DRAVYA – SUSTANCIA GRASA. Cualidad densa, acción, espesante, apego, ralentiza el flujo de los canales y causa corpulencia. Aumenta la obesidad. Estimula la producción de desechos y la acumulación en los tejidos.

Aumenta *kapa*, reduce *vata* y *pita*. Las propiedades de esta sustancia se deben al predominio del elemento tierra.

SUKSHMA DRAVYA - SUSTANCIA SUTIL. Cualidad sutil, acción, profunda y delicada, provoca intensa comprensión y espiritualidad, limpia los canales del cuerpo con su acción catabólica. Limita la formación de tejidos y facilita la digestión.

Aumenta *vata* y *pita*, disminuye *kapa*. Las propiedades de esta sustancia se deben al predominio de los elementos éter, aire y fuego.

VISHADA DRAVYA - SUSTANCIA CLARA. Cualidad clara, acción y purificante, procura tranquilidad y limita la formación de la humedad y la viscosidad, controla la actividad de los tejidos y seca los residuos. Mejora la digestión y da una sensación de ligereza, incrementa el proceso de curación y la comprensión mental.

Aumenta *pita* y *vata*, disminuye *kapa*. Las propiedades de esta sustancia se deben al predominio de los elementos éter, aire y fuego.

PICCHILA DRAVYA - SUSTANCIA TURBIA. Cualidad turbia, acción adherente, produce satisfacción y lubrica los tejidos, los canales y las articulaciones. Favorece la eliminación de desechos y estimula los procesos vitales.

Aumenta *kapa* y disminuye *vata* y *pita*. Las propiedades de esta sustancia se deben al predominio de los elementos agua y tierra.

Guna (Cualidad)	*Mahabhuta* (Elemento)	*Karma* (Acción)		*Dosha*
		Aumenta	Disminuye	
USHNA (Caliente)	Fuego	Calor, pasión, ira, apetito, sed, odio, celos, ardor, sudoración, digestión, inflamación, expansión	Contracción, insensibilidad	+ *pita* - *vata* - *kapa*
SHITA (Fría)	Agua	Contracción, frescura, inconsciencia, insensibilidad, miedo, apego, entumecimiento	Calor, sed, capacidad digestiva, ardor, circulación	+ *vata* + *kapa* - *pita*
GURU (Pesada)	Tierra Agua	Desperdicios, crecimiento, vigor, vitalidad, defensa, pereza, inercia, nutrición burda, pesadez, entorpecimiento	Atención, capacidad digestiva	+ *kapa* - *vata* - *pita*
LAGHU (Ligera)	Éter Aire Fuego	Conciencia, atención, pureza, capacidad digestiva, desapego, alegría	Peso, sufrimiento, letargo	- *kapa* + *vata* + *pita*
RUKSHA (Seca)	Tierra Aire Fuego	Nerviosismo, ansiedad, absorción, estreñimiento, sequedad	Vitalidad, virilidad, pasión	+ *vata* - *kapa* - *pita*
SNIGDA (Oleosa)	Agua Fuego	Lisura, vigor, humedad, lubricación, compasión, amor, vitalidad, flexibilidad	Calor, sequedad	+ *kapa* + *pita* - *vata*
KHARA (Áspera)	Aire Tierra	Calor, procesos metabólicos, grietas en la piel, huesos, conlleva falta de cuidado	Procesos anabólicos, amor	+ *vata* - *kapa* - *pita*
SLAKSHANA (Lisa)	Agua Fuego	Reparación de tejidos, excreción de desechos, sentido del cuidado, placer, amor, tranquilidad, cicatrización de las heridas	Calor, dureza	+ *pita* + *kapa* - *vata*
SANDRA (Sólida)	Tierra	Densidad de tejidos y residuos, concentración, solidez, resistencia, estabilidad	Flexibilidad de los tejidos	+ *kapa* - *vata* - *pita*
DRAVA (Líquida)	Agua	Hidratación de tejidos, secreciones de fluidos, atracción	Calor	+ *kapa* - *pita* - *vata*

Guna (Cualidad)	*Mahabhuta* (Elemento)	*Karma* (Accción)		*Dosha*
		Aumenta	Disminuye	
STIRAM (Estable)	Tierra	Normaliza el metabolismo, fuerza, excreción, concentración, estabilidad, obstrucción, confianza	Calor	+ *kapa* - *vata* - *pita*
SARA (Móvil)	Aire	Calor, metabolismo, excreción, inestabilidad, movimiento sin descanso	Confianza, calor	+ *pita* + *vata* - *kapa*
KATRINA (Dura)	Tierra	Endurecimiento, fuerza de los tejidos, dureza, fuerza, rigidez, egoísmo, callosidad, insensibilidad	Calor, excreción, amor	+ *vata* + *kapa* - *pita*
MRIDU (Suave)	Éter Agua	Delicadeza, tranquilidad, amor, suavidad, relajación, ternura, cuidado	Calor, excreción, amor	+ *pita* + *kapa* - *vata*
STHULA (Gruesa)	Tierra	Obstrucción de los canales, obesidad, pesadez, escoria, lentitud, ignorancia	Calidez, lucidez	- *pita* + *kapa* - *vata*
SUKSHUMA (Sutil)	Éter Aire Fuego	Capacidad de penetración, profundidad, lucidez, espiritualidad, catabolismo, digestión, purificación	Apego	- *pita* - *kapa* +*vata*
MANDA (Obtusa)	Tierra Agua	Disminución del metabolismo, inercia, pereza, indolencia, acción lenta, relajación, obtusidad	Calor, inteligencia	- *pita* + *kapa* - *vata*
TIKSHANA (Aguda)	Fuego	Ardor, penetración, excreción, úlceras, perforación, agudeza, velocidad, comprensión	Grasa, escoria	+ *pita* - *kapa* - *vata*
PICCHILA (Turbia)	Agua	Normalización de la secreción, producción de escoria, curación de fracturas	Calor, percepción, purificación	- *pita* + *kapa* - *vata*
VISHADA (Clara)	Fuego Éter Aire	Desapego, diversión, calor, comprensión, tranquilidad, digestión, percepción	Oscuridad	+*pita* - *kapa* + *vata*

CAPÍTULO 4

Nutrirse según el ayurveda

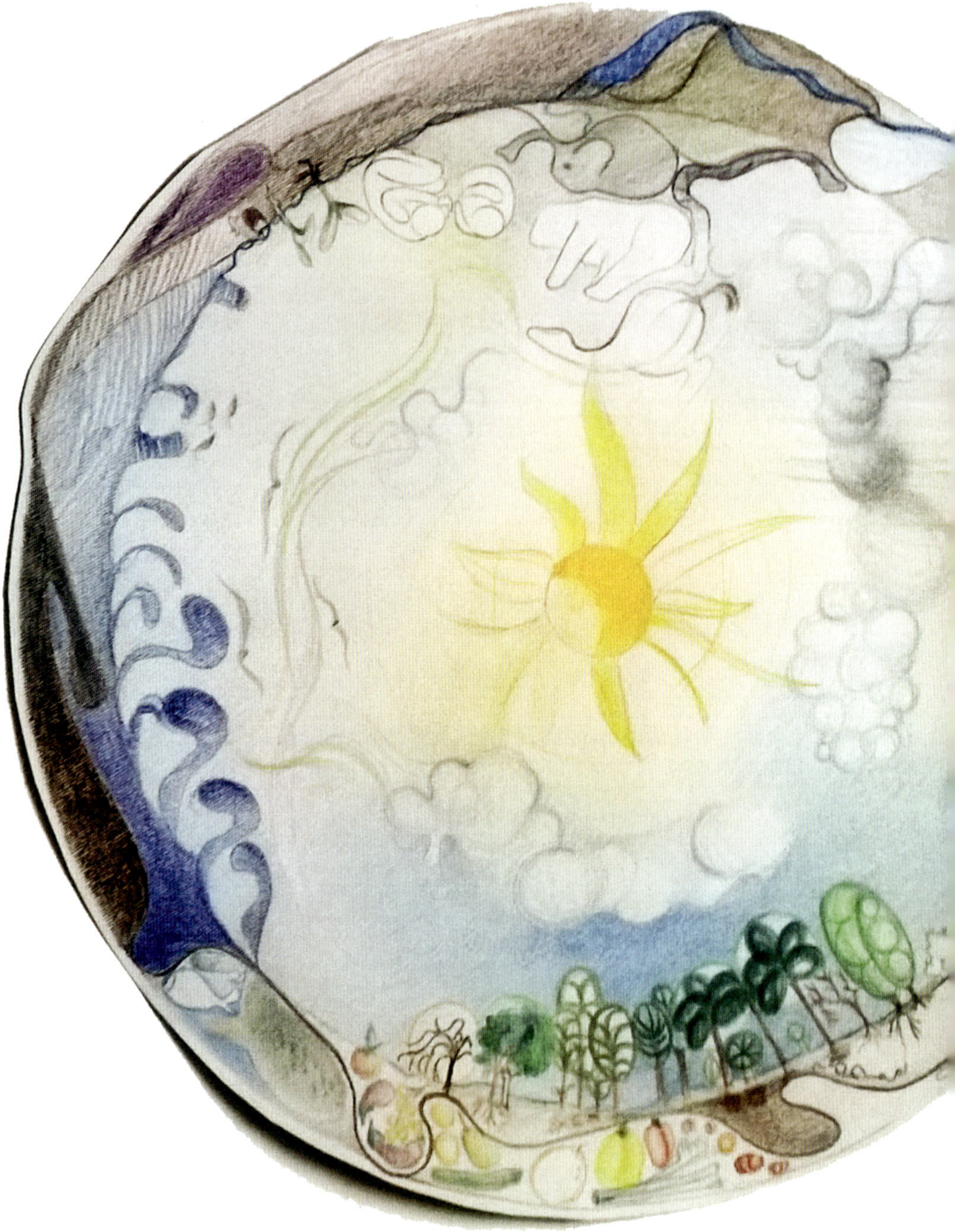

La tierra y el cielo sustentan la comida

La comida brota de la tierra, se alimenta de la lluvia,
reforzada por el calor del sol y acariciada por el viento, es abrazada
por el éter.

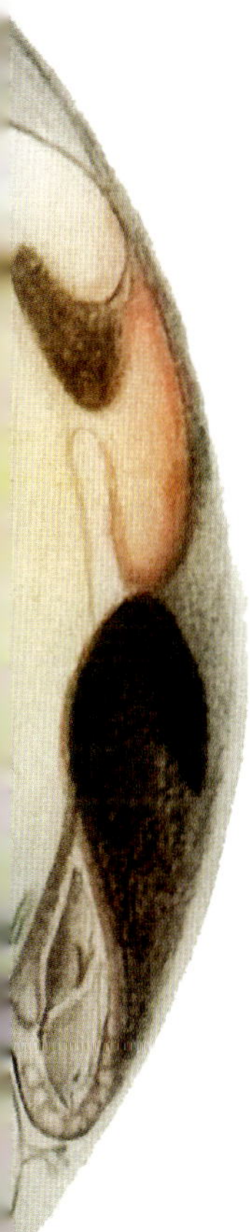

Vivimos en la tierra y nos alimentamos de sus frutos,
luego volvemos a la Ttierra para resurgir en la tierra;
la comida nos permite la vida.
En la existencia todo es comida, uno nutre al otro.

La tierra y el cielo sostienen la comida.
El sol y la luna hacen que los alimentos crezcan,
el agua y el aire acrecientan la comida.
Las montañas y el mar contienen los alimentos.

Todo es una fuente de comida.
Somos los cinco elementos.
Nos alimentamos de los cinco elementos.
Somos los alimentos con los cinco elementos.

El mundo entero está buscando comida.
La comida es la fuente de la vida para todos los seres.
La salud y la longevidad dependen de la comida,
la fuerza o la debilidad dependen de los alimentos.

De la paz y el amor surge la comida,
la lucidez y la inteligencia surgen de la comida.
La fuerza física y mental florecen de la comida,
felicidad y satisfacción germinan de la comida.

La purificación del alma o del Karma,
el logro de la libertad o
la realización de la verdad:
todo depende de la comida.

La comida es uno de los factores más importantes de nuestra vida. En términos generales, todos los alimentos pueden ser buenos, ningún alimento puede ser completamente excluido de una dieta; también es cierto que no todos son adecuados para todos. Una regla importante que se observa en los Ayurveda se conoce como *unayokta*, es decir, la elección correcta de los alimentos de acuerdo con sus características. La comida correcta, la hora correcta y el lugar correcto son la clave para lograr el bienestar. Es esencial elegir no sólo lo que se come, sino también cómo se come: la preparación de los alimentos, la secuencia de ingestión, la cantidad, el ambiente, el estado de ánimo, la compañía, etc. Si desea mejorar la nutrición para su bienestar físico y mental, debe saber cómo elegir cuidadosamente lo que come, en relación con diferentes factores y con la conciencia correcta. Sin control y conocimiento, es fácil ser presa de una serie de trastornos que podrían conducir a un deterioro en la calidad de vida. El abuso de alimentos y bebidas (alcohol), sueño o sexo: todos estos excesos pueden ser la raíz de muchas disfunciones y enfermedades.

Sólo la moderación, la comida adecuada y el autocontrol pueden conducir a lo largo del camino de la salud. Todos deberíamos elegir una dieta útil para mantener la salud y prevenir las enfermedades.

Debemos aprender a saber cuáles son los alimentos que:

- Son pesados o ligeros para digerir.
- Regulan o controlan algunas funciones importantes del organismo.
- Favorecen o inhiben determinados mecanismos fisiológicos.
- Realizan acciones específicas (curativa, vigorizante, purificante de un órgano, rejuvenecedora, etc.).
- Pueden alterar o influenciar un estado psicológico.

También es esencial adquirir el conocimiento que permite determinar cuál es la mejor forma de combinar los alimentos, particularmente desde el punto de vista de su preparación y transformación, ya que estas elecciones afectan a la capacidad digestiva y, en consecuencia, a la acción curativa y nutricional que ellos pueden desempeñar en el organismo.

Asimismo, hay otros elementos a considerar para elegir el alimento adecuado para uno mismo: según la edad, en relación con la adaptabilidad individual, la capacidad digestiva personal, la estación del año, etc. Procediendo de esta manera, naturalmente llegamos, incluso en caso de enfermedad, a elegir los alimentos capaces de brindar un apoyo importante en el camino de la curación, limitando significamente aquellos que pueden ser dañinos.

La comida y los cinco elementos

La comida que nutre nuestro cuerpo proviene de los mismos cinco elementos de los que todos estamos compuestos: tierra, agua, fuego, aire y éter. Cada alimento tiene una particularidad: en cada uno de ellos prevalece un elemento sobre los demás.

Algunos ejemplos:

- En el arroz y en el trigo predomina el elemento tierra.
- En la leche y la fruta prevalece el elemento agua.
- En las especias, que estimulan varias enzimas, predomina el elemento fuego.
- En los brotes, prevalece el elemento aire.
- El elemento éter es dominante en el arroz hinchado.

Los cinco elementos básicos, a través de los alimentos que ingerimos, se digieren, asimilan y convierten en los diversos tejidos del organismo por sus respectivas enzimas, presentes en el sistema digestivo. El cuerpo somete la comida a un complejo proceso funcional, encaminado a la asimilación, con el resultado final de aumentar la calidad de los elementos mismos.

Un ulterior principio fundamental, llamado de similaridad/antagonismo (*samanya/vishesa*) que se ha mencionado anteriormente, explica por qué algunos alimentos son más adecuados que otros, bien para reequilibrar determinados trastornos del cuerpo, o bien, para fomentar el bienestar general del organismo.

Los alimentos tienen propiedades armonizadoras que aumentan la carencia de algunos de los elementos, y viceversa: en otros casos, contrastan o disminuyen aquellos en demasía, obrando como verdaderos remedios capaces de actuar sobre las disfunciones y reequilibrar uno o más *dosha*. Por esta razón, por ejemplo, a una persona de bajo peso se le propone ingerir alimentos en los que predominan los elementos tierra y agua, ricos en propiedades que aumentan la masa corporal. Por lo tanto, se aconseja a esta persona que se alimente, por ejemplo, con arroz, trigo, *ghee gruta*, carne y suplementos. Las sustancias con propiedades opuestas tienen el efecto de inhibir los elementos en exceso, con el resultado de mantener un estado de equilibrio.

Si se debe acudir en ayuda de una persona con fiebre, se le recomienda que tome medicamentos refrescantes, como la raíz de *musta* (*Cyperus rotundus*) y la raíz de loto, que ejercen, prevalentemente, un efecto estimulante sobre el elemento agua, amortiguando de esta manera el aumento de temperatura producida por el elemento fuego.

El mismo principio se utiliza cuando una persona presenta obesidad, con una notable cantidad de tejido adiposo, y que acusa una gran cantidad de mucosidad y flema. También, en este caso, habría que combatir los elementos en exceso. La abundancia de mucosidad se debe al predominio de los elementos tierra y agua, que será necesario inhibir por medio de alimentos que contienen, predominantemente, los elementos opuestos, a saber, fuego y aire. Por lo tanto, con el fin de recuperar el equilibrio perdido, al menos momentáneamente, habría que consumir alimentos o medicamentos caracterizados por fuego y aire, con un gusto amargo y picante, como la pimienta negra y el *ippali* (*Piper longum*).

Por ejemplo, si necesitáramos fortalecer nuestra capacidad digestiva, la medicina ayurvédica usaría especias, porque éstas son ricas en el elemento fuego.

Quien sufre de retención de líquidos, hinchazón de las extremidades y edema en el cuerpo, debe limitar el consumo de sal al máximo. Tendrá que adaptarse a una dieta insípida o, al menos, muy poco salada, ya que en este tipo de trastornos el elemento predominante es agua y, dado que la sal está asociada con este elemento, habrá que evitarla.

Si se advierte, para dar otro ejemplo, que partes de nuestro cuerpo están inflamadas, y percibimos la sensación de quemazón, se debería aumentar en nuestro organismo el consumo de alimentos ricos en el elemento agua, que contrastan la sensación de ardor debida al exceso del elemento fuego. La práctica milenaria del Ayurveda sugiere tomar frutas refrescantes como uvas o melones. Estos frutos, de hecho, ejercen un efecto calmante y refrescante en el individuo, debido al elemento agua, en el que son ricos.

Lo fundamental es considerar nuestra dieta como uno de los factores de equilibrio más importantes de nuestro ser. De hecho, no estamos compuestos únicamente por una estructura física (el cuerpo), sino también por la mente y el espíritu.

El nuestro es el camino de la búsqueda de la armonía de la persona en un sentido global, por lo que es importante considerar al individuo en su aspecto universal.

EL GUSTO: *RASA*

Es muy importante saborear la comida con gusto. Cuando es correcta, la comida no sólo es nutritiva, sino que también está especialmente equilibrada en sus sabores. Éstos influyen en los tres *dosha* y, en consecuencia, en la transformación de los *dhatu* (tejidos). Por lo tanto, mientras comemos, debemos mantener la sensación del gusto. Desafortunadamente, la comida insípida y la comida rápida nos han hecho perder el sentido del gusto, al igual que el «alimento/plástico» lo estropeó. Además, perdemos el sentido del gusto cuando estamos sujetos a la inflamación de la faringe (garganta) y la rinitis: como el resfriado (viral o alérgico). Por esta razón, muchos fumadores que en consecuencia sufren de faringitis crónica tienen un sentido del gusto reducido. En realidad, incluso la simple contaminación ambiental, como agente desencadenante de muchas enfermedades de la garganta y la nariz, puede influir en la sensibilidad del sabor.

Los sabores dulces y amargos son importantes para desarrollar un buen funcionamiento de la mente, de los centros cerebrales, de la memoria, de la inteligencia. El sabor, de hecho, influye directamente en el sistema nervioso: tan pronto como las papilas gustativas de la lengua entran en contacto con la comida, inmediatamente reconocen el sabor y lo transmiten directamente a los centros cerebrales superiores. La estimulación del sistema nervioso central despierta los tejidos que componen nuestro cuerpo. El uso incorrecto de los sabores causa desarmonía en la mente, los sentidos, los órganos, y todo esto a su vez inhibe la armonía de los *dosha* y perturba los tejidos. El uso excesivo de un sabor afecta de manera negativa a la mente, la energía, la digestión y al funcionamiento de los *dosha*, *dhatu* y *mala*.

Alimentos y emociones

La ciencia moderna que estudia la alimentación ha tenido en el pasado una tendencia a dar una especial importancia a la dosificación de la cantidad de alimentos, calibrando el aporte individual de calorías, por cantidad de grasas, carbohidratos (que hay sobre todo en la pasta, en el arroz y también en los azúcares), proteínas (carne, pescado y legumbres), vitaminas y minerales.

En esta «carrera» hacia las peculiaridades fisicoquímicas de los alimentos, no había sido aun tomada en consideración la totalidad de la persona; hasta la fecha, no se analizan con el mismo énfasis las motivaciones psicológicas subyacentes a los posibles desequilibrios nutricionales que llevan al paciente a consultar al médico. Generalmente se investiga poco sobre la razón emocional y afectiva que lleva al sujeto, por ejemplo, a la obesidad o hacia otras disfunciones relacionadas con ingerir incorrectamente los alimentos. A menudo sólo se tienen en cuenta los problemas físicos y orgánicos (e incluso, con mayor frecuencia, no se correlacionan entre sí en una visión orgánica y no sólo sintomática) en la creencia de que es suficiente con la prescripción de una dieta genérica, para equilibrar una situación de descompensación orgánica que afecta a un individuo. Habría que investigar más acerca de las posibles motivaciones emocionales como posibles causas del desequilibrio nutricional y, por lo tanto, fisiológico.

EL AGUA EN LAS COMIDAS

Beber agua fría antes de las comidas lleva al debilitamiento de *agni*, con la consiguiente predisposición a la indigestión. El agua caliente, por el contrario, aportará salud y una mejor digestión, y ayudará a perder peso.

Beber agua, inmediatamente después de comer, provoca un aumento en la producción de *kapa dosha*: si este hábito continúa, se puede llegar al desarrollo, más fácilmente, de la obesidad. La mejor opción para todos sería beber una pequeña cantidad de agua caliente o tibia a la hora de comer.

Es mejor tomarla, en cantidad suficiente, una hora antes y después de las comidas. Este hábito tiene el efecto positivo de equilibrar los tres *dosha*. Especialmente quienes sufren de hiperacidez (*pita dosha*) se benefician al tomar agua de esta manera.

Es una buena regla para las personas con sobrepeso, o de constitución de *kapa*, sobre todo si son obesas, comenzar la comida bebiendo agua caliente. Por el contrario, los individuos de complexión grácil y delgada o de constitución *vata* podrán saciar su sed con agua caliente al final de las comidas: de esta manera se verán favorecidos en el aumento de peso.

Ocho factores para una dieta correcta *(ashta ahara vidhi)*

PRAKRITI (propiedades de la sustancia alimenticia)
KARANA (transformación)
SAMYOGA (combinación)
RASHI (cantidad)
DESHA (lugar)
KALA (tiempo)
UPAYOKTA (el usuario)
UPAYOGASANSTHA (reglas de uso)

6. *KALA* (TIEMPO)

Este factor tiene dos aspectos:

a) *Nityag kala* es el tiempo cronológico: las estaciones y las diferentes edades de la persona (años, meses, etc.).
b) *Aavasthika kala* son la duración de la digestión y la de una enfermedad.

La propiedad de la dieta debe modificarse según la temporada, la edad del sujeto y la etapa de la enfermedad (si persiste). Por ejemplo, en caso de fiebre, una dieta ligera y líquida es útil, así como en la fiebre crónica es eficaz ingerir un alimento más vigorizante y nutritivo como *ghee gruta*, mientras que en las edades tardías se recomienda una dieta ligera y nutritiva.

En invierno, el poder digestivo es fuerte, por lo que se recomiendan alimentos pesados para esta temporada; en verano y con un clima lluvioso, se aconseja ingerir comida ligera. Además, los alimentos deben seleccionarse de acuerdo con la condición del paciente, el *dosha* involucrado y la etapa de la enfermedad. El *ghee gruta*, por ejemplo, está contraindicado en los primeros siete días de fiebre, pero si ésta tiene un curso crónico, entonces, se prescribe para aumentar la fuerza del paciente, y aliviar la sequedad causada por el exceso de calor que produce la alta temperatura.

7. *UPAYOKTA* (EL USUARIO)

Se trata de una regla importante que concierne a la elección correcta de los alimentos, según nuestras características. Cada persona debería elegir los alimentos de acuerdo con la edad, la adaptabilidad individual, la capacidad digestiva, el consumo calórico derivado del trabajo físico (por lo tanto, de la profesión), la constitución, el clima y las estaciones del lugar donde vive.

8. *UPAYOGASANSTHA* (REGLAS DE USO)

- Elegir los alimentos más adecuados y variados.
- Mantenerse alejado de los alimentos dañinos e industriales.
- Tomar alimentos en cantidades adecuadas.
- Elegir un lugar favorable.
- No comer demasiado rápidamente ni demasiado lentamente.
- Tomar alimentos con plena concentración, sin hablar ni gritar.

Las principales señales de una digestión adecuada son: ligereza, sensación de hambre y sed, eliminación normal de los residuos y orina, mente clara, aliento sin olores particulares, entusiasmo y deseo de alimentarse. Si se come en ausencia de estas señales o se experimentan sensaciones opuestas, existe el riesgo de indigestión, distensión abdominal, diarrea, estreñimiento, hiperacidez, etc. Los malos hábitos pueden conducir a diversas enfermedades y, por lo tanto, se debe evitar cualquier error: producen el menoscabo de los *dosha*, *agni*, los tejidos, los desechos y las toxinas; causan pesadez del corazón, de la cabeza, de los sentidos y del cuerpo.

El Ayurveda define estos errores así:

ADHYASHANA: comer antes de que se complete la digestión de la comida anterior.

SAMASHANA: error que podemos cometer al ingerir un alimento preparado con sustancias benéficas y nocivas entre sí. Por ejemplo, alcohol y leche, o miel y agua muy caliente. De esta manera, agravamos los tres *dosha*. Incluso los alimentos integrales y no integrales tomados en conjunto están fuertemente contraindicados.

ANASHANA: no comer, o ayunar, conduce al aumento de *vata dosha* debido a la reducción o el debilitamiento de los tejidos. Esto causa pérdida de fuerza, palidez, disminución en la actividad metabólica, y también reducción en la actividad mental y el rendimiento de los órganos de los sentidos y el intelecto. Todo esto causa la destrucción de la energía de defensa *(ojas)* y el debilitamiento de la fuerza vital.

ASAMASHANA: comer en el momento equivocado, en exceso o en cantidad menor de la normal. A veces, por comodidad, se come antes del horario adecuado o se evita comer a pesar de tener hambre. Ambas cosas causan trastornos digestivos y conducen a la agravación de *vata*. Como regla general, el intervalo entre el desayuno y el almuerzo debe ser de 4-5 horas y entre 5 y 6 horas entre el almuerzo y la cena. Por otro lado, también corremos el riesgo de sufrir indigestión, responsable de producir toxinas. Por lo tanto, es recomendable comer a la hora señalada y en cantidades adecuadas. Se debería cenar antes del anochecer e ir a la cama después de dos o tres horas. Comer tarde en la noche e irse inmediatamente a la cama causa indigestión, tensión abdominal, hiperacidez y trastornos del sueño.

Reglas para una nutrición adecuada (*vidhana vidhi*)

1. *USHNA* (CALIENTE). La comida recién preparada y caliente es sabrosa, favorece la digestión, tiene una acción carminativa y disminuye *kapa dosha*.

2. *SNIDGHA* (UNTUOSO). La comida untuosa (es decir, mezclada con un aderezo aceitoso apropiado) es sabrosa, estimula aun más los zumos gástricos, se digiere rápidamente, es carminativa, nutre el cuerpo, mejora la resistencia y produce claridad en la tez.

3. *MATRA* VATA (CANTIDAD ADECUADA). Los alimentos tomados en cantidades adecuadas no perturban el equilibrio de *dosha*, facilitan la digestión y prolongan la vida útil.

4. *VIRYA AVIRUDDHA* (NO ANTAGONISTAS). Los alimentos no deben tomarse junto con sus antagonistas.

5. *ISHTA DESHA SARVA UPAKARNA* (AMBIENTE CORRECTO). La comida debe consumirse en el lugar correcto y en las circunstancias más favorables, a fin de prevenir algunos trastornos psicológicos y físicos. Por ejemplo, comer en un lugar con un mal olor o una vista perturbada puede causar trastornos mentales.

6. *NA-ATI DRUTAM* (NO DEMASIADO RÁPIDO). No se debe comer demasiado rápido porque no se logra saborear los alimentos y se puede estropear la digestión.

7. *NA-ATI VILIMBATAM* (NO DEMASIADO LENTO). La comida consumida muy lentamente puede no satisfacer y no saciar, además, se enfría. No se debería comer muy rápido ni demasiado despacio.

8. *AJALPANA AHASANAM* (SIN HABLAR NI REÍR). No se debería hablar ni reír mientras se come.

9. *TANMANA* (CONCENTRACIÓN). Hay que alimentarse con plena concentración.

10. *ATMANAMA* (AUTOCONSIDERACIÓN). Durante la nutrición, se debe prestar atención a la persona que está comiendo.

11. *AHAR VRUTTA* (COMER EN EXCESO). La cantidad excesiva de alimentos provoca el agravamiento de los tres *dosha*, pesadez y sentido de obstrucción abdominal, somnolencia, pesadez en los ojos y saturación de los sentidos.

12. *AHAR KSHAYA* (FALTA DE COMIDA). La cantidad insuficiente de alimentos provoca la agravación de *vata*, la disminución de entusiasmo y una tez apagada. Disminuye la duración de la vida, la potencia sexual y la fuerza del cuerpo, la mente, el intelecto y los sentidos.

13. *AHAR SAMANA*. Es el alimento que se consume en un estado de equilibrio: buena calidad, la justa cantidad ingerida de manera apropiada; por lo tanto, la comida produce una sensación de ligereza, facilita tomar la posición sentada o de pie, facilita los movimientos y la respiración. Da fuerza y mejora la tez. Los buenos hábitos alimentarios conducen a una digestión saludable, una buena sensación de apetito, sed correcta, la eliminación adecuada y una buena defecación, sensación de fuerza, claridad de corazón, limpieza de los canales y nutrición de los tejidos. A continuación se darán ulteriores consejos para elegir los alimentos adecuados.

SOBRE LA CALIDAD DE LOS ALIMENTOS

- Evitar el consumo excesivo de alimentos grasos, pesados, grasas, dulces, muy fríos, congelados, fermentados, llenos de conservantes, poco o demasiado cocidos, secos, no frescos, chamuscados, verdes o demasiado maduros. Hay que abstenerse de los alimentos que parecen rancios, que tienen un sabor repulsivo o, peor aun, que están podridos y, en todo caso, que resultan desagradables o que no gustan en absoluto.
- Consumir diariamente algunos alimentos básicos, como por ejemplo arroz, trigo, cereales, leche, verduras frescas, hojas verdes, brotes, miel, frutas, limón o *amlaki*, legumbres, Vaira Prash (suplemento), *ghee gruta* y sal medicinal (usamos la sal gema en lugar de la sal marina).
- Abstenerse de alimentos contaminados con impurezas, demasiado calientes o demasiado salados.

- No poner en la mesa comida recién preparada junto con los restos de la comida anterior.
- Evitar alimentos que pueden causar flatulencia, demasiado o muy poco cocidos, deshidratados (en polvo), de energía muy fría, demasiado secos, o demasiado caldosos.
- Comer frutas por separado, mejor entre las comidas, con exclusión de todas las frutas que contienen proteínas, como plátano, mango, aguacate; las frutas con sabores ácidos y acuosos son incompatibles con todos los alimentos; la fruta cocida, tal como manzana, pera o dátiles..., se puede comer con otros alimentos.
- Los alimentos alcalinos como pan y pasta, pizza, patatas, arroz, cereales, *crackers*, galletas, maíz o avena favorecen la digestión y regulan el fuego gástrico *(agni)*.
- Evitar el consumo diario de los mismos alimentos, en particular: yogur, pescado, alimentos secos, ensaladas, pimientos, berenjenas, judías verdes y brotes.
- Con bebidas calientes no comer mango, queso, pescado, carne, almidones (arroz, pasta, pan) ni yogur.
- Preferir las comidas calientes, pero no hirvientes; la comida caliente no sólo es sabrosa, sino que también tiene la propiedad de estimular el fuego digestivo, favoreciendo, indirectamente, la digestión; el calor de los alimentos no sólo ayuda a *vata dosha* a empujar la comida hacia abajo en el tracto intestinal, sino que, además, ralentiza la digestión al disminuir *vata dosha* y el exceso de *kapa dosha*.
- Quienes sufren de problemas digestivos deben evitar tomar alimentos fríos, secos o sólidos, y preferir los calientes, líquidos y ligeros.
- Lo que se come debe contener los seis sabores: dulce, ácido, salado, picante, astringente y amargo en proporciones apropiadas, favoreciendo aquellos con las cualidades de agua y tierra y sabor dulce.
- Es esencial añadir en dosis adecuadas el condimento oleoso, que no sólo hace la comida sabrosa, favoreciendo la secreción de jugos gástricos, es decir, *pachaka pita*, sino que previene la producción excesiva de *vata dosha*, nutre los siete *dhatu*, aumenta la fuerza, da luminosidad a la piel y beneficia la expulsión de los desechos y los gases intestinales.
- Después de las comidas, beber una infusión caliente de hierbas da satisfacción, ayuda a la digestión y proporciona una sensación de plenitud.

CANTIDAD DE COMIDA

Imaginemos el estómago dividido en cuatro partes. Dos partes están destinadas a alimentos sólidos, una para líquidos y la cuarta debe permanecer vacía para que haya la mezcla correcta de alimentos.

- Evitar comer demasiado. No tocar ningún alimento si no hemos digerido la comida anterior.
- Evitar una dieta en la que se mezclen grandes cantidades de alimentos crudos y cocidos.
- Es correcto tomar primero alimentos líquidos y luego alimentos sólidos.
- Siempre es mejor preparar los alimentos en las cantidades adecuadas, evitando así encontrarse con una cantidad considerable de sobras para conservar.
- Incluso si parece sabroso, no debemos atiborrarnos con comida agradable aunque pesada.
- No dejarse tentar por la comida si no hay hambre: el cuerpo no la necesita.
- Deshacerse del error opuesto: alimentarse muy poco con alimentos ligeros.
- La cantidad de comida adecuada para nuestras necesidades energéticas varía de persona a persona.
- Una dosis ideal de alimentos previene la pesadez abdominal y, generalmente, asegura el funcionamiento eficiente de todos los órganos, especialmente los sensoriales.
- La tensión abdominal tiene un efecto negativo en las cavidades superiores, lo que aumenta la presión del diafragma en el pecho, un lugar donde se encuentran los órganos vitales, como el corazón y los pulmones.
- Evitar caer en cualquier exceso: comida, trabajo (físico y mental), sueño, actividad sexual.

MODALIDAD DE INGESTA DE ALIMENTOS

- Elegir cuidadosamente el lugar adecuado para comer: indudablemente, debe ser un ambiente pacífico. La mesa debe estar limpia, así como los cubiertos y utensilios. El ambiente y la atmósfera en el comedor deben ser alegres, limpios, placenteros y perfumados.

- Revisar cada sentimiento que se tiene durante el día, particularmente durante el tiempo de estar en la mesa: dejar la menor sensación de ansiedad, preocupación e ira lejos de nosotros.
- Asegurarse de que la comida no sea servida por personas que sufren de ira o están bajo la influencia de grandes penas.
- No tomar comidas en el momento equivocado del día: demasiado temprano en la mañana o demasiado tarde en la noche.
- Cuando se ingieren alimentos con diferentes sabores y cualidades, primero tomar los de sabor dulce y que contienen grasas, por ser de calidad más pesada de digerir; luego los de sabor ácido y salado para humidificar y dar una sensación de placer; después los de sabores acres y astringentes para favorecer la digestión; al final, el sabor amargo para percibir la ligereza.
- Se debe masticar durante un tiempo prolongado y tragar de forma consciente y adecuada.
- Si dormimos poco la noche anterior, elegir comida ligera.
- No sucumbir al impulso de comer por una necesidad emocional o para calmar ansiedades y desilusiones.
- Inmediatamente después de tomar las comidas, evitar las caminatas prolongadas, ir a dormir (si se desea acostarse por un tiempo, es mejor hacerlo sobre el lado izquierdo) y realizar discursos o reuniones. Del mismo modo, después de comer no se debería conducir ni tomar el sol, ni exponerse al calor o a actividades físicamente exigentes.
- Evitar tomar un baño o una ducha después de las comidas.
- Dedicarse asiduamente, durante unos minutos al día, a la meditación y a la oración: ¡se ganará claridad en los pensamientos, palabras y acciones, y la digestión se verá estimulada positivamente!
- Cuando uno se siente cansado, después de ejercicios físicos intensos o de la actividad sexual, evitar alimentos que acentúen *vata* (es decir, los que son excesivamente grasos).
- Después de dormir o cuando uno se siente un poco adormecido, abstenerse de los alimentos que agravan *kapa* (grasas y dulces).
- No dejarse atrapar por la gula también significa no caer en la trampa de tomar un tentempié entre una comida y otra.
- Esperar al menos una hora antes de acostarse después de las comidas.
- Prestar atención a las necesidades naturales antes de comer.
- Orar y agradecer por la existencia y por la naturaleza que nos da los frutos de la Tierra.

- Considerar el acto de nutrición como un rito sagrado *(yakgna)* que se ofrece al fuego interno que es el alma (Dios).
- Concentrarse en los alimentos, confiar y evitar la televisión y las discusiones pesadas.
- Apreciar todo tipo de comida con respeto y amor.

LA CALIDAD DE VIDA DEPENDE DE LA DIETA

La calidad de vida de una persona depende principalmente de su dieta, su actividad o ejercicio y el sueño o el descanso. Para vivir, el ser humano necesita espacio, aire, calor, agua y comida. Por lo tanto, la dieta debe observarse de forma global. La comida debe consumirse en la cantidad adecuada, que depende de la capacidad digestiva individual. La comida debe ser digerida sin alterar el funcionamiento fisiológico normal. El volumen de alimentos no debe exceder el espacio comprendido entre las dos manos ahuecadas.

Incompatibilidad de los alimentos *(viruddhashana)*

El concepto de *incompatibilidad* está relacionado con las propiedades de los alimentos: éstas se contraponen a las propiedades de los siete tejidos corporales, es decir, plasma *(rasa)*, sangre *(rakta)*, músculos (mansa), grasa *(meda)*, huesos *(ashti)*, médula ósea y nervios *(majja)*, semen *(shukra)*, lo que produce inestabilidad en el organismo.

Los factores a tener en cuenta con respecto a la *viruddhashana* son los siguientes:

1. *DESHVIRUDDHA.* Es la alimentación antagónica o contraindicada con respecto al lugar en el que vivimos. La alimentación no debe tener las mismas características que la región geográfica de residencia, de lo contrario sólo acentúa sus características energéticas, volviéndose contraindicada. Por esta razón, por ejemplo, una dieta ligera, seca y fría está contraindicada en tierras áridas y secas.

2. *KALA VIRUDDHA.* Es la alimentación antagónica con respecto al tiempo *(kala)* o a la estación en curso. De manera similar a *deshviruddha*, la alimentación no

debería tener las mismas características que la estación vigente, de lo contrario, sólo las acentuaría ulteriormente. Por esta misma razón, durante el invierno, que tiene propiedades frías, áridas y secas, se recomienda una dieta caliente, oleosa y más grasa.

3. *AGNI VIRUDDHA.* Es la dieta contraindicada con respecto a *agni*. Por ejemplo: la comida ligera está contraindicada para una persona con exceso de *agni* (es decir, *teekshagni*), mientras que la comida pesada está contraindicada para una persona con *agni* medio (*mandagni*).

4. *MATRA VIRUDDHA.* Es la dieta antagónica con respecto a las proporciones de los ingredientes que contribuyen a la preparación de los alimentos. Algunos platos preparados con ingredientes en igual cantidad no son congruentes. Por ejemplo, es el caso de todas las preparaciones en las que la miel y el *ghee gruta* aparecen en las mismas dosis. La razón se reconoce por el hecho de que las dietas demasiado pesadas y las demasiado ligeras están contraindicadas: obviamente en relación a lo debido. El camino correcto se encuentra siempre en el medio.

5. *SAMYA VIRUDDHA.* Es la alimentación antagónica con respecto a lo que sería apropiado según nuestras características. Por ejemplo: una dieta con propiedades calientes, penetrantes, grasas (*pita ja*) y no vegetarianas, con la adición de alcohol (de tipo *tamasika*), está contraindicada para quien está habituado a una dieta de sabor dulce, ligero y vegetariano (de tipo *sattvico*). Esta persona se encontraría lidiando con una dieta decididamente desfavorable, que también podría causar trastornos alérgicos o de otra índole.

6. *DOSHA VIRUDDHA.* Como dice la palabra misma, es una dieta antagónica con respecto al propio *dosha*. Es una dieta desequilibrada, porque prevalece el mismo *dosha* dominante en la propia constitución o en los trastornos que afectan a la persona. Por ejemplo: un individuo de constitución *vata*, con el consiguiente aumento de *vata dosha*, no tiene que seguir una dieta de naturaleza seca, ligera y fría, de lo contrario, esto provocaría una mayor agravación de *vata dosha*.

7. *SANSKAR VIRUDDHA.* Es una alimentación inadecuada debido a la forma en que han sido cocidos los alimentos. La forma de cocinar altera las propiedades de los mismos: es el caso del tostado excesivo o de frituras inadecuadas, etc. Éstos son procesos culinarios que producen elementos dañinos como los radicales libres o

las sustancias consideradas cancerígenas. Por ejemplo, la leche cuajada y la miel, tomadas individualmente, no muestran ninguna toxicidad, mientras que si se calientan a altas temperaturas se vuelven dañinas.

8. *VEERYA VIRUDDHA.* Es la alimentación antagónica con respecto a una cualidad específica de una sustancia que, durante la digestión, produce calor o frío en el organismo (*verrya*). Por lo tanto, es necesario tener especial cuidado de no combinar alimentos con cualidades contrarias clamorosas. El ejemplo típico para evitar es la ingestión de pescado con leche. Un alimento que los contiene está compuesto por sustancias antagónicas desde el punto de vista energético. Porque la leche es *sheetverrya* (refrigerante), mientras que el pescado es *ushana-verrya* (abrasador). Por lo tanto, no hay nada peor que comer pescado adornado con salsas u otros condimentos a base de leche.

9. *KOSHTA VIRUDDHA.* Es la alimentación contraria a las capacidades de nuestro tubo gastrointestinal. Si nuestra capacidad digestiva es realmente pobre, no deberíamos comer sustancias como queso, carne roja, etc., que son difíciles de digerir.

10. *AVASTHA - KRAM VIRUDDHA.* Es la dieta inadecuada para nuestra edad y para nuestras condiciones físicas. Por ejemplo, en la tercera edad, dominada por *vata dosha*, una dieta ligera, caliente y seca está contraindicada porque está marcada por las mismas características que el *vata dosha*, con el resultado de provocar su agravación adicional.

11. *PARIHAR VIRUDDHA.* Es una alimentación inadecuada por el orden con el que se ingiere la comida. Por ejemplo: después de tomar *ghee gruta* medicado o aceite *til* (como *sheham karma*) para inducir un proceso lubrificante, hay que beber sólo agua caliente. Si, por el contrario, se bebiese agua fría, podrían surgir perturbaciones obstructivas para los conductos o canales (*srotorodha*), creándose la susceptibilidad hacia diversas enfermedades. El agua fría, en cambio, se debe tomar después de los alimentos pesados a base de trigo.

12. *PAKA VIRUDDHA.* Es una alimentación equivocada que depende de la forma incongruente de cocinar: está contraindicada, por ejemplo, la comida no cocinada o sólo parcialmente cocida.

13. *SAMYOGA VIRUDDHA.* Es una alimentación incorrecta porque la combinación de alimentos no es la adecuada. Por ejemplo: una ensalada de frutas con sabor ácido no se debe consumir, ni mezclar, ni beber con leche endulzada. La mezcla de pescado con leche cuajada y bebidas alcohólicas con leche dulce está contraindicada porque son antagónicas entre sí. Entonces, ¡no hay que ingerir leche caliente y coñac (o whisky) antes de acostarse!

14. *HRUDVIRUDDHA.* Es la dieta antagónica con respecto a nuestro gusto o estado mental. Por lo tanto, no hay que tomar alimentos no gratos, así como tampoco habría que comer en estado de mal humor o de inapetencia.

15. *SAMPA VIRUDDHA.* Es el alimento equivocado por la calidad inadecuada de los ingredientes. Por esta razón, están contraindicados la fruta no madura o demasiado madura, la carne de animales enfermos o sus derivados animales y vegetales.

16. *VIDHI VIRUDDHA.* Es la alimentación antagónica concerniente al modo de sentarse a la mesa. No sólo no hay que tomar alimentos en estado de preocupación o ansiedad, ya que este hecho no solamente tiene un impacto negativo en nuestra digestión, sino que ni siquiera habría que comer con las manos sucias o hacer ruido mientras se mastica, reír ni gritar durante la comida, ni arrojar trozos de comida en la mesa o alrededor de ella. ¡Todos éstos son signos de mala educación y, por lo tanto, deben evitarse!

ALIMENTO	INCOMPATIBILIDAD
VERDURAS COCIDAS	Verduras crudas.
LECHE	Todos los frutos ácidos (limón, naranja, pomelo, fresa, etc.), todos los alimentos de gusto agrio o ácido (tomate, vinagre), pescado, carne, alcohol, vino, verduras de hoja.
CEREALES	Arroz, yuca.
ALUBIAS	Fruta, queso, huevos, pescado, leche, carne, yogur.
HUEVOS	Leche (¡precisamente lo que hay que evitar!), carne, frijoles, yogur, fruta (especialmente plátano, sandía, melón), queso.
PESCADO	Leche, trigo, plátano, pasas, dátiles.
PLÁTANO, AGUACATE	Huevos, pepinos, agua, sandía, patatas, yogur, melón.
TOMATE	Leche.
MELÓN, SANDÍA	Es mejor consumirlos con el estómago vacío; incompatible con cualquier alimento, pero en particular con: productos lácteos, huevos, almidones, cereales, queso, frituras, mango, yogur, pepino.
RÁBANO	Leche, plátano, uvas pasas.
YUCA	Jengibre.
MIEL	Nunca la hierva o caliente a altas temperaturas.

La dieta vegetariana

Aunque el Ayurveda enseña desde la Antigüedad que toda la existencia es un alimento, al mismo tiempo, podemos afirmar que toda la existencia debe asumir la capacidad de adaptarse a las condiciones del tiempo que vive. Los principios antiguos se van y se asumen nuevos sin perturbar la energía del universo.

El uso de sustancias derivadas de animales, especialmente las utilizadas en el proceso de curación (carne, leche, colmillos, venenos...), se conoce desde la Antigüedad, y con el tiempo el vínculo sagrado hombre-animal se ha establecido de manera respetuosa e inteligente.

La relación entre sustancia-alimento y sustancia-medicina siempre se ha entendido como un intercambio de energías, relaciones y dinámicas que dependen del funcionamiento armonioso del hombre y el animal en relación con el universo. En la actualidad se vive una decadencia de esta relación armónica. El equilibrio entre el hombre y otras entidades de la creación ha cambiado radicalmente, las necesidades son cada vez menos fundamentales y las razones cada vez más materiales.

La recomendación actual que permite no empeorar las condiciones generales de este escenario es la de hacerse activos, como mínimo, en la selección de los alimentos, con el fin de cerciorarse de la procedencia y la forma exacta de cría de los animales y, en general, de los alimentos de los que nos nutrimos, y evaluar, en la medida de lo posible, las condiciones de vida de los lugares de origen en términos de salubridad, respeto por el medio ambiente, por los animales y por todos los seres vivos y no vivos.

En términos fisiológicos, hay muchas ventajas en una dieta principalmente vegetariana: una de ellas es su alto consumo de fibras alimentarias; éstas se asimilan en el organismo como residuos no nutritivos y se depositan en las paredes celulares, llevando a cabo numerosas acciones. Estos importantes compuestos vegetales pueden ofrecer una protección significativa contra diversas enfermedades, como las cardiovasculares, el cáncer y la artritis.

Otro factor importante relacionado con la dieta a base de vegetales es que es baja en grasas saturadas y rica en ácidos grasos esenciales, antioxidantes y nutrientes fitoquímicos. Las grasas saturadas, contenidas en altas cantidades en la carne, son extremadamente dañinas para las arterias y los órganos, mientras que los ácidos grasos, antioxidantes y fitoquímicos, presentes sobre todo en las hortalizas, son sustancias de mantenimiento y renovación activa de todos los tejidos del cuerpo.

Algunos efectos benéficos de consumir alimentos ricos en fibra alimentaria:

- Reduce el tiempo de tránsito intestinal, con la consiguiente disminución de la hiperglucemia.
- Los niveles de suero de los lípidos disminuyen.
- Aumenta la seguridad.
- Aumenta la secreción pancreática.
- Favorece la eliminación de los desechos.
- Aumenta la microflora bacteriana intestinal.
- Incrementa la producción de ácidos grasos de cadena corta.
- Aumenta la solubilidad de la bilis.

Algunas ventajas de consumir alimentos ricos en ácidos grasos esenciales y nutrientes antioxidantes y fitoquímicos:

- Favorece la función cognitiva del cerebro y también actúa sobre el comportamiento.
- Favorece el crecimiento, el desarrollo neurológico y la función cognitiva del niño durante el embarazo y la lactancia.
- Actúa sobre el control de la glicemia con un papel importante en el manejo de la diabetes.
- Disminuye el riesgo de desarrollar algunas formas neoplásicas.

Las enfermedades asociadas a un bajo contenido de fibra y a un alto contenido de grasas saturadas en la dieta son:

- Obesidad, gota, diabetes, cálculos renales, cálculos biliares, caries dentales, enfermedades autoinmunes, anemia perniciosa, esclerosis múltiple, tirotoxicosis, trastornos dermatológicos, hipertensión arterial, presión arterial baja, enfermedad cerebrovascular, cardiopatía isquémica, várices, trombosis venosa profunda, embolia pulmonar, estreñimiento del colon, diverticulitis, hemorroides, cáncer de colon, síndrome del intestino irritable, colitis ulcerosa, enfermedad de Crohn.

Alimentos para los *tridosha*

(Alimentos adecuados según la constitución del individuo)

TIPO *VATA*

(Los alimentos para vata *deben poseer necesariamente las cualidades del elemento tierra)*

Un individuo con predominancia de *vata dosha* debe tomar regularmente, a lo largo del día, alimentos calientes, bien cocidos, particularmente nutritivos, que aporten calor, hidratantes, calmantes y reconstituyentes de sabor dulce, ácido y salado. Por otro lado, los sabores amargo, astringente y picante no son recomendables. Este último sabor se puede utilizar, sin embargo, con las mismas funciones que una especia, no tanto como un alimento. El sabor ácido y picante de un alimento será beneficioso para estimular el apetito y favorecer una buena digestión, a menos que sea una persona hipersensible. El tipo *vata* está sujeto a varias alteraciones digestivas. Estas alteraciones a menudo lo conducen a una digestión incorrecta de todos esos alimentos nutritivos aunque un poco pesados que, sin embargo, son adecuados para su tipología. Es necesario tener cuidado de que el poder del fuego digestivo sea adecuado para el tipo de alimento, de lo contrario, de una digestión incompleta puede resultar una producción de toxinas de las que pueden surgir problemas adicionales. Ésta es la razón por la cual el tipo *vata* no debería beber agua fría ni ingerir alimentos helados. Todas las bebidas estimulantes, como el café (caracterizado por el sabor amargo) también están contraindicadas; se permite medio vaso de un buen vino tinto por comida.

El tipo *vata*, por naturaleza, se caracteriza por un temperamento irregular. En consecuencia, por un lado, puede olvidarse de comer y, por otro, no tener ganas de cocinar en absoluto. Cuando se enfrenta con las sartenes, ¡existe el riesgo de que lo haga quemar todo! Si está disfrutando de un plato suculento, puede llegar a darse un atracón.

El tipo *vata* es fácilmente víctima de las alergias a los alimentos. Por lo tanto, debe ser también cauto en la ingestión de alimentos que normalmente se consideran adecuados. Este problema ocurre particularmente con las patatas, los tomates, las berenjenas, la pimienta y las guindillas. De hecho, su marcada hipersensibilidad anula a menudo la ya de por sí débil capacidad digestiva de su *dosha*. Por lo tanto, en lugar de plantear restricciones alimentarias innecesarias y dolorosas, el sujeto *vata* debe aplicarse en una dieta adecuada, eventualmente coadyuvada por una terapia reequilibrante, con remedios apropiados a base de hierbas.

CEREALES: Como son al mismo tiempo nutritivos y pesados, todos los cereales están indicados para compensar, moderadamente, la constitución *vata*. Cuando surgen intolerancias digestivas con los demás alimentos, estas personas a menudo encuentran la principal fuente de nutrición en los cereales. Una dieta prolongada a base de trigo puede aliviar muchas enfermedades causadas por desequilibrios *vata*. Los cereales que tienen una capacidad deshidratante en exceso, en tanto que diuréticos pueden, sin embargo, agravar *vata*. No obstante, incluso estos alimentos demuestran ser valiosos en algunos trastornos *vata* relacionados con la producción de toxinas (*ama*), como por ejemplo la cebada, para tratar la artritis. Dado que el pan contiene levadura, que a su vez induce la producción de gases, este alimento tiende a agravar *vata*.

VERDURAS: El tipo *vata* no puede basar su alimentación en una dieta predominantemente vegetariana, porque sería demasiado ligera para su constitución. Sin embargo, puede tolerar la mayoría de las verduras, si están bien cocidas, con el resultado de un leve efecto beneficioso. Las verduras que lo favorecen deben estar cocidas con aceite y pocas especias, mejor con cereales y aderezadas con aceite de oliva, sésamo o *ghee gruta*, o con queso o sal. Las verduras crudas y las ensaladas (siempre en temporada) se deben tomar con moderación, ya que tienen un ligero efecto adverso para este *dosha*.

El mejor condimento para todos los alimentos es el aceite de oliva virgen extra prensado en frío (que mantiene las vitaminas liposolubles). La col favorece la formación de gases intestinales, mientras que las setas, siendo diuréticas, deshidratan el organismo: el resultado es que ambas tienden a agravar a *vata*. Las cebollas crudas causan la formación de gases intestinales mientras que, si están cocidas, se encuentran entre los mejores alimentos para el *dosha vata*.

FRUTAS: Debido a que tienen propiedades agradables que armonizan, purifican e hidratan suavemente, casi toda la fruta es adecuada para el tipo *vata*: debe consumirse con moderación, siempre según la temporada y separada de los demás alimentos. La única contraindicación está representada por la fruta seca, que tiene la peculiar característica de inducir la formación de gases intestinales (*apana vata*), por lo que debe evitarse. También se debe recordar que la fruta tiene un poder demasiado débil para contrarrestar un exceso de *vata*. La fruta contiene una alta prevalencia del elemento éter, por lo que si se convierte en uno de los alimentos fundamentales de la dieta *vata*, puede incrementar su delgadez corporal, su escasez de concentración, su débil poder volitivo y otras características que determinan los excesos de este *dosha*. Por estas razones, los tipos *vata* no deberían tomar sólo fruta, ¡ni siquiera en los lugares más exóticos!

PRODUCTOS DE ORIGEN ANIMAL: La carne y el pescado combaten el exceso de *vata* y son muy importantes para reequilibrar este *dosha*. Las proteínas cárnicas contribuyen en gran medida al crecimiento del organismo: los tipos *vata* tienen muy buenas razones para incluirlos en su dieta. Incluso pueden llegar a afirmar que ningún otro alimento es tan beneficioso para ellos, especialmente si crecieron con este hábito. Sería mejor elegir pollo y pescado. Los huevos también tienen una acción muy efectiva para contrarrestar a *vata*. Rara vez es necesario usar carne de res, que, por otro lado, además de ser tamásica (*véase* más adelante), tiene muchos otros efectos secundarios. Entre éstos, la digestión difícil, la inducción de toxinas y el embotamiento mental. Asimismo, cuando se trata de individuos de temperamento *vata*, se habla de personas particularmente sensibles, por lo que también hay que considerar la posibilidad de que puedan contaminarse con las energías negativas ligadas a la muerte del animal, de lo que deriva, ulteriormente, la posibilidad de trastornos psíquicos. No hay que pensar que para armonizar los trastornos de *vata*, incluso cuando son particularmente relevantes, necesariamente hay que recurrir a la ingestión de carne; existen remedios a base de hierbas que son muy efectivos.

PRODUCTOS LÁCTEOS: A excepción de los helados y quesos curados, los demás productos lácteos son muy indicados para el tipo *vata*.

ACEITE: Como posee las cualidades opuestas de humidificación (ya que es hidratante) y aumento de calor, el aceite es particularmente adecuado para armonizar a *vata*. Excepto en muy pocos casos (representados por aceite de girasol, maíz, soja y margarina), todos los demás aceites son convenientes para *vata*. Sin embargo, dado que el aceite es pesado para digerir, es mejor aplicarlo externamente: puede ser absorbido mucho más fácilmente por vía cutánea, a través de la piel, realizando un automasaje o *abyangam*.

NUECES Y SEMILLAS: Prácticamente todas las semillas y nueces son beneficiosas para el tipo *vata*, sobre todo cuando se toman crudas o ligeramente tostadas. Tienen propiedades calientes, pesadas y humidificantes: representan un alimento precioso para el sistema nervioso, reproductivo y respiratorio. Sin embargo, debido a su pesadez digestiva, el sujeto *vata* no puede abusar de estos alimentos. Estos últimos tostados –el caso de los cacahuetes– son aun más propensos a causar dificultades digestivas.

DULCES Y EDULCORANTES: La tipología *vata*, para garantizar la eficiencia de los órganos y fluidos corporales (la glicemia hemática, es decir, el nivel de azúcar en la sangre), requiere, en comparación con *pita* y *kapa*, una mayor ingesta de azúcares. Atención: sólo hay que emplear, sin embargo, azúcares naturales, porque los refinados mediante procesos industriales (el blanco refinado, para entenderse mejor) causan la disminución de la energía vital de nuestro organismo. Dado que los tipos *vata* están sujetos a la formación de gases intestinales, deben proceder con precaución en su consumo y en su combinación con los demás elementos y, por lo tanto, no deben abusar de ella en la dieta. La preparación ayurvédica Vaira Prash (de la producción Joytinat®) es particularmente recomendada.

CONDIMENTOS Y ESPECIAS: La tipología *vata* definitivamente necesita especias para estimular el apetito, la digestión y expulsar los gases, especialmente durante la temporada de frío. Las especias son sobre todo útiles para permitir que estas personas puedan digerir, correctamente, incluso los alimentos más pesados y más dulces. Sin embargo, aquellos que son muy picantes, como la pimienta o la mostaza, pueden ser excesivamente deshidratantes y acentuar las situaciones ya comprometidas debido a un exceso de *vata*. También será correcto garantizar a las personas *vata*, a fin de mejorar su digestión, un aumento moderado en el consumo de sal: la más indicada es la sal gema. Sin embargo, se debe tener cuidado de no excederse en su consumo porque la sal tiene la capacidad de agravar los tres *dosha*.

BEBIDAS: Es necesario garantizarle a la tipología *vata* un adecuado suministro de agua diario. El agua en sí misma podría ser insuficiente. Son aconsejables las bebidas a base de productos lácteos, té o infusiones con especias o hierbas tonificantes, eventualmente enriquecidas con un poco de leche y un edulcorante natural. Los zumos de frutas de gusto ácido y dulce también son adecuados (por ejemplo, uva, granada, limón o pomelo), con agua. Se recomienda Brahmi Rasa (de producción Joytinat®), ambrosía, zumo de uva. Se permite el alcohol, pero sólo en cantidades limitadas: vino tinto (medio vaso con las comidas) o las hierbas ayurvédicas fermentadas llamadas Arista y Aswa (también producidas por Joytinat®). Las bebidas calientes están bien, el té Shanthi es particularmente recomendado.

Asimismo, es necesario consumir, a través de la dieta diaria, el sabor ácido. vitamina C (ácido ascórbico), por ejemplo contenido en *amalaki*, así como la preparación de Vaira Prash, y el consumo de frutas cítricas como limones, pomelos, naranjas. También es importante satisfacer la necesidad de un buen suministro de sales minerales: sobre todo azufre, zinc y calcio. La preparación sal gema de Joytinat® se recomienda en estos casos.

RESUMEN DE ALGUNOS CONSEJOS DIETÉTICOS PARA EL TIPO *VATA*

ALIMENTOS	RECOMENDADOS	CONSUMIR CON MODERACIÓN
CEREALES	Arroz, trigo, avena, sémola, cebada	Maíz, mijo, avena seca, centeno
VERDURAS	Todo tipo de verduras cocidas: nabos, zanahorias, cebollas, patatas, berenjenas, guisantes, judías verdes, calabacines, calabazas, coliflor, brócoli, espárragos	Verduras de hoja verde, lechuga, achicoria, radicchio, espinacas, champiñones, pimientos, pepinos, brotes
FRUTA	Todas las frutas con sabor dulce: naranjas, albaricoques, aguacates, plátanos, peras, manzanas cocidas, cerezas, higos frescos, pomelos, uvas, limones, mangos, melones, melocotones, piñas, fresas, ciruelas, dátiles	Manzanas crudas, melones, todos los frutos secos, granadas, sandías
ALIMENTOS DE ORIGEN ANIMAL	Carne de pollo, pavo, huevos, pescado fresco y salado, atún	Carne de cerdo, vacuno, ovino, conejo, crustáceos y mariscos
LEGUMBRES	Tofu, soja verde, lentejas amarillas	Todas las demás
LÁCTEOS	*Ghee gruta*, leche, yogur, *muor* (una mezcla de yogur sin grasa), crema, mantequilla	Quesos añejos, helados
ACEITE	Todos los tipos, en particular: aceite de sésamo, oliva, mostaza, cacahuetes, almendras	Aceite de girasol, de maíz, soja, margarina
NUECES Y SEMILLAS	Todas, pero en pequeñas cantidades	En particular: coco, semillas de girasol, calabaza
DULCES	Todos los tipos, en particular: stevia, miel, fructosa, jarabe de arce, azúcar en bruto	Azúcar blanco
CONDIMENTOS Y ESPECIAS	Todos moderadamente y en particular: sal gema, cúrcuma, menta, pimienta negra, mostaza, jengibre, clavo de olor, ajo, cilantro, comino, canela, cardamomo	Vinagre, pimiento picante
AROMAS	Todos los tipos en cantidades moderadas.	
PREPARADOS AYURVÉDICOS (JOYTINAT®)	*Basti tailam*, *Ghee Gruta*, sal de *masala*, Sukkunir, té Shanti, Vaira Prash, *Rasam*, *masala*, té de hierbas Niragada, Brahmi Rasa	Vinagre aromático Brahmi

TIPO *PITA*

(La comida para pita *necesariamente debe poseer las cualidades del elemento agua)*

Los tipos de *pita* tienen una relación metabólica más alta, un buen apetito, y a menudo tienen sed y sudan mucho. Los factores más comunes que agravan a *pita dosha* son la indulgencia excesiva hacia el consumo de alimentos picantes y el uso excesivo de sal. Una persona con una constitución *pita* debe evitar todos los alimentos que aumentan la energía caliente, mientras que sería preferible que tomara alimentos con energía fría. El tipo de *pita* se beneficia de los alimentos frescos, líquidos, dulces, amargos y astringentes. Por lo tanto, una buena dieta para el verano debería ser refrescante, con poco volumen, pero con mucha agua pura (a evitar las bebidas industriales). El verano es la temporada dominada por *pita dosha*, por lo que es mejor seguir una dieta apaciguante: hecha de *ghee gruta* con leche, *muor* con limón, zumo de limón, *amlaki* o granada endulzada.

Debe preferir verduras como espárragos, pepino, lechuga, brotes, guisantes, patatas. Fruta dulce como manzana, uva, mango, ciruela, melón y coco. También están indicados los alimentos crudos, jugos y zumos de frutas. Optar por los cereales descascarados, arroz blanco, cebada, avena, trigo, etc. Además, los alimentos, especialmente en verano, deben contener pocos aceites, sales y especias. Para mantener la frescura durante esta temporada, generalmente se deben evitar: encurtidos, yogur, nata agria, alimentos fritos, alcohol, queso, ajo, carnes rojas, pescado, guindillas. Por lo tanto, se debe optar por alimentos que no sean demasiado calientes ni demasiado picantes ni demasiado ricos en aceite. Abstenerse de los alimentos fritos o demasiado cocidos y, para no sobrecargar el hígado, de una dieta que sea demasiado rica, especialmente de grasas. El agua sería mejor beberla sólo fresca. Para reducir el exceso de calor, se recomienda tomar dos cucharaditas de *ghee gruta* disuelto en un vaso de leche tibia, que actúa también como un laxante suave, lo que permite que el exceso de *pita* se elimine del sistema digestivo. Para un temperamento *pita*, sería mejor acercarse a la comida con una actitud de paz, serenidad, calma interior, moderación y gratitud. Por consiguiente, la dieta tendrá que equilibrarse tanto para fortalecer el organismo como para moderar la actitud. Al elegir los alimentos, el tipo de *pita* debería aumentar su propio sentido crítico, evitando, además comer cuando está enojado o se siente particularmente irritable. No se recomienda cenar tarde en la noche y sería mejor evitar tomar café y alcohol; alternativamente disfrutar de una buena taza de té.

CEREALES: Dado que fortalecen y armonizan el organismo sin sobrecargarlo, la mayoría de los cereales son de gran beneficio para *pita* (incluso aquellos que tienen efectos estimulantes sobre *dosha*, pero sólo moderadamente). *Pita* debería evitarlos en situaciones en las que *dosha* está en exceso, y no debe convertirlos en el ingrediente principal de su dieta. También sería recomendable tomar la mayoría de los cereales por medio del pan o, por ejemplo, por medio de la pasta.

VERDURAS: *Pita,* definitivamente, puede comer casi todas las verduras, mejor si son crudas. En invierno, o cuando se siente débil, para la constitución de *pita* es mejor tomar verduras cocidas, también cocidas al vapor o con *ghee gruta*, pero nunca fritas. Atención a los tomates, pero también a los pimientos, berenjenas, patatas, cardos y espinacas: su contenido de ácido puede agravar a *pita*.

FRUTA: Salvo en situaciones delicadas, como por ejemplo en enfermedades del estómago (gastritis, úlceras gastricoduodenales, esofagitis, etc.) y del sistema urinario, la mayoría de las frutas ejercen efectos beneficiosos significativos sobre *pita*, ya que son refrescantes, calmantes y armonizantes, y sacian la sed. Para el tipo *pita*, si es de temporada, también está indicada la fruta ácida, así como los plátanos.

PRODUCTOS DE ORIGEN ANIMAL: La ingestión de carne, especialmente la roja, obtiene en *pita* el efecto de aumentar la calidad de su constitución, incrementando así la agresividad y el inicio de la ira. Por otro lado, aunque generalmente puede prescindir de la carne, en la medida en que le podrían bastar las proteínas de los productos lácteos y de las legumbres, el tipo de *pita* se siente atraído por la carne, ya que cree que comerla le puede proporcionar más fuerza y potencia. Sin embargo, éste es un deseo engañoso, que a menudo puede llevarlo por mal camino y, por lo tanto, no se le recomienda su consumo.

LEGUMBRES: Gracias a su potente fuego digestivo, *pita* generalmente puede digerir las legumbres, incluso cuando su cocción requiere la adición de especias. Si bien la mayoría de las legumbres son ligeramente favorables para *pita*, debería evitar su preparación con condimentos pesados, particularmente de origen animal, como la panceta o la manteca de cerdo, que definitivamente no se le recomiendan.

PRODUCTOS LÁCTEOS: La leche y los productos lácteos frescos, no curados y sin sal son especialmente indicados para *pita*. La leche, en particular, tiene propiedades armonizantes tanto en el cuerpo como en la mente. Sin embargo, se debe tener mucha precaución con los productos lácteos ácidos (el yogur es un ejemplo), ya que los componentes enzimáticos les proporcionan propiedades de calentamiento. Una agradable sorpresa: ¡el tipo *pita* logra digerir los helados mejor que cualquier otro *dosha*!

ACEITE: El aceite, a causa de su energía caliente, resulta particularmente contraindicado para *pita*. Las grasas de origen animal y las derivadas de frutos secos y semillas no son recomendables para este tipo, ya que se caracterizan por una energía muy caliente. En su lugar, son preferibles el *ghee gruta* y la mantequilla porque tienen cualidades refrescantes.

NUECES Y SEMILLAS: En general, no están indicadas en cuanto grasas y, por lo tanto, por caracterizarse por una energía caliente, con el efecto de aumentar *pita*. Sin embargo, si son frescas, poseen una menor capacidad para aumentar *pita*, si se comparan con la carne y el pescado. En consecuencia, cuando necesita de alimentos muy nutritivos, puede recurrir a su consumo.

DULCES: Son especialmente adecuados para el tipo *pita*, que, por lo general, no tiene problemas para metabolizar los azúcares y con frecuencia necesita tomar algo dulce para calmar y armonizar sus emociones. La miel está indicada, pero sólo si es fresca: más allá de los seis meses, asume características más calientes, que inducen el aumento de *pita*.

CONDIMENTOS Y ESPECIAS: La comida picante es una de las principales causas del exceso de *pita*: las especias no son beneficiosas para él. Sin embargo, no todas están contraindicadas para *pita*: puede consumir las que posean una energía neutral o refrescante (*véase* tabla de página 149), asociándolas, en particular, con comidas pesadas.

El sujeto *pita* debe moderar el uso de sal, mejor aun, evitarlo: sin embargo, es bueno usarlo en climas cálidos, ya que el cloruro de sodio tiene un papel fundamental en el mantenimiento del equilibrio de los fluidos biológicos y las células del organismo.

BEBIDAS: *Pita* no debe perder un suministro adecuado de agua: agua fresca, infusiones de hierbas como el té Shanti, leche, zumos refrescantes de fruta como la granada, el arándano azul; es mejor evitar el café, la cerveza, el vino y el alcohol en general.

Un *pita* también debe garantizarse un suministro adecuado tanto de vitaminas B y K (particularmente importantes para la coagulación sanguínea), como de hierro y de calcio. Dado que el tipo de *pita* es capaz de digerir bien los vegetales crudos, es de estos alimentos, en particular, de donde podrá absorber la mayoría de sus necesidades de vitaminas y sales minerales.

Resumen de algunos consejos dietéticos para el tipo *pita*

ALIMENTOS	RECOMENDADOS	CONSUMIR CON MODERACIÓN
CEREALES	Cebada, avena hervida, arroz blanco, trigo, mijo	Alforfón, maíz, avena seca, arroz integral, centeno
VERDURAS	Verduras con un sabor dulce, astringente y amargo: lechuga, patatas, pepinos, calabacín, perejil, brócoli, coles, coliflor, espárragos, coles de Bruselas, repollo, zanahorias (cocidas), judías verdes, calabazas, cardos, alcachofas, nabos, rábanos, apio	Verduras de sabor picante: berenjenas, remolachas, pimientos, guindillas, cebollas crudas y cocidas, ajos, zanahorias (crudas), espinacas, tomates, algas
FRUTA	Frutas con sabor dulce: manzana, aguacate, higo, uva, mango, melón, pera, fresa, naranja dulce, ciruela	Frutas con sabor agrio: limón, pomelo, albaricoque, melocotón, plátano, cereza, frambuesa, piña, papaya, kiwi
ALIMENTOS DE ORIGEN ANIMAL	Pollo, pavo, huevo (sólo, clara de huevo), pescado ligero y pequeño	Carne de res, cerdo, cabra y conejo; todos los demás tipos de peces, especialmente moluscos y crustáceos; yema de huevo
LEGUMBRES	Soja verde, guisantes, tofu, frijoles, lentejas rojas	Garbanzos
LÁCTEOS	*Ghee gruta*, leche, crema, mozzarella, *muor* (una bebida hecha de yogur sin grasa), mantequilla	Quesos salados, kéfir, helados, yogur, cremas ácidas
ACEITE	Aceite de coco, girasol, soja	Aceite de almendra, oliva, maíz, sésamo, cacahuetes, margarina
NUECES Y SEMILLAS	Girasol, coco	Todos los demás tipos
DULCES	Miel fresca, azúcar cruda	Miel de más de seis meses, azúcar refinada
CONDIMENTOS Y ESPECIAS	Cilantro, cardamomo, comino, cúrcuma, hinojo, canela	Albahaca, nuez moscada, sal de roca, jengibre, clavo, mostaza
AROMAS	Aromas refrescantes (menta, albahaca...)	Aromas calentadores
PREPARADOXS AYURVEDICOS (JOYTINAT®)	*Ghee gruta*, *Shanti Vati*, *Pita Tailam*, sal gema, té Shanti, Vaira Prash	*Masala*, té de hierbas Niragada, Sukkunir, vino ayurvédico

TIPO *KAPA*

(La comida para kapa *necesariamente debe poseer las cualidades del elemento fuego)*

Las personas de constitución *kapa* necesitarían una dieta con efectos estimulantes, purificantes y que reduzcan el exceso de líquidos. Tienen un cuerpo blando y graso, suave, denso, con temperatura fría. Por su naturaleza, *kapa* es un *dosha* lento, incluso en la digestión, y presenta desequilibrios causados por el consumo excesivo de postres y alimentos ricos en calorías; por lo tanto, los tipos de *kapa* deben favorecer la ingesta de alimentos que aumentan la ligereza y los picantes, que estimulan una mejor digestión y el calentamiento del cuerpo. Comer alimentos amargos y astringentes ayuda a disminuir el apetito.

Una de las mejores maneras de equilibrar *kapa* consiste en agregar sabores picantes a su dieta, como las especias. Los alimentos calientes y picantes son excelentes en invierno, las frutas, las verduras crudas y las ensaladas son realmente buenas porque sus fibras tonifican el tracto gastrointestinal. Los alimentos fritos agravan a *kapa*. Además, se deben preferir alimentos con un sabor picante, amargo, astringente o ácido. No debe beber agua fría o helada. Los tipos de *kapa* deben moderarse (comer poco y no frecuentemente), preferir tomar alimentos durante el día de las diez a las dieciocho horas y consumir la comida más sustanciosa al mediodía. No deben prolongarse durante un largo tiempo ni en la comida ni en la preparación de una comida, ni siquiera en dormir después de comer; a menudo podían prescindir del desayuno, del mismo modo que le sería beneficioso omitir una comida o ayunar. Deben tener cuidado de no considerar la comida como un consuelo afectivo, para no desarrollar así un apego a ella. Tienen que canalizar sus energías en la preparación de platos para otros, y luego ofrecerles alimentos en lugar de consumirlos.

Quienes poseen una constitución de tipo *kapa* deben comprometerse con determinación y desapego para lograr estos objetivos.

FRUTA: La fruta aumenta la presencia de fluidos corporales y puede inducir el aumento de mucosidad en el cuerpo; por esta razón, no se recomienda mucho en los tipos de *kapa*, especialmente si se combina con otros alimentos. Hay que recordar, sin embargo, que la fruta se caracteriza por una energía ligera que no aumenta significativamente *kapa*. Para ayudar a reducir la grasa y disolver la mucosidad, es útil tomar fruta de gusto ácido, como limones y pomelos: hay que evitar endulzarlos con azúcar, aunque está permitido hacerlo con miel. El efecto más negativo de la fruta dulce en el cuerpo es que inhibe el fuego digestivo: por eso no se aconseja mucho a la constitución de *kapa*.

VERDURAS: La mayoría de las verduras, a causa de su energía ligera y de sus propiedades diuréticas (zanahorias y apio), pueden ser ligeramente favorables para *kapa*, puesto que tienden a reducir la masa de agua del cuerpo. Con excepción de la temporada de calor, donde se puede comer crudo, en otros períodos del año es necesario cocer al vapor, agregar especias (que contrastan con su naturaleza fría) y servirlas tibias, sazonadas con muy poco aceite.

CEREALES: Es evidente que los cereales no son aptos para el *kapa* predominante, dado que tienen una gran cantidad de energía y, por lo tanto, aumentan la masa corporal. Sólo aquellos que se caracterizan por propiedades diuréticas y expectorantes, así como los que son integrales y cocidos al vapor, son recomendables. Debe tener cuidado con el pan: tiende a estimular la formación de mucosidad y tiene propiedades «pegajosas», con el resultado de aumentar *kapa*.

LEGUMBRES: Prácticamente todas están indicadas, ya que tienden a absorber agua y aumentar el elemento aire. Al elegir entre las fuentes de proteínas, a pesar de tener una capacidad débil para aumentar *kapa*, es mejor elegir tofu en lugar de productos lácteos, carne o nueces.

NUECES Y SEMILLAS: Están contraindicadas, porque tienen propiedades pesadas, tienden a aumentar la congestión y estimulan la secreción de la mucosidad: condiciones inherentes de *kapa*. Sin embargo, ni siquiera en este caso es bueno abstenerse por completo.

ACEITE: Los aceites tienen la misma naturaleza humectante y pesada de *kapa*, con el consiguiente efecto de aumentarlo: se recomienda hacer un uso extremadamente moderado, eliminando por completo las grasas animales, que son incluso más pesadas. Es preferible, definitivamente, enfocarse en aceites ligeros como el aceite de mostaza.

PRODUCTOS LÁCTEOS: A excepción de la leche de cabra y sus derivados, los productos lácteos son desaconsejables ya que estimulan la producción de mucosidad y aumentan la congestión en el organismo. La leche puede llegar a ser incluso más pesada que la carne para digerir y puede causar alergias a los alimentos. Se puede reemplazar con la bebida de soja (de diferente naturaleza en comparación con la leche de vaca).

PRODUCTOS DE ORIGEN ANIMAL: No son aconsejables, ya que tienden a agravar el *kapa* con el tiempo. Por otro lado, un tipo de *kapa*, en realidad, no sufre de la falta de carne en su dieta. Si realmente siente la necesidad, sería lícito elegir pollo y aves de corral en general, cocinados con especias, pero sin grasa, abandonando todas las otras carnes, en particular las grasas.

DULCES Y EDULCORANTES: Exceptuando la miel, que es expectorante y, a la larga, resulta deshidratante, todos los postres están contraindicados porque aumentan enormemente a *kapa*, desencadenando los trastornos y las enfermedades típicos de este *dosha*.

ESPECIAS: Todas son de gran beneficio para este *dosha*, ya que se caracterizan por una energía caliente y seca que contrarresta de manera eficaz al *kapa dosha* dominado por el elemento agua. Las especias tienen el efecto positivo de estimular el metabolismo, al prevenir el almacenamiento de grasa y el exceso de agua en los tejidos.

Obviamente, se debe evitar la ingesta de sal, a excepción de una ingesta moderada en la temporada de calor para compensar la sudoración.

BEBIDAS: Un tipo *kapa* no necesita beber mucha agua, sólo la cantidad indispensable, absteniéndose por completo de beber agua fría y bebidas congeladas. Debería degustar buenas tazas de té (también café), infusiones adecuadas para el sabor astringente, en particular el jengibre y la canela, endulzando con miel si es necesario, pero sin añadir leche ni azúcar. (Se recomienda té Shanti).

VITAMINAS Y SALES MINERALES: En comparación con los demás *dosha*, *kapa* es el que tiene menos vitaminas y sales minerales, mientras que necesita más especias y agentes enzimáticos (recomendados: Vaira Prash y sal con *masala*). Los alimentos como el trigo, el arroz, la soja verde, la cebada, los espárragos, la granada, las uvas, el jengibre, la leche, el *ghee gruta* y la miel se consideran saludables y son mejores para nutrirse.

La carne y el pescado, los preparados alimentarios industriales, procesados y refinados son perjudiciales; es mejor evitar o reducir al máximo el azúcar refinado, la sal marina refinada, el café, los plátanos, los tomates y las lentejas negras.

RESUMEN DE ALGUNOS CONSEJOS DIETÉTICOS PARA EL TIPO *KAPA*

ALIMENTOS	RECOMENDADOS	CONSUMIR CON MODERACIÓN
CEREALES	Cebada, maíz, mijo, avena seca, centeno (cereales viejos de al menos seis meses)	Arroz, trigo y avena hervida
VERDURAS	Verduras crudas; patatas, coliflor, perejil, espinacas, brócoli, zanahorias, alcachofas, achicoria, cebollas, lechugas, puerros, rúcula, rábanos	Todo tipo de verduras hervidas, jugosas y de sabor dulce. Pepinos, berenjenas, nabos, tomates, calabacines, batatas
FRUTA	Manzanas, albaricoques, bayas, granadas, arándanos, frutos secos	Frutas de sabor agridulce: aguacates, plátanos, higos, pomelos, uvas frescas, piñas, cerezas, melones, naranjas, ciruelas, mangos, fresas, frambuesas
ALIMENTOS DE ORIGEN ANIMAL	Pollo, pavo, conejo, peces pequeños con muchas espinas	Carne de res, cordero, cerdo, pescado graso, pulpo, atún, moluscos, salmón, etc.
LEGUMBRES	Tofu, frijoles, soja verde	Lentejas, habas, cacahuetes, guisantes
LÁCTEOS	Leche de cabra y quesos ligeros	*Ghee gruta* y todos los otros tipos de *ghee*
ACEITE	Maíz, mostaza, aceite de girasol	Todos los demás tipos
NUECES Y SEMILLAS	Girasol y calabaza	Todos los demás tipos
DULCES	Miel, stevia	Todos los demás tipos
CONDIMENTOS Y ESPECIAS	Especias picantes y sal de *masala*	Todos los demás tipos
AROMAS	Sukkunir, *rasam*, *masala*, té de hierbas Niragada	*Ghee gruta*, té Shanti, Vaira Prash
PREPARADOS AYURVÉDICOS (JOYTINAT®)	*Ghee gruta*, *Shanti Vati*, *Pita Tailam*, sal gema, té Shanti, Vaira Prash	*Masala*, té de hierbas Niragada, Sukkunir, vino ayurvédico

Los *triguna* y la comida

Los *triguna* son las fuerzas que dirigen la vida, que influyen en el cuerpo, la mente y el ego. *Triguna* son: *sattva*, *rajas* y *tamas*, que se refieren a los tres tipos de naturaleza presentes en la existencia y en el proceso de la misma. *Sattva* expresa la calidad más pura, *rajas* expresa la calidad dinámica y *tamas* expresa inercia. El flujo del universo, el mundo, un individuo, cada cosa, todo están sujetos a estos tres factores. Se consideran tres modelos de proceso, cada existencia se mueve de acuerdo con el impulso de los *triguna*. El flujo del *prakruti* y los períodos en los que se divide el tiempo se pueden clasificar según el principio *triguna*. El funcionamiento de nuestro ego también se evalúa de acuerdo con los *triguna*. *Rajas*, al unirse con *tamas,* crea el mundo material u ordinario, así como también el cuerpo en un individuo; mientras que *rajas* cuando se une con *sattva* produce el mundo espiritual o sutil, como los sentidos y la mente en un individuo.

COMIDA SÁTVICA

Incluso la comida se puede clasificar según los *triguna*. Los alimentos sátvicos son aquellos que poseen las cualidades más elevadas, nutren el cuerpo, la mente y el alma; calman y purifican la mente, ayudando a aumentar la sensación de hallarse en un estado de alegría y salud.

Gracias a ellos, se conserva el poder de autocuración del cuerpo y es posible alcanzar un estado de perfecta salud. La comida sátvica aumenta la sensación de ligereza y bienestar, lo que nos lleva a una vida pacífica y armoniosa. Estos alimentos son ricos en energía vital y estimulan el desarrollo de una mente abierta, dirigida al despertar interior y compasiva con todos los seres. El gusto principal que subyace a *sattva* es amargo, y luego dulce, ya que transmite conciencia y compasión.

La comida sátvica se prepara fresca y es agradable: incluye principalmente agua pura, miel y leche pura de origen biológico (considerando que la leche producida en el mercado en este momento no puede ser muy sátvica, así como tampoco lo son los alimentos que provienen de cultivos en los que se emplean pesticidas y fertilizantes químicos, ni los alimentos industriales conservados en lata o ultracongelados).

La comida sátvica es principalmente de origen vegetal, y está representada por verduras y fruta fresca, cereales, semillas, nueces, legumbres, aceite prensado en frío.

La comida sátvica de origen animal está representada por leche, yogur fresco preparado en casa, *ghee gruta* (mantequilla clarificada medicada) y miel. Todos los alimentos derivados de la muerte de otros seres, como la carne, el pescado y otras especies vivientes quedan estrictamente excluidos.

La preparación de un alimento sátvico debe ser bien cuidada, precisamente porque está dirigida a mantener la salud del cuerpo y la mente. Debe cocinarse correctamente, sin correr el riesgo de alterar sus propiedades. Los alimentos de *sattva guna* deben equilibrarse de acuerdo con las necesidades individuales; deben ser asumidos de forma regular, con calma y alegría. Son especialmente adecuados para adultos mayores de cincuenta años. La comida de *sattva guna* produce ligereza, calma, esplendor e inspira conciencia, armonía, pureza, desapego, receptividad, sabiduría, impulso, claridad y gracia.

Sattva guna es una cualidad que le permite al individuo elevarse a nivel espiritual. Facilita obtener armonía, paz y alegría. Es sátvico comer ofreciendo comida a un hombre pobre, a un invitado desconocido o a un ave. Es sátvico alimentarse con la familia de uno: parientes, vecinos, amigos o acompañando mentalmente al propio dios, a los santos, a los sabios, a los maestros y a los antepasados.

A continuación, se enumeran algunos alimentos sátvicos:

- Todos los cereales, como cebada, espelta, trigo, mijo, avena, centeno y arroz.
- Soja verde, lentejas rojas y amarillas, todas las legumbres preparadas de manera ligera.
- Algunas semillas oleaginosas como el sésamo, los anacardos, los cacahuetes, el lino.
- Todas las frutas, hortalizas, raíces y tubérculos, hierbas aromáticas que se comen limitadamente.
- Agua, leche, *ghee gruta* y miel son los mejores alimentos sátvicos, incluso aquellos tomados de manera limitada.

COMIDA RAJÁSICA

La comida rajásica nutre el cuerpo, pero como también estimula la actividad, induce la inquietud de la mente. Por lo tanto, interrumpe el equilibrio mental y, generalmente, el practicante de yoga la debe evitar. Comer demasiado rápido o con una mente ofuscada también se considera rajásico. La comida rajásica la deben evitar quienes tienen como objetivo la vida espiritual y la conquista de la paz mental; por el contrario, las personas que llevan un estilo de vida activo se beneficiarán de ella.

Su sabor predominante es picante, especiado, salado y agrio: estimula el cuerpo e induce a la mente a la acción, aumenta *vata* y *pita*, es digerible y caliente.

Si la comida es de origen vegetal está representada por verduras como ajo, cebolla, achicoria picante, legumbres y guindillas, trigo, semillas, nueces, vinagre, nata agria, encurtidos, frutas, alcohol, café, té y cualquier alimento energético, como azúcares refinados, chocolate y dulces. Incluso las bebidas industriales con gusto excesivamente picante, agrio, amargo y salado y los alimentos más elaborados son de naturaleza rajásica. Si es de origen animal, está representado por carne, pescado, huevos, leche, yogur, queso, *ghee gruta* y miel. A propósito de la preparación, lo rajásico es un alimento cocinado a temperaturas elevadas, frito, asado o salteado, que resulta al final demasiado especiado, picante, estimulante y de energía rápida.

Estimula el deseo de moverse (pero también causa inquietud), aumenta el vigor, la pasión, la emoción (a menudo asociado con la irritabilidad y el insomnio), la fuerza, la velocidad, el espíritu de lucha, el coraje, la inteligencia y la creatividad.

La persona que se caracteriza por *rajas guna* es a menudo susceptible de estar agitada, agresiva, turbulenta, hiperactiva, sufrir de emociones perturbadoras, hipertensión arterial, hemorragias y trastornos resultantes de la presencia de toxinas en la sangre. Se trata de un alimento que se considera adecuado para adultos de hasta cincuenta años, pero que debe consumirse siempre con moderación.

Rajas guna provoca en el individuo las siguientes cualidades positivas: amor, devoción, creatividad y energía (comer moderadamente); mientras que su abuso o exceso crea las siguientes cualidades negativas: pasión, deseo, egoísmo y agresividad.

- Comer con un estado de enojo, tensión, rigidez, celos, agresividad, odio y agitación le confiere al carácter una cualidad rajásica.
- Comer en exceso, demasiado caliente o frío, ácido, picante, salado, amargo y calórico, aromatizado, graso, oleoso, integral puede afectar negativa-

mente, aumentando la calidad rajásica; mientras que el uso correcto puede influir positivamente en esta cualidad.

- Los alimentos que crean energía caliente y catabólica, como guindilla, ajo, cebolla, mostaza, semillas oleaginosas y alimentos integrales, se consideran rajásicos, pero tomar pocos o en la medida correcta, de acuerdo con el propio estilo de vida, actúa como una calidad sátvica.
- Los alimentos no vegetarianos como pescado, mariscos, crustáceos, almejas, pollo, carne de caballo y ciervo contienen energía caliente, por lo que se consideran rajásicos.
- La berenjena, el pimiento, el tomate, las judías verdes y el exceso de verduras producen calor y, por lo tanto, se consideran rajásicos.

COMIDA TAMÁSICA

Los alimentos tamásicos son aquellos carentes de vitalidad y que causan en el organismo una pérdida de energía vital; el cuerpo olvida su capacidad de autocuración y el sistema inmunitario se debilita. En la esfera mental causan una sensación de inercia, cierre, pesadez, sentimientos negativos, aburrimiento, miedo, pero también ira, depresión y confusión. Los alimentos tamásicos son: carne, alcohol, ajo, cebolla, vinagre, repollo, así como los alimentos rancios o demasiado maduros. El consumo excesivo de alimentos también se considera tamásico. La comida *tamas guna* es oscuridad e inercia, debilita la mente y el cuerpo, predispone a la aparición de enfermedades. Se considera de baja calidad, y, por lo tanto, debe evitarse. Aumenta *kapa dosha* e induce la formación de toxinas.

Su gusto principal es ácido. Se considera *tamas* la comida pesada, fría, frita, las sobras (del día anterior), recalentada, manipulada con tintes y conservantes, deteriorada, caducada, fermentada, grasa, ácida, mal conservada, rancia, congelada, calentada en el microondas.

Si es de origen animal, está representada por carne (de cerdo, en particular) y crustáceos, leche en polvo, condensada y pasteurizada, queso y alimentos industriales. Si es de origen vegetal, está representada por: berenjenas, alubias, pimientos, tomates, champiñones y margarina; además, se consideran que son tamásicas las hortalizas no frescas, frutas en mal estado, trigo, semillas, nueces y legumbres mal conservadas. Las bebidas alcohólicas y el vinagre también son tamásicos.

La preparación de los alimentos, si se realiza incorrectamente, es tamásica, si la cocción es excesiva o insuficiente, si la comida está demasiado fría y mal almacenada. Comer demasiado a menudo, de manera perezosa, irregular, abundante y sin control hace que un alimento rajásico o sátvico se vuelva tamásico.

La mayoría de los alimentos que consumimos en la sociedad moderna son tamásicos.

Tamas guna provoca en el individuo las siguientes entidades: lentitud, pesadez, inercia, apego, frustración, autoritarismo, turbación, oscuridad, suciedad, sufrimiento y pereza.

- Se considera tamásico comer alimentos difíciles de digerir, demasiado cocidos o a medio cocinar; alimentos incompatibles entre sí, no cocinados y no bien tratados; contaminados con insectos o almacenados en ambientes sucios o en contacto con productos químicos; alimentos artificiales con la adición excesiva de sal o demasiado endulzados; alterados por sustancias tales como espesantes, aditivos y colorantes.
- Asimismo, comer en exceso, de prisa, comer con gula, a menudo fuera de horas o tarde (en la noche después de las diez), comer a oscuras, a solas, llorando y con tristeza crean una cualidad tamásica. También la edad, el clima, el lugar, la estación y los hábitos influyen en la calidad tamásica.
- Se considera tamásico, además, cuando la comida no se digiere debido a un error en la combinación de alimentos o de cocción, o cuando la comida está influenciada por la constitución individual o por un desorden personal.
- Tamásico, se considera también tomar demasiada leche, yogur, queso, cereales y alimentos crudos, como frutas y verduras, y frutas como aguacate, mango, durián (una fruta tropical).
- Los alimentos no vegetarianos como la carne, el pescado y los huevos se consideran rajásicos y tamásicos.

CAPÍTULO 5

LA DIGESTIÓN FISIOLÓGICA (*AHAR PACHANA*)

DIGESTIÓN BURDA (*STHULA PACHANA*)

DIGESTIÓN FINA (*SOOKSHMA PACHANA*)

La digestión fisiólogica
(ahar pachana)

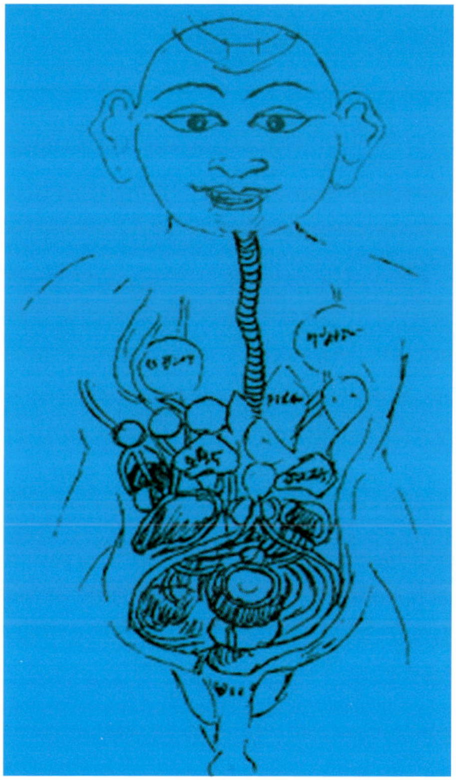

La mayoría de los trastornos físicos y psíquicos surgen de una digestión, asimilación y eliminación inadecuadas de las sustancias que ingerimos.

Para que se produzca una adecuada digestión y asimilación, los órganos digestivos deben estar sanos. Los alimentos que comemos deben prepararse, consumirse, digerirse, asimilarse y, finalmente, eliminarse de una forma apropiada. El resultado de una buena digestión también depende de cómo consumimos los alimentos, de la cantidad correcta y de una buena combinación de alimentos entre sí.

El proceso de transformación en el Ayurveda se llama *agni* (fuego digestivo o enzimático). Es bueno saber que hay varios tipos de *agni*, y que cada uno de ellos desempeña un papel muy importante en nuestro cuerpo. Un exceso o deficiencia de *agni* ocasiona, en consecuencia, malestares o enfermedades.

AGNI: Fuego digestivo. El término *agni* en sánscrito significa «fuego» y se usa para describir las fuerzas que rompen y transforman las sustancias que consumimos. *Agni*, con su poder, tiene la tarea de propiciar la digestión y la asimilación de sustancias alimenticias; esta tarea se lleva a cabo por las enzimas.

LAS ENZIMAS

El Ayurveda describe 13 tipos de enzimas principalmente:

- *JATHARA AGNI*, que actúa en el estómago y el tracto intestinal. Este grupo de enzimas (saliva, ácido clorhídrico, bilis, jugo pancreático, etc.) se encarga de la trituración de los alimentos recién ingeridos desde el exterior, de modo que sean asimilables para los procesos de digestión posteriores.
- Cinco *BHUTA AGNI*, localizados principalmente en el hígado, transforman la comida triturada dividiéndola en los cinco elementos básicos de los que está compuesta, lo que la hace asimilable a los mismos elementos presentes en el organismo.
- Siete *DHATU AGNI* o siete grupos de enzimas; cada *dhatu* (tejido) tiene su propio *agni* particular para poder asimilar los nutrientes de acuerdo con sus propias necesidades.

LAS SEDES DE LA DIGESTIÓN

Una vez ingerido, el alimento pasa a través del esófago y continúa su camino hacia las sedes de los tres *dosha*, donde tienen lugar las siguientes tres fases digestivas:

PRIMERA FASE en el estómago, donde domina *kapa*.

SEGUNDA FASE en el intestino, donde domina *pita*.

TERCERA FASE en el colon, donde domina *vata*.

El canal digestivo en el Ayurveda se llama *annavaha srota*, mientras que la digestión, la asimilación y la eliminación de los alimentos se llama *annapachana*.

EL PROCESO DIGESTIVO

El proceso digestivo según la visión ayurvédica se puede resumir de la siguiente manera:

- DIGESTIÓN BURDA *(sthula pachana)*: comienza en la boca y sigue en el estómago y luego en el intestino, hasta que la comida se transforma en nutrientes fluidos, denominados *ahar* rasa en el Ayurveda.
- DIGESTIÓN SUTIL *(sookshma pachana)*: se produce en el hígado y en los tejidos con *dhatu agni*.

La digestión burda (*sthula pachana*)

La primera fase de la digestión comienza en la boca por medio de la trituración de los alimentos y luego continúa por la garganta y el esófago hasta el estómago. Tres acciones importantes tienen lugar en el estómago: movimiento, ablandamiento y mezcla de alimentos para facilitar y equilibrar la digestión. Finalmente, el fuego digestivo transforma los alimentos en fluido. Durante la primera hora después de la ingestión de los alimentos, en el estómago, el líquido adquiere un sabor dulce que representa *kapa* y se llama *poshak kapa*. En la segunda hora, la digestión tiene lugar en el intestino delgado y es el momento dominante de *pita dosha*. El alimento fluido entra al intestino delgado, la digestión continúa y el líquido adquiere un sabor ácido que representa a *pita dosha* y se llama *poshak pita*. Aquí *samanavayu* (la energía pránica que opera en el abdomen) separa la parte útil de las sustancias de la parte no útil. *Rasasar* (el resultado de este proceso) se absorberá a través de las vellosidades intestinales, mientras que los desechos se dirigirán hacia el colon. *Samanavayu* es responsable de la separación y la absorción, mientras que *kapa* es responsable de la formación de los desechos. Después de la completa digestión, el fluido de nutrientes *(ahar rasa)* viene ulteriormente digerido con el fuego de los cinco elementos del hígado *(bhuta agni)* y asume las propiedades de los cinco elementos con el fin de alimentar a los siete tejidos *(dathu)*.

En el colon, el sabor del fluido se vuelve picante, representa *vata dosha* y se llama *poshaka vata*. Después de la separación llevada a cabo por *samanavayu* en el intestino, *vyanavayu* (la energía pránica que opera en el intestino) distingue el resto del fluido entre las heces, la orina y las sustancias que todavía pueden ser utilizadas por el cuerpo; tras de la separación de los desechos, la parte útil se absorbe a través de la capilarización del colon.

Con la acción de *apanavayu* (la energía pránica que funciona en el colon) las heces, ahora, se mueven hacia el recto mientras que la orina va hacia la vejiga.

En el proceso de digestión la comida es digerida por *pachaka pita* con la ayuda de *kledaka kapa*, absorbida por *samanavata* y puesta en circulación por todo el organismo desde *vyana vata*, mientras que los desechos se elimina por *apana vata*.

La parte útil de la nutrición es absorbida por los tejidos a través de *rasavahini* y la parte no útil se elimina en forma de desecho a través del recto gracias a la acción de *apanavayu*.

Durante la digestión, la comida produce los tres *dosha* en tres sedes diferentes: en el estómago *poshya dosha kapa*, el intestino *poshya dosha pita* y en el colon *poshya dosha vata*. Estos *poshya dosha* son fundamentales para todos los *dosha* del cuerpo.

La primera fase de la digestión está dominada por el sabor dulce que estimula las secreciones de *kapa*, como la saliva, la mucosidad, etc. Sin embargo, no sólo se obtiene el efecto de aumentar *kapa*, sino también la reducción de *vata* y *pita*. Por lo tanto, inmediatamente después de comer, es bueno descansar, sin caer en el sueño. La segunda fase de la digestión tiene lugar en el estómago y en el intestino delgado, donde el producto de la primera digestión se calienta. Esta fase está dominada por el sabor ácido, que estimula la secreción de *pita*, como los jugos gástricos del estómago y la bilis en el duodeno, lo que resulta en aumento de *pita* y *kapa*, reduciendo *vata*. Contrariamente a lo que se cree, la mayor parte de la digestión no ocurre en el estómago: esta tarea se deja para el tracto intestinal sucesivo. El páncreas y el hígado tienen un papel esencial en esta fase del proceso digestivo. Los jugos pancreáticos, ricos en enzimas con funciones diferentes, se caracterizan por una fuerte alcalinidad que reequilibra ligeramente la acidez gástrica: las enzimas digestivas del duodeno, gracias a la contribución decisiva de los jugos biliares del hígado, pueden así realizar su acción catabólica sobre las grasas, los almidones y las proteínas. El intestino grueso, el colon, es el protagonista de la tercera fase digestiva. Aquí el producto final se priva al máximo de su parte líquida y de los electrólitos (las sales minerales como el sodio y el potasio), porque el agua y las sales minerales son fundamentales para nuestro organismo. Esta fase está dominada por el gusto picante, que estimula la producción de *vata* bajo forma de gas, para iniciar el proceso necesario de recuperación del agua retenida en los residuos del proceso digestivo. En esta última fase, por lo tanto, hay un aumento en *vata* y una reducción de *kapa*.

Las digestión fina (*sookshma pachana*)

El ser humano no puede producir el nutrimento para sus propias necesidades como lo hacen las plantas a través de la fotosíntesis. Por lo tanto, debe tomar elementos vegetales o no vegetales a partir de los cuales producir sustancias útiles para su existencia. Cada alimento está compuesto por moléculas más grandes que a su vez están formadas, a su vez, por átomos diminutos de los cinco elementos básicos, llamados *pancha mahabhuta*.

La desintegración de los alimentos, primero en moléculas más grandes y luego en átomos diminutos, es actividad catabólica. Mientras que la nueva síntesis, es decir, el proceso de construcción que va desde los átomos de las siete categorías de tejidos y los tres *tridosha*, se llama actividad anabólica. El metabolismo incluye tanto la actividad catabólica como la anabólica. En resumen, la *sookshma pachana*, la microdigestión, es similar al metabolismo.

DHATU POSAKA

Los *dhatu posaka* son los siete tejidos *alimentarios* del fluido nutritivo producido por el proceso digestivo burdo *(ahar rasa)*. Por lo tanto, la producción adecuada de *ahar rasa* es importante para el correcto funcionamiento de los tejidos que sostienen el cuerpo.

La microdigestión ocurre (en una fase posterior a la digestión burda) en el hígado y en los siete tejidos: es aquí donde se lleva a cabo nuevamente la transformación *ahar rasa* para los tejidos específicos conocidos como *sharrirbhava*.

La microdigestión tiene lugar en el hígado a través de *bhuta agni*, que transforma la energía básica de los cinco elementos en los siete tejidos a través de los *dhatu agni* según la exigencia de cada tejido.

Para estas actividades catabólicas y anabólicas se requieren diferentes tipos de *agni*. Ya los hemos citado en el párrafo anterior: *agni* es el principio de energía activa de *pita dosha* y controla varios procesos bioquímicos. El elemento *vayu* de *vata dosha* ayuda a transportar las partículas de la actividad catabólica, mientras que *kapa dosha* ayuda a unir y a sintetizar de nuevo los átomos, es decir, realiza la actividad anabólica. Las sedes de estas actividades catabólicas y anabólicas son variadas y se extienden a lo largo del cuerpo. El concepto moderno de *enzima* es muy similar al concepto de *agni*. En Ayurveda, los lugares en donde se llevan a cabo las diversas actividades metabólicas se llaman *srota*, es decir, canales y sistemas. Éstos se clasifican de acuerdo a su función específica: son, por ejemplo, el sistema linfático, arterial, venoso, los canales intestinales, el tracto genitourinario... El fluido nutriente *(rasa dhatus)*, el producto final de la gran digestión *(ahar rasa)* y los fluidos líquidos como el plasma/suero representan más del 70 % del organismo humano. El *rasa dhatus* formado de esta manera se divide en tres partes denominadas *sthula-bhaga*, es decir, grandes partes, que permanecen como *rasa* (todos los líquidos del cuerpo); *sookshma: bhaga*, que son partes atómicas que se convierten en *ratka* (sangre) y *mala bhaga*, es decir, los residuos que se eliminan. De la microdigestión se forman los tejidos llamados *dhatu*, y también los tejidos secundarios llamados *upa dhatu*, así como los residuos o *dhatu mala*. Los tejidos secundarios son, por ejemplo, la leche materna, el fluido menstrual, los dientes, los ligamentos, las uñas, el vello corporal y el cabello. Los desechos de los tejidos se expulsan a través de los cinco órganos de los sentidos bajo forma de secreciones de la nariz, los ojos, las orejas y la boca (ácido).

LOS SIETE *DHATU* SON

RASA (tejido líquido)
RAKTA (tejido sanguíneo)
MAMSA (tejido muscular)
MEDA (tejido adiposo)
ASHTI (tejido óseo)
MAJJA (tejido nervioso)
SHUKRA (tejido reproductivo)

Ojas es la energía vital, responsable de nuestra energía de defensa.

La lista de los *dhatu* mencionados corresponde también al orden de la síntesis con la que el tejido de grado inferior se construye a partir de los átomos de sus partes más finas (llamados *sarabhag*) con respecto al tejido sucesivo de orden superior. Por ejemplo: rasa crea *rakta*, *rakta* crea *mamsa*, y así sucesivamente. Pero, cuando la necesidad lo requiere, se puede generar la acción inversa: *rakta dhatu* debe reequilibrar la falta de *rasa dhatu*, y *mamsa dhatu* debe suplir, a su vez, a *rakta dhatu*, y así sucesivamente. Se puede inferir que el tejido de orden superior puede nutrir los tejidos de orden inferior: y así, los *ojas* pueden nutrir los siete tejidos en caso necesario. Estas reversibilidades e intercambiabilidad son la peculiaridad de la microdigestión, gracias al principio básico de que cada célula del cuerpo está compuesta por los átomos de los cinco elementos. La intercambiabilidad en el metabolismo de los carbohidratos, las proteínas y las grasas es archiconocida en la ciencia médica moderna. El Ayurveda llama a este proceso *paraspara-dhatu-sneka*, es decir, cooperación mutua de los tejidos.

CAPÍTULO 6

EL AYURVEDA Y LA ALIMENTACIÓN EN LA INFANCIA

CONSTITUCIÓN FÍSICA (*PRAKRUTI*) DE LOS NIÑOS

DINACHARYA EN LA INFANCIA

EDUCACIÓN ALIMENTARIA DURANTE LA GESTACIÓN, LA LACTANCIA Y EL DESTETE

ALIMENTACIÓN DE LOS NIÑOS

INDICACIONES ALIMENTARIAS

El Ayurveda y la alimentación en la infancia

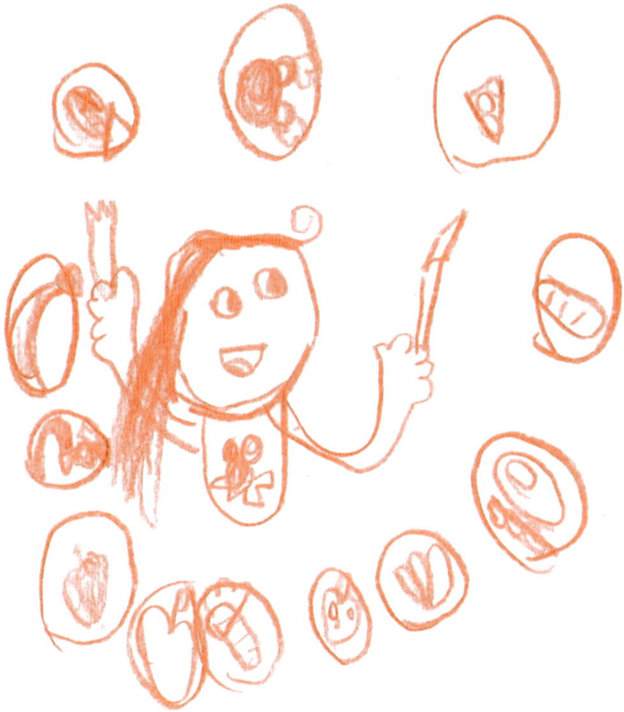

El Ayurveda presta mucha atención a las fases de evolución del niño, desde la concepción hasta todos los momentos de desarrollo y crecimiento. El conocimiento detallado de los procedimientos y métodos de *bala chikitsa* han sido extensamente desarrollado por el maestro Kasiapa.

Bala chikitsa es una verdadera ciencia pediátrica y describe en detalle los diversos trastornos relacionados con la salud de los niños, como enfermedades gastrointestinales, problemas de dentición, raquitismo, etc., además de proporcionar información alimentaria y de comportamiento para el crecimiento y el desarrollo de los niños.

En el texto *Thaimai: Maternidad ayurvédica* de Swami Joythimayananda, se han tratado exclusivamente estos temas, pero en este contexto se considerarán los aspectos estrictamente relacionados con la alimentación.

Constitución física *(prakruti)* de los niños

Desde los primeros momentos de la vida, nuestros hijos hablan sobre cómo están hechos. Su forma de expresarse, descubrir y relacionarse con su madre, su padre y las personas que los rodean nos dice qué tipo de persona son; todas estas interacciones nos hacen comprender muchos rasgos de su personalidad.

Al observar su complexión, aunque esté apenas esbozada, se puede evaluar la conformación de la estructura física: pesada, ligera, delgada... Recién nacidos se pueden observar las características que más saltan a la vista; un niño con una constitución *vata* se presentará con el cuerpo contraído, con una tendencia a encerrarse en sí mismo; el de *pita* presentará una coloración sonrosada discontinua y una tendencia a cierta inquietud; un *kapa* recién nacido será turgente y lleno y con tendencia al sueño. Es fundamental prestar atención al comportamiento observable del bebé empezando por las pequeñas acciones: ¿cómo y cuánto come, come con entusiasmo, rapidez o discontinuidad, con desinterés?; si le gusta el contacto con el agua para el baño o si duerme plácidamente en la cuna...

El sueño es otro aspecto privilegiado para observar a los niños desde la primera infancia. ¿Cuánto duerme?, ¿algunas horas, muchas, durante la noche, de día?, ¿qué faja horaria prefieren?, el tipo de sueño ¿es ligero o pesado?, ¿discontinuo?; ¿de qué manera tiene lugar la búsqueda de las madres?, ¿por qué motivos?, no sólo para las funciones fisiológicas (hambre, necesidades corporales...).

Por lo tanto, al observar todas estas dinámicas, uno puede trazar la constitución física del propio hijo, lo que, de hecho, se llama *prakruti* en el Ayurveda. Esto es esencial desde el principio para adecuar el estilo de vida apropiado del niño, a fin de prevenir los desequilibrios y las enfermedades con remedios o una nutrición apropiada, y sobre todo para llevar a cabo con mayor seguridad y tranquilidad todas las acciones de apoyo al crecimiento psicofísico del niño y, así, facilitar un desarrollo armonioso.

Antes de delinear individualmente los tres *dosha* con características que responden a las tipologías constitucionales, es útil enunciar un principio fundamental concerniente a la influencia del *tridosha (vata, pita, kapa)* sobre las diferentes fases de la vida. *Vata* actúa en la fase de envejecimiento, aumentando los fenómenos (incluidos los mentales) como la rigidez articular, la frialdad, la fragilidad de los huesos (o emocional); *pita* caracteriza la edad media cuando el cuerpo está en plena actividad y todas las funciones metabólicas se hallan en la cúspide; *kapa* caracteriza el crecimiento con el aumento de la masa corporal y lleva a cabo la acción de protección y consolidación del organismo. Por lo tanto, es precisamente en la infancia cuando *kapa dosha* desempeña un papel muy importante, ya que es el movimiento el que impulsa los mecanismos fisiológicos del propio desarrollo del niño. Esta influencia predominará hasta los doce o trece años, y se extenderá a los dieciséis (dependiendo del sexo, primero para las mujeres y después para los hombres) cuando *pita dosha* tomará el control; entonces, se desarrollará la fase en la que el individuo pasará de la transformación de la energía para el crecimiento personal al uso de la energía y sus propias facultades para relacionarse con el mundo externo y enfrentarlo.

CONSTITUCIÓN *VATA*

Al igual que los adultos, los niños *vata* se caracterizan por una energía muy dinámica y casi exuberante. Sin embargo, a diferencia de los adultos *vata*, en los que se agota fácilmente y en realidad es escasa, los niños *vata* pueden recurrir continuamente a una fuente de energía casi inagotable. En verdad, el origen de su fortaleza radica en la capacidad regenerativa constante y regular de su sueño, incluso si es corto.

Estos niños son físicamente delgados, pero no frágiles; son longilíneos y tienen extremidades alargadas. La piel es clara y seca.

Tienen un apetito discontinuo: los niños *vata* pueden alternar entre períodos de apetito moderado y de poco entusiasmo por la comida, pero si están bien dirigidos, pueden apreciar los alimentos y reconocer su valor. Conocer esta dinámica puede ayudar a los padres a no sentir ansiedad al querer imponer una dieta determinada a su hijo: recuerde que la mejor manera de evitar aversiones en contra de algo (en este caso, evitar problemas de alimentación) es facilitar y proponer constantemente, y no imponer.

Incluso la manera de tomar la comida es desorganizada y dispersiva: ¡a menudo los niños *vata* no recuerdan tener hambre! El papel del padre es organizar sus comidas de una manera regular, serena y relajada, pero éstas no deben ser prolongadas (hay que tener en cuenta, y esto se aplica a todas las constituciones físicas, que la duración de una comida debe ser de media hora, con el fin de poner en marcha una digestión correcta), así como involucrarlos en la preparación de las comidas para estimular una relación positiva con el consumo de los alimentos.

Debido a su necesidad fisiológica, un niño con una constitución *vata* debe tomar alimentos calientes y grasos (atención: no grasosos, pero sí condimentados adecuadamente), como, por ejemplo, el arroz blanco cocido con garbanzos y enriquecido con *ghee gruta*.

El niño *vata* tiene un carácter bastante voluble, puede ser sociable y, por lo tanto, tener facilidad para hacer amigos. Su modo de ser es adaptable y se muestra abierto a cambios, incluso a los repentinos. Exterioriza espontáneamente sus emociones y tiene una marcada sensibilidad. Posee una modesta capacidad de concentración, puesto que su intelecto también está en constante movimiento; por lo tanto, es difícil para un niño *vata* memorizar las cosas, ya que a menudo no presta la debida atención a lo que está haciendo, pensando ya en lo que hará pronto. Es curioso: su interés por el mundo y las muchas cosas que lo rodean, lo hacen dispersar mucha energía y, a menudo, no logra concretizar las ideas y los proyectos que establece. Por lo tanto, sería apropiado utilizar esta curiosidad innata para facilitar la concentración en conceptos o temas bien definidos y para facilitar y mejorar la memorización, centrando su interés en algo específico.

El niño *vata* enferma con menos frecuencia que otros niños y, si sucede, tiene una capacidad de recuperación inmediata. En el origen de sus desequilibrios, a menudo se puede ocultar su incapacidad para manejar las energías de una manera moderada, continua y constante. Desde temprana edad, su actitud es la de no saberse evaluar a este respecto: esto es normal en todos los niños; incluso los adultos luchan por hacerlo, especialmente en un contexto que facilita y lleva al extremo un estilo de vida lleno de «cosas por hacer»; en este caso, la tarea del padre es ayudar al niño en el camino de la autoevaluación sin sobrecargarlo de actividad; antes bien, debería proponerle actividades que estimulen su lado contemplativo y reflexivo, como un dibujo, actividades de construcción y elaboración de pequeños artefactos, trabajos manuales y concretos.

En términos generales, un niño *vata* puede experimentar trastornos respiratorios, como tos seca o hinchazón abdominal; en ambos casos, sería mejor estimular el reposo y administrar pequeñas dosis de cúrcuma en la leche o en los alimentos. Efectuar un masaje semanal con aceite de *kulandai tailam* es una excelente acción preventiva y equilibradora desde un punto de vista psicofísico. Realizar movimientos lentos pero decididos puede ayudar a estabilizar la naturaleza exuberante de *vata*, calmar la mente y pacificar el espíritu. Masajear la cabeza con el aceite refrescante antes mencionado es muy beneficioso.

CONSTITUCIÓN *PITA*

El niño *pita* es de complexión mediana, con una tez brillante, dotado de una inteligencia ferviente y aguda. Su humor es sanguíneo y muy menudo irritable; no es fácil entender lo que necesita, por lo que, con frecuencia, puede ser que se encuentre insatisfecho y necesitado de atención. Tiene una energía equilibrada y una vitalidad que puede calibrar en diferentes situaciones. No exterioriza fácilmente sus emociones, le interesa descifrar las de los demás. Posee un fuerte sentido crítico que puede conducir al egoísmo; un padre cuidadoso puede acompañar a su hijo en el camino hacia el altruismo.

Este niño tiene una buena capacidad de concentración que logra abstraerlo del contexto en el que se encuentra y lo ayuda a centrarse en lo que está haciendo, sin necesidad de apoyo o atención de terceros. Por eso puede preferir una actividad autónoma antes que jugar con otros niños. Su apetito es vigoroso y su capacidad digestiva excelente. La comida para el niño *pita* incrementa su deseo de conocer el mundo que lo rodea haciéndolo propio, por lo tanto, su actitud hacia los alimentos es de gran atención, con la exigencia de descubrir siempre cosas nuevas.

Su necesidad fisiológica es la búsqueda de alimentos refrescantes y no demasiado grasosos, como frutas o arroz cocido con soja verde. El niño *pita* enferma moderadamente. Su desequilibrio actúa directamente en el plano energético y neurológico: períodos de estrés o nerviosismo, incluso diario, le pueden provocar afecciones debidas a una mala absorción de los nutrientes presentes en los alimentos, y en consecuencia, colitis.

Las conjuntivitis, otitis, laringitis y faringitis, así como todas las enfermedades de la piel (dermatitis) son los otros trastornos que pueden afectar a un niño *pita*, precisamente porque presenta una fragilidad específica en todos los órganos de los sentidos, en particular en la vista.

Una óptima acción preventiva y de control asiduo de las funciones de los órganos de los sentidos se puede lograr mediante una limpieza de los ojos, la nariz y la boca cada mañana, con aceites específicos (*véase* el capítulo 2). Es necesario prestar atención a los oídos, aunque sin intervenir directamente porque son muy sensibles. Incluso el masaje corporal semanal puede ser útil para mantener un equilibrio psicofísico. Es una buena práctica usar aceite refrescante *(kulandai tailam)*, insistiendo particularmente sobre el rostro y la cabeza.

CONSTITUCIÓN *KAPA*

Un niño de constitución *kapa* tiene una apariencia lozana y pacífica. Su complexión presenta un aspecto fuerte y resistente, con una musculatura desarrollada. La tendencia es a acumular grasa, por lo que necesita una atención especial en cuanto a los hábitos alimentarios. De modo particular, es necesario tener bajo control la ingestión de pasta y dulces, de los que es particularmente goloso. Su relación con la comida es de tipo emocional, es un niño que puede desahogar su sentido de ineptitud o sus frustraciones mediante el consumo descontrolado de alimentos, que posee el poder de calmarlo. Su tendencia también puede ser comer desordenadamente en diferentes momentos del día, por lo que es conveniente introducir normas para regular esas necesidades, que se transforman en buenos hábitos desde temprano. Por lo tanto, es bueno no satisfacer sus solicitudes, que a menudo son demasiado grandes, sino acostumbrarlo a autorregularse. Su energía es fuerte, estable, constante, pero no se activa de inmediato, toma más tiempo para actuar; cuando está activado es duradero. Al niño *kapa* no le gustan los cambios porque lo desestabilizan, pero si se le conduce a una reflexión lenta y profunda se adapta apropiadamente.

Como ya hemos dicho, en la edad del crecimiento *kapa dosha* actúa en la construcción de los sistemas fisiológicos, especialmente el inmune, y gobierna la cohesión de todos los aparatos del cuerpo. Para una constitución *kapa,* la infancia, por lo tanto, es cuando se acentúan todas las características de su propia constitución, el momento en que su estructura física y mental necesitan estabilidad y fuerza para que se produzca un desarrollo eficaz. Son preferibles las actividades dinámicas, para contrarrestar su tendencia a la inercia. Ver la televisión y jugar al ordenador son malos hábitos para todos los niños, especialmente para los *kapa*, porque aumentan su naturaleza estática. Uno de los mecanismos fisiológicos protectores del organismo *kapa* es producir un exceso de mucosidad para expulsar las toxinas; llevar a cabo una actividad dinámica evita la acumulación de estas toxinas y aumenta el metabolismo al equilibrar todos los sistemas. En general, este exceso de mucosidad se acumula inicialmente en el estómago y luego en los pulmones, que son el sitio principal de *kapa dosha*. Un niño *kapa* puede padecer más fácilmente de trastornos respiratorios con faringitis, laringitis, gripe y resfriados. También en este caso se puede implementar una acción preventiva correcta para apoyar el aumento de las barreras inmunitarias y fortalecer el sistema respiratorio (*véase* el siguiente apartado). Un excelente remedio, incluso para un niño *kapa*, es tomar cúrcuma con un poco de leche; también apreciará un masaje en seco, es decir, sin el uso de aceites. El niño *kapa* tiene un carácter tranquilo, paciente y generoso. Posee una fuerte emotividad y puede mantener dificultades para expresar sus emociones; por esta razón, puede ser muy reservado y tener amistades escogidas y duraderas. Un buen apoyo por parte de los padres consistiría en ayudar al niño a encontrar sus propias herramientas para comprender su estado de ánimo. Su inteligencia es lenta, necesita tiempo para implementar el razonamiento y las funciones, tiempo útil para crearse un «ambiente» de comprensión que le resulte más cómodo y acorde consigo mismo. Es sistemático y metódico, capaz de mantenerse enfocado durante un largo tiempo sin desviar su atención de la actividad que está llevando a cabo. Es predominantemente propenso a la pereza, puede ser animado a interesarse por actividades más dinámicas que lo vinculen a su tendencia a la introspección y a su gran placer para la profundización: por lo tanto, son aconsejables las actividades deportivas y recreativas al aire libre, relacionadas con el conocimiento de la naturaleza y las ciencias ambientales, la bicicleta, y las caminatas por la orilla del mar.

Dinacharya en la infancia

De la misma manera que para los adultos, para los niños también es necesario adoptar un régimen y un estilo de vida adecuados; es sobre todo en esta fase de la vida donde la asunción del comportamiento correcto se vuelve fundamental, porque constituye la base de la propia evolución psicofísica de cada uno. Un hábito positivo de cuidado y salvaguardia de la propia salud, arraigado desde la primera infancia, es una semilla preciosa que brotará y dará vida a una amplia conciencia y autocontrol. Los padres deben ser capaces de enseñar a los niños todo esto, constantemente y sin desánimo, y con ligera solicitud, pero al mismo tiempo con una tenacidad y seguridad dada por la certeza de lograr un precioso resultado. Para los niños, esto no debe ser una elección, ni puede ser una imposición por parte de los padres: el objetivo es comprender y compartir propósitos mutuamente. Uno de los factores fundamentales que influyen en el aprendizaje de conductas correctas es el ejemplo que un padre puede dar a sus hijos (esto se aplica a todos los comportamientos o valores que uno desea inculcar). No hay nada más formativo para un niño que ver a sus padres por la mañana realizando las prácticas de limpieza y desinfección o irse a la cama en el momento apropiado o aun recitar oraciones. Si queremos que nuestros hijos tengan ciertos valores, primero debemos implementarlos coherentemente y brindarles apoyo.

ACOSTUMBRARSE GRADUALMENTE

Todas las prácticas de higiene personal y conductual descritas en el capítulo 2, «El régimen diario *(dinacharya)*», justamente, son prácticas que los niños por lo general pueden realizar, con el apoyo de los padres (al menos inicialmente), para garantizar una prevención y una buena salud psicofísica. Precisamente porque *dinacharya* significa «administrar la vida sabiamente», ¿qué mejor enseñanza puede haber para los propios hijos? Con todo, para enseñar nuevas acciones y actitudes es necesario proceder por pasos e introducir gradualmente un aspecto a la vez, sin imponer de manera repentina los hábitos (no correctos o parciales) ya adquiridos. El consejo es ir haciendo las tareas de higiene personal, una a la vez y poco a poco, comenzando por las básicas, como limpiar la lengua, los dientes y ducharse, para introducir, en un segundo paso, el uso de aceites, inicialmente de manera discontinua o, si es necesario, en el caso de alguna enfermedad. Los menores de doce años deben hacerlo sin imposiciones, respetando la naturaleza lúdica de los niños, para hacerlos comprender los beneficios y las virtudes de estos hábitos. A partir de los doce años, estas prácticas deben constituirse en reglas virtuosas a seguir, porque representan una obligación necesaria a transmitir como un camino de conciencia corporal y autoconciencia.

Es importante efectuar un masaje para el recién nacido todos los días (ver *Thaimai: Maternidad ayurvédica*, que describe el masaje para el bebé en detalle) y luego, semanalmente, antes de un baño vespertino: de esta manera, el masaje puede convertirse en un momento habitual de cálida confianza con el propio hijo. Aplicar aceite en la cabeza a los niños es una práctica que protege y ayuda al desarrollo del sistema nervioso, especialmente el cerebro; la práctica de aplicar aceite en la cabeza tiene también un efecto refrescante: use hasta el primer año *kulandai tailam* y después del primer año *brahmi tailam*.

También se le da gran importancia a la exploración del tiempo y las actividades que los niños realizan durante el día y la noche. Desde recién nacidos, regularizar el momento de la comida, el sueño, la vigilia y todas las demás funciones primarias brinda una sensación de seguridad que, con el crecimiento, proporciona confianza y plenitud al niño.

Educación alimentaria durante la gestación, la lactancia y el destete

Se sabe que la dieta de una mujer embarazada debe ser tan variada como sea posible y, si es correcta, adecuada a sus hábitos diarios: calidad, cantidad, modo (naturalmente enfocadas de forma coherente con las necesidades de su estado con el fin de reforzar el desarrollo del feto). De hecho, cada hábito se vive en una simbiosis profunda con el propio niño durante todo el embarazo. Se ha demostrado ampliamente que el niño, en el vientre de la gestante, puede conectarse con todos los estados de ánimo y sentimientos de la madre. Durante la gestación, la madre se nutre y proporciona directamente alimentos asimilables a su bebé, que ya está dotado con lo que puede llamarse gusto (muchos investigadores dicen que éste ya está genéticamente presente en el feto). De esta forma, la madre transfiere al futuro bebé no sólo el sustento necesario para su supervivencia y crecimiento, sino también una gran cantidad de información capaz de proporcionarle datos de experiencia sobre nutrición. Durante la lactancia, este proceso se profundiza y se expande; la madre se convierte en una verdadera despensa (en el sentido de «dispensar», suministrar) de la cual el recién nacido obtiene lo que necesita, ¡y lo hace de viva voz! La nutrición, entonces, no es ya un mecanismo automático y unívoco, un todo con la fuente de la que tomar (mecanismo de asimilación que se lleva a cabo a través del cordón umbilical): después del nacimiento se convierte en un proceso que se desarrolla con diferentes dinámicas que el recién nacido debe comprender y experimentar de primera mano. Lo hará muy rápidamente, pero el proceso de «externalización» de la nutrición es un mecanismo psicofísico que acompañará a la pareja madre y bebé durante mucho tiempo, hasta la infancia, y sienta las bases del conocimiento y la sabiduría de la nutrición del niño.

Con la lactancia materna, el niño comienza a expandir su herencia sensorial: la leche le transmite o los sabores de los alimentos elegidos por la madre. Recordemos que con la leche, el niño, especialmente durante los primeros meses de vida, toma sustancias capaces de hacer que adquiera las defensas inmunes útiles para sus necesidades. En el siguiente apartado, se hará una descripción más detallada de este «alimento».

EDUCACIÓN DEL GUSTO

El gusto (sensorial) en la infancia es un factor en parte innato, pero que puede y debe ser educado. De acuerdo con los principios del Ayurveda, esto puede ocurrir después de los seis años de edad, con el método de introducir gradualmente alimentos no deseados dentro de uno ya conocido; por ejemplo, puede comenzar a poner una pizca de especias en la leche o pequeños trozos de verduras amargas en un alimento agradable y dulce como el arroz simple. También en el campo científico se ha llevado a cabo un experimento a partir de muestras de sujetos de entre cinco y quince años, e implementando un verdadero «entrenamiento» del gusto. Se trataba de imponer a los sujetos la ingestión de un alimento no apreciado en pequeños pasos diarios, comenzando desde una cantidad muy pequeña y aumentándola diariamente durante un período de diez días. Se estableció que la familiaridad adquirida con la comida permitía cambiar el juicio (a menudo incluso sólo el prejuicio) en contra de la misma.

Por lo tanto, los niños rechazan los alimentos principalmente porque no los conocen, y los padres no los proponen porque no los consumen habitualmente. Según el estudio descrito (*véase* el recuadro en la página 184), se evidencia que pueden servir diferentes catas, antes de que los niños aprecien cierto alimento que antes no apreciaban. Dicho tiempo de conocimiento y apreciación de los alimentos puede depender de varios factores:

- La edad de los niños: se ha visto que cuanto más pequeños son, menor es la resistencia.
- El impacto visual: si es interesante, cautivador...
- El impacto inicial: si está asociado a un evento positivo, es decir, lo comió por primera vez en el cumpleaños de un amigo o en una fiesta.
- Efecto imitativo: si un hermano o un amigo lo come.
- La novedad de los alimentos y la exposición previa a nuevos sabores: para algunos niños, una sola cata puede ser suficiente, mientras que para otros son necesarias repetidas pruebas.

¡Este estudio es emblemático para reflexionar acerca de las posibilidades que tenemos los padres de influir positivamente en los buenos hábitos alimentarios de los hijos!

Algunos les dan a sus hijos sólo los alimentos que prefieren para evitar discusiones. Otros reducen al mínimo los alimentos más sabrosos, empujándolos a consumir frutas y verduras, y dan recompensas cuando se comen alimentos nutritivos, otros no hacen nada.

Las diferentes acciones de los padres pueden parecer lógicas: limitar las comidas menos nutritivas, fomentar el consumo de alimentos muy nutritivos o recompensar los comportamientos correctos, pero todo esto, si se mantiene con demasiada vehemencia y no con el apoyo de un estilo de vida familiar, que realmente siga estas elecciones, puede volverse contraproducente y llevar a hábitos poco saludables, que posteriormente pueden causar desequilibrios alimentarios.

Otro factor importante es la cantidad; no sólo para los adultos es necesario regular las cantidades de los alimentos que se toman: la regla de la cantidad correcta (por comida) contenida en las dos palmas de la mano también se aplica a los niños. Éstos necesitan más sustancias para el crecimiento, pero no energía y alimentos pobres en nutrientes. Atención, por lo tanto, a las características de los alimentos que se propondrán. Además, los niños, si se les escucha y se los encamina razonablemente desde la primera infancia, ya poseen la lectura correcta de la sensación de saciedad que es natural e inherente al organismo. Cada niño, tanto por su constitución física como por su propio hábito ya desarrollado, tiene una relación de cantidad específica con la comida. Es importante que un padre se relacione con su hijo desde una edad temprana para hacerle comprender la importancia de saber cómo evaluar los signos correctos del hambre y estimularlo en la autoevaluación.

REGLAS PARA UNA EDUCACIÓN NUTRICIONAL ADECUADA

- Encarnar como padres un modelo positivo de actitudes correctas hacia la nutrición.
- Enseñar el valor correcto de la nutrición, lo que significa: nutricional, científico, cultural, sagrado...
- Planificar cuanto se puede los horarios de las comidas y comer juntos como familia.
- Cuando se trata realmente de hambre, y por lo tanto de una necesidad real y no sólo el capricho de comer, permitir que los niños hagan una pequeña comida, incluso fuera de horario si es necesario; esto puede ocurrir hasta los doce años, edad en la que hay que recordar que los niños están en la fase de crecimiento estructural y no deben sufrir los rechazos continuos o las normas que puedan provocar un pequeño trauma emocional a tal efecto.
- Presentar siempre una variedad de alimentos ricos en nutrientes, como frutas, verduras y cereales, y escasamente alimentos energéticos, calibrando y fomentando así su consumo de una manera habitual.

- Servir verduras, cereales y legumbres como porción principal, no sólo como guarnición o como complemento, tal vez dentro de un plato único en el que también pueden estar presentes, en cantidades dosificadas, alimentos más apetecibles, con el fin de dar el valor correcto a los alimentos y armonizar y fomentar su consumo.
- Proponer nuevos alimentos nutritivos al menos 5-10 veces, inicialmente en pequeñas cantidades, cada vez más consistentes, hasta una porción adecuada.
- Permitir que los niños se autorregulen: pueden hacerlo.
- Confirmar positivamente el progreso en su conocimiento de los alimentos, para fomentar la confianza en sí mismos.
- Estar moderadamente decidido, nunca obligar a comer un alimento determinado, sino más bien involucrar a los niños en las elecciones entre dos o tres tipos de alimentos de la misma calidad.
- Hacer los alimentos visualmente agradables, cambiar la forma o el tipo de cocción e involucrar a los niños en su preparación, que debe convertirse en un aspecto importante de la vida cotidiana.

ESTUDIOS CIENTÍFICOS SOBRE EL GUSTO EN LOS NIÑOS

Amplias investigaciones en el campo científico confirman que los bebés poseen una predilección innata por algunos sabores, mientras que otros no les interesan. Tales investigaciones indican que los bebés prefieren los sabores dulces, porque la leche que reciben de su madre es dulce, mientras que no les gusta el sabor amargo, típico de algunas verduras, o el sabor ácido de algunas frutas e incluso menos aún el típico picante de las especias y algunos alimentos. Esto depende de una tendencia evolutiva que ha demostrado ser muy útil, ya que los sabores dulces indican una fuente de energía rápida (calorías), mientras que los sabores amargos, ácidos o picantes pueden ser específicos de alimentos potencialmente tóxicos. Otra investigación llevada a cabo en Gran Bretaña se centra en la importancia de la educación del gusto por los alimentos. Hemos visto que la aversión a cierta comida (a menudo por las verduras) viene dada por la falta de disponibilidad y voluntad en los niños para hacer cambios, un fenómeno llamado neofobia (miedo o aversión a las cosas nuevas); querer comer siempre las mismas cosas es un hábito cómodo y tranquilizador (como sucede en muchos aspectos de la vida infantil). En ciertos contextos de aprendizaje, esto es bueno, ya que brinda la seguridad y la estabilidad a los niños, pero en el caso de la nutrición está contraindicado. Si se piensa que esta indisponibilidad es mínima alrededor de los seis meses, cuando los niños son muy receptivos y están dispuestos a conocer nuevos gustos, sabremos cuán pronto podemos influir en sus hábitos alimentarios.

USO DE ESPECIAS EN LA NUTRICIÓN INFANTIL

En el Ayurveda se recomienda el uso de especias, que corresponden a la presencia del elemento fuego, uno de los cinco elementos. Contrariamente a lo que comúnmente se piensa, las especias no poseen exclusivamente el sabor picante, sino que también tienen los seis sabores (como en *masala*), por lo tanto, poseen la característica de hacer que los alimentos sean más digeribles y asimilables y también propiedades curativas específicas (*véase* el capítulo 5).

En la cocina tradicional italiana rara vez se usan especias, especialmente en la dieta infantil, ya que hay poco conocimiento de sus virtudes terapéuticas. Es bueno reiterar que no hay contraindicaciones específicas para su uso: para los niños se aplican las mismas indicaciones dietéticas de los adultos. Aun más, las especias están indicadas en pequeñas cantidades para resolver problemas de infecciones intestinales, incluso de manera preventiva. También en este caso la introducción de este tipo de alimentos puede tener lugar de forma gradual, ya que se trata de acostumbrar a los niños al gusto que, como ya dijimos, es un objetivo mucho más simple de implementar si se hace desde la primera infancia (a partir de los seis meses).

¿CUÁLES SON LOS PRINCIPALES ERRORES NUTRICIONALES EN LA INFANCIA?

- Exceso de calorías en comparación con el gasto energético diario.
- Distribución calórica incorrecta en el día, con deficiencias en la mañana y excesos en la noche.
- Consumo de alimentos demasiado ricos en energía y de un valor nutricional reducido en el desayuno escolar y en la merienda de la tarde.
- Exceso de prótidos y lípidos de origen animal (queso, carne); carbohidratos de alto índice glucémico (patatas, jugos de frutas, aperitivos).
- Bajo consumo de alimentos con propiedades de los elementos tierra y agua: frutas y verduras, cereales integrales, legumbres y alimentos derivados de animales.
- Hábito de frecuentar restaurantes de comida rápida, incluso fuera de las comidas principales, de preparaciones con un alto contenido energético, grasas saturadas, sal y azúcares simples pero pobres contenidos nutricionales.
- Hábito de comer frente al televisor: dificultad para controlar la ingesta de alimentos, lo que favorece la aparición de sobrepeso.
- Estilo de vida sedentario: los compromisos de trabajo de los padres y los escolares (a tiempo completo) reducen la posibilidad de que los niños practiquen constantemente actividad física (deportiva o recreativa), especialmente al aire libre.

Indicaciones alimentarias

DE 0 A 4 MESES

Como se sabe, la primera comida del bebé al nacer es la leche materna (amamantamiento), que proporciona toda la alimentación que el bebé necesita. No es necesario introducir otros alimentos hasta los 3-4 meses de vida. Si el bebé es alimentado naturalmente por la madre, no necesita siquiera beber agua ni otros alimentos líquidos. La leche materna de acuerdo con el Ayurveda contiene los cinco elementos, con una fuerte prevalencia del elemento agua, fuente necesaria de crecimiento del recién nacido.

Este principio está ampliamente confirmado por estudios científicos, que demuestran que la composición de la leche materna es muy compleja; hasta la fecha, no se conocen todas las sustancias contenidas en ella aun. Los «ingredientes» actualmente conocidos son 1-2 % de proteínas, 3-5 % de grasas, 6,5-10 % de carbohidratos y 2 % de sales; el resto es agua. Un recién nacido es capaz de asimilar el 100 % de las proteínas de la leche humana, mientras que de la leche de vaca, que contiene cuatro veces las proteínas de la leche humana, sólo asimila el 50 %, eliminando la parte restante con una sobrecarga de trabajo para todos los aparatos fisiológicos. Las mismas consideraciones se aplican a las vitaminas, las grasas y los carbohidratos, las sales minerales u otras sustancias contenidas en la leche humana, en comparación con otros tipos de leche. Por ejemplo, no todo el mundo sabe que también contiene fermentos lácticos: estas bacterias serán huéspedes del intestino de por vida, protegiendo al individuo de la mayoría de las alergias. La composición de la leche materna cambia a medida que el bebé crece, adaptándose a sus necesidades. Un aporte indispensable y difícil de reemplazar con la leche de animales ni, aun menos, con la leche artificial.

DE 4 A 12 MESES

En esta etapa, es posible continuar con el destete, que implica la introducción de otros alimentos en la dieta del niño; en particular, estaría indicado introducir las siguientes vegetales: zanahorias y patatas bien cocidas primero, luego calabacines, apio. Después de las primeras semanas, gradualmente introduzca de manera alternada todas las verduras de temporada, con la excepción de las de gusto demasiado fuerte: cebollas, ajo, repollo, etc. Introduzca siempre fruta, también gradualmente, en las comidas intermedias de media mañana o de la tarde, especialmente la manzana o la pera.

A PARTIR DEL QUINTO MES, utilice el caldo de las verduras mencionadas anteriormente para comenzar a preparar cremas de cereales, en particular cebada y trigo; añada en etapas sucesivas crema de arroz, yuca, maíz y otros cereales.

DESDE EL SEXTO HASTA EL SÉPTIMO MES, también es posible incluir en la dieta de bebé sémola, pasta para sopa o arroz con cremas vegetales, preferiblemente en la comida del mediodía, cuando el poder digestivo es más fuerte. Se introduce así la posibilidad de diferenciar la consistencia de los alimentos, aumentando la capacidad de aprendizaje de las sensibilidades gustativas. En esta fase fundamental, en la que el niño construye su propio patrimonio cognitivo de la nutrición, es esencial no mezclar sabores y gustos en un solo plato como es costumbre (¡la famosa papilla mixta monogusto!). Alterne como máximo dos alimentos por comida, incluso hasta dos consistencias diferentes, para acostumbrar al niño de inmediato a discernir sabores, gustos, sensaciones y, lo más importante, instruir al sistema digestivo para que realice sus funciones de manera gradual.

A PARTIR DEL SÉPTIMO Y OCTAVO MES, también puede proponer pescados de fácil digestión como la merluza, la trucha, el lenguado incluso en trozos muy pequeños. Las legumbres asimismo se pueden ofrecer, en esta fase inicial sólo descortezadas; por ejemplo, cremas de soja verde, lentejas rojas, etc.

A PARTIR DEL NOVENO MES, es posible introducir en la dieta alimentos más complejos para la digestión, como la yema de huevo (huevo revuelto o escalfado).

No es necesario introducir queso en la dieta del niño, ya que toma leche. Considere el queso (de vaca y de otros animales) un alimento concentrado de proteínas, grasas, etc. y, por lo tanto, complejo desde el punto de vista de la digestión. Si realmente se quiere hacer, debe alternarse con la leche, en particular con queso de cabra principalmente fresco, y sólo a partir del año de edad.

Incluso si la tentación es fuerte, hay que evitar, tanto como sea posible, el suministro de alimentos complejos o incluso de aquellos envasados o enlatados; los niños tendrán todo el tiempo para hacer tales experiencias.

Su estructura fisiológica en desarrollo no permite la digestión de preparados compuestos (esto vale también para los adultos, pues aumentan los tiempos de digestión).

Es bueno posponer la introducción de alimentos de gusto ácido, como cítricos y tomates, después del año de edad.

DE 12 MESES A 3 AÑOS

La comida para esta franja de edad debería tener las siguientes características: ligera, digerible y no estimulante (no demasiadas especias ni estimulantes). En esta etapa, es posible proporcionar proteínas de la carne una vez a la semana, comenzando con caldo de pollo, gallina de Guinea, pavo y, finalmente, pasar a la de ternera.

En el Ayurveda, la carne no está excluida *a priori* de la dieta diaria (ningún alimento lo está, siempre y cuando se tenga un poder digestivo adecuado para asimilarlo); en este sentido, recordamos que los alimentos contienen ciertas sustancias que realizan otras tantas funciones. La carne aumenta los tejidos *(dathu)* de igual entidad (en este caso, la musculatura), por lo tanto, en las fases delicadas de crecimiento del organismo infantil se puede incluir. (Consultar las indicaciones sobre los beneficios de la dieta vegetariana en la página 137). En general, hay que asegurarse de la procedencia y la modalidad exacta de la crianza de los animales (esto se aplica en cualquier caso a la producción de todos los alimentos en general, pero especialmente para aquellos de origen animal).

Es necesario recordar que la carne tiene cualidades rajásicas y, por lo tanto, un padre debe ser consciente de criar a su hijo con esta cualidad. En esta fase, es particularmente útil diversificar la dieta tanto como sea posible y ampliar la elección de los alimentos; esto evita deficiencias en términos de nutrientes y contribuciones de sustancias que no pueden tomarse de otra manera (los suplementos o integradores dietéticos no son aptos en absoluto para proporcionar nutrientes asimilables por el cuerpo).

Remitimos al próximo capítulo donde será posible, en las tablas detalladas, elegir alimentos apropiados. Reiteramos la importancia de evitar los alimentos envasados y preparados industrialmente porque contienen fácilmente conservantes, aditivos químicos y otras sustancias nocivas.

LA ALIMENTACIÓN DIARIA DE UN NIÑO DE SEIS AÑOS EN ADELANTE

Desayuno

Para el Ayurveda, la primera comida del día está vinculada a la capacidad del cuerpo para recibir el alimento y para saber cómo convertirlo fácilmente en un sustento; esto, de acuerdo con las reglas del régimen diario *(dinacharya)*, se lleva a cabo desde las 10 hasta las 14 h, cuando lo que se llama fuego digestivo *(agni)* está en su punto más alto (*véase* el capítulo 2). Esto es válido incluso en el período de la infancia. También es cierto que en esta fase fisiológica, gobernada por *kapa dosha*, todos los sistemas están dedicados a la construcción y el crecimiento del organismo, que requiere la cantidad correcta de nutrientes. Por tanto, sería útil para los padres saber cómo evaluar, en un arco de tiempo más amplio, es decir, desde un día o toda la semana (lo que comió la noche o el día anterior), la exigencia eventual de alimentar al niño en la mañana. El hábito de comer en ciertos momentos es un factor importante en la regularización de los alimentos, pero no debe convertirse en una prioridad. Por otro lado, las necesidades organizativas de los compromisos escolares y laborales pueden interponerse en la administración detenida de este momento. Hay que permitir que sea una acción no impuesta, sino, una vez más, una necesidad física real del niño llevada a cabo según las instrucciones descritas anteriormente.

La comida de la mañana, no abundante, podría consistir en:

1. Una bebida caliente para alternar durante la semana: por ejemplo un té de hierbas con limón y miel, leche hervida con especias, leche con cebada.
2. Cereales, muesli, tostadas, galletas, o pan; la variedad es lo que importa.
3. Fruta fresca o zumo hecho en casa (no zumos de fruta industriales, porque contienen azúcar añadido inútilmente) o frutos secos (nueces, avellanas, higos, ciruelas pasas, albaricoques, uvas pasas, excelente también para añadir al yogur). Preparar la fruta seca cociéndola o remojándola en leche para humedecerla. ¡No utilizar azúcar! Endulzar con la fruta seca remojada, con el muesli y, si no es posible evitarlo, con azúcar integral de caña. También la mermelada puede estar bien.

La comida del mediodía

Para el Ayurveda, el almuerzo es la comida principal del día: ya se ha dicho que el fuego digestivo está en su apogeo a las 12-13 h.

Proponer un plato único, es decir, que contenga de carbohidratos (pasta o arroz integral o verdura), una prevalencia de proteínas (carne, pescado, huevos, leche, verduras) y una porción de vegetales. Por lo tanto, la clásica pasta con legumbres; pasta y verduras con parmesano; pasta y pescado, etc., con una porción equivalente de verduras, mejor si están cocidas. No tomar fruta después de una comida.

La merienda

Se trata de una pequeña porción, no tiene que ser una sustitución de una comida, sino proporcionar la energía y los nutrientes adecuados a esta etapa del día. Una vez más, no se debe imponer a los niños como una necesidad.

Deben evitarse: refrigerios dulces y salados, patatas fritas, *focaccia*, sándwiches con embutidos, bebidas azucaradas, ya que tienen un alto contenido en grasas y azúcares, comprometen el apetito del almuerzo y de la cena y causan desequilibrios en la dieta diaria.

1. Infusión de hierbas, té verde o *rooibos* (infusión roja sin cafeína), una rebanada de pastel, galletas caseras o pan.
2. Fruta fresca.

Cena

La cena debe ser ligera y rápidamente digerible, porque los niños se van a la cama temprano.

También en este caso es suficiente un plato único, mejor una sopa líquida con predominio de carbohidratos y proteínas en cantidades más limitadas. Una porción de verdura, completa las necesidades nutricionales.

LA EXCEPCIÓN A LA REGLA

En un contexto rico en complejidad, oportunidades, variedad y, en consecuencia, con la posibilidad de elegir los hábitos alimentarios más diversos (incluso los incorrectos para la salud), se nos llama, primero como consumidores y luego como padres, a desempeñar un papel activo en la gestión de ciertas elecciones. Éstas son útiles para establecer hábitos consolidados, que también pueden sufrir cambios a lo largo del tiempo (positivos, con suerte) aunque sólo sea, como hemos visto en capítulos anteriores, en el consumo de alimentos relacionados con la salud/enfermedad. En este camino de conocimiento de la nutrición propia (y familiar), las excepciones diarias a las reglas pueden y deben estar allí, especialmente en materia de educación. Los niños deben ser capaces de percibir una participación libre y una responsabilidad por el camino cognitivo personal y, como ya hemos dicho, las imposiciones sólo aumentan la sensación de frustración y, como mucho, una mala relación con la comida, lo que, en las fases de crecimiento posterior, podría conducir a desequilibrios alimentarios, incluso complejos, en la adolescencia.

ALTERACIONES EN LA ALIMENTACIÓN (ANOREXIA Y BULIMIA)

Existen diversas alteraciones relacionadas con la ingesta de alimentos, trastornos propios y verdaderos, y posibles causas de disfunciones fisiológicas más o menos graves. Lo que la ciencia moderna llama anorexia o bulimia, la ciencia védica las considera una alteración del fuego digestivo *(agni)*, específicamente el llamado *ata agni*; esta última, en particular, tiene una tendencia a apagarse. De ahí la tendencia de los que sufren de esta disfunción a sentir siempre saciedad, repulsión y rechazo de la comida, incluso comiendo poco. Esta disfunción no es hereditaria, pero puede haber sido generada en el momento del nacimiento, influenciando, por tanto, la capacidad del individuo para equilibrar la percepción del hambre. *Ata agni* trabaja en varios niveles: intelectual, mental y fisiológico. La hipótesis es que estas disfunciones ocurren durante el período de la infancia, porque están asociadas con el momento de transición entre el vértice del desarrollo del cuerpo estructural y el funcional (12-15 años), es decir, cuando la mente (el intelecto, el ego, las emociones) comienza a querer conectar y consolidar sus propias funciones. Para corregir este error del intelecto, se recomienda una terapia de purificación, que interviene directamente en *agni* para eliminar las toxinas mentales y corporales y restablecer el equilibrio psicofísico.

CAPÍTULO 7

LOS ALIMENTOS

PROPIEDADES DE LOS ALIMENTOS

TABLAS DE LOS ALIMENTOS

ALIMENTOS LÍQUIDOS

ESPECIAS, REMEDIOS EN LA COCINA

Apio
Asafétida
Azafrán
Canela
Cardamomo
Cilantro
Clavo de olor
Comino
Cúrcuma
Eneldo
Fenogreco
Jengibre
Hinojo
Mostaza
Nuez moscada
Pimienta larga
Pimienta negra

RECETAS PARA LA COCINA AYURVÉDICA

ALGUNAS PREPARACIONES

Propiedades de los alimentos

Cereales

Son fundamentales para el hombre, porque llevan consigo las características de tierra, agua, fuego y aire. Por lo tanto, son un alimento que incluso puede alimentar exclusivamente a un hombre durante mucho tiempo, sin agregar nada más.

Hortalizas

Sus elementos principales son agua y aire, este último de manera residual y, en algunos casos, fuego. Por lo tanto, no es adecuado comer sólo hortalizas, ya que carecen de uno de los elementos fundamentales que es tierra.

Las verduras de hoja verde

Generalmente tienen la cualidad de ligereza y, por lo tanto, la capacidad de reequilibrar *kapa* y *pita*, pero aumentan *vata*.

Las legumbres

Sus elementos principales son, respectivamente, tierra, fuego y aire, mientras que el elemento agua falta, por lo tanto, hay un exceso extremo de fuego. Las legumbres no son aptas para una alimentación exclusiva porque aumentan *pita dosha* al poseer una energía caliente.

Alimentos de origen animal

Sus elementos principales son, respectivamente, tierra y fuego; dominan *rajas* y *tamas guna*, por lo tanto, no se ajustan al hombre civilizado, también aumentan *kapa dosha* porque tienen una energía fría.

Para los alimentos que vienen del mar, los elementos principales son, respectivamente, fuego y tierra y, al poseer energía caliente, aumentan *pita dosha*.

Fruta

Los principales elementos de este tipo de alimentos son, respectivamente, agua y aire (todos los componentes vitamínicos y minerales), y en partes más pequeñas tierra. Estos constituyentes tienen tiempos y modos digestivos y de asimilación complejos. La prevalencia del elemento aire no los hace equilibrados para una dieta exclusiva.

Especias y aromas

Todas las especias y los aromas actúan con cualidades especiales *(prabhava)*. Se utilizan para equilibrar los cinco elementos y mejorar la digestión, tienen funciones antibióticas y antisépticas.

Frutos secos y semillas

Este tipo de alimentos contiene predominantemente los elementos tierra, fuego y aire. Al tener una energía caliente y una calidad seca y liviana, no son adecuados para alimentar a *vata dosha* porque lo incrementan. Es aconsejable no exagerar en su consumo.

Grasas y condimentos

En esta categoría de alimentos predominan los elementos fuego, aire y tierra. Por lo tanto, su función principal es la lubricación y la protección de las células, desde el nivel atómico hasta el más basto. Hay grasas «buenas» y grasas «malas»: las grasas saturadas y, por lo tanto, pesadas se depositan en los tejidos y sistemas, y las grasas insaturadas, por lo tanto livianas, cumplen la función de cubrir las paredes de los órganos protegiéndolas.

Bebidas

El elemento predominante en la mayoría de las bebidas es claramente agua: en la leche existen todos los elementos; en los zumos de frutas también está el elemento tierra; en el vino prevalece el elemento fuego.

En las siguientes tablas, presentamos muchos alimentos pertenecientes a las categorías enumeradas anteriormente. Como es natural, no pretenden ser exhaustivas, ya que se pueden incluir otros alimentos. El objetivo es presentar prácticamente los principios que se han discutido hasta ahora. Se describen alimentos que poseen características y cualidades que, de acuerdo con un principio fundamental del Ayurveda, pueden a su vez transformarse, introduciendo nuevas cualidades a través de procesos simples. De hecho, hablaremos más adelante de estos procesos simples: de la preparación de los alimentos, en particular, ya que es una fase fundamental de la nutrición ayurvédica, porque cocinar, secar, mezclar, romper, tostar, pulverizar significa introducir nuevas cualidades fundamentales en los alimentos.

Tablas de los alimentos															
	SABOR (*Rasa*)						**ENERGÍA (*Virya*)**		**SABOR POS-DIGESTIVO (*Vipaka*)**			**CUALIDAD FÍSICA (*Dravya Guna*)**			
	Dulce	Ácido	Salado	Picante	Astringente	Amargo	Caliente	Fría	Dulce	Ácido	Picante	Pesado	Ligero	Seco	Húmedo
CEREALES															
Cereales integrales	**D**				**A**		**C+**		**D**			**P+**		**S**	
Cereales descortezados	**D**						**C**		**D**			**P**		**S**	
Sémola	**D**						**C**		**D**			**P**		**S**	
Amaranto (no es un cereal)	**D**						**C**		**D**				**L**	**S**	
Avena	**D**	**A**					**C**							**S**	
Bulgur	**D**						**C**		**D**				**L**	**S**	
Farro	**D**						**C**		**D**			**P**			
Trigo	**D**						**C**		**D**			**P**			
Alforfón (No es un cereal)	**D**						**C**		**D**			**P**			
Kamut	**D**						**C**		**D**			**P**			
Maíz	**D**						**C**		**D**			**P**			
Mijo	**D**						**C**		**D**				**L**		
Cebada	**D**							**F**	**D**			**P**			
Quinoa	**D**						**C**		**D**				**L**		
Arroz basmati	**D**							**F+**	**D**				**L+**		**H**
Arroz vaporizado	**D**						**C**		**D**			**P**			
Arroz descortezado	**D**							**F**	**D**				**L+**		**H**
Arroz en general	**D**							**F**	**D**			**P**		**S**	
Arroz venus (rojo)	**D**						**C**		**D**			**P**			
Centeno	**D**				**A**		**C**		**D**			**P**		**S**	

INFLUENCIA *TRIDOSHA*			*TRIGUNA*			ACCIONES				ACCIONES TERAPÉUTICAS
Vata (éter + aire)	*Pita* (fuego + agua)	*Kapa* (agua + tierra)	*Sattva*	*Rajas*	*Tamas*	Purificante *(prabhava)*	Nutriente	Digestiva Estimulante	Carminativa	
V++	P++	K+	S				N			Nutritiva
=	P+	K++	S				N			Nutritiva, depurativa
=	P+	K+	S				N			Nutritiva
=	=	=	S				N			Sin gluten, antidiabética
V+	=	K+	S				N			Antiglicémica, diurética
=	=	=	S				N			Nutritiva
V+	P+	K+	S				N			Antiglicémica
V+	P++	K+	S				N			Nutritiva
V+	P+	K	S				N			Sin gluten
V+	P+	K+	S				N			Antiglicémica
V+	P+	K+	S				N			Antianémica, sin gluten
=	=	=	S				N			Antiglicémica, reconstituyente
V+	=	K+	S				N			Sin gluten, diurética, emoliente
V+	P*	K	S				N			Antiglicémica, sin gluten
=	=	K++	S			P	N			Nutritiva, emoliente, refrescante
=	=	K++	S				N			Nutritiva
=	=	K´	S				N			Depurativa, nutriente
=	=	K++	S				N			Astringente
V+	P+	K	S				N			Nutritiva
V+	P+	K	S				N			Antiglicémica, sin gluten

	SABOR (*Rasa*)						**ENERGÍA (*Virya*)**		**SABOR POS-DIGESTIVO (*Vipaka*)**			**CUALIDAD FÍSICA (*Dravya guna*)**			
	Dulce	Ácido	Salado	Picante	Astringente	Amargo	Caliente	Fría	Dulce	Ácido	Picante	Pesado	Ligero	Seco	Húmedo
HORTALIZAS															
En general	D							F	D				L		H
Ajo*	D	A		P	A	A	C		D			P			H
Espárrago	D							F	D				L		H
Remolacha	D							F	D			P			H
Acelga	D							F	D				L		H
Brócoli	D							F			P		L		H
Alcachofa	D				A			F	D				L		H
Cardo	D				A	A++		F	D				L		H
Zanahoria	D				A	A		F			P		L		H
Escarola						A+		F	D				L		H
Col de Bruselas	D							F	D			P			H
Coliflor	D					A		F	D				L		H
Col	D				A	A		F	D				L		H
Col lombarda	D							F	D				L		H
Pepino**	D					A		F	D				L		H
Achicoria	D							F	D				L		H
Nabiza	D				A	A		F	D			P			H
Cebolla* (cruda)	D						C		D			P			H
Cebolla* (cocida)	D			P			C		D				L		H
Costa	D							F	D				L		H

INFLUENCIA *TRIDOSHA*			*TRIGUNA*			ACCIONES				ACCIONES TERAPÉUTICAS
Vata (éter + aire)	*Pita* (fuego + agua)	*Kapa* (agua + tierra)	*Sattva*	*Rajas*	*Tamas*	Purificante (*Prabhava*)	Nutriente	Digestiva Estimulante	Carminativa	
V+	**P-**	**K+**	**S**			**P**	**N**			
V-	**P+**	**K-**		**R**		**P**	**N**		**C**	**Reconstituyente, antiinflamatoria, tónica**
=	**P-**	**=**	**S**			**P**	**N**			**Drenante**
V-	**=**	**K+++**	**S**				**N**			**Tónica**
=	**=**	**=**	**S**			**P**	**N**			**Refrescante, diurética, emoliente**
V+	**=**	**=**	**S**			**P**	**N**			**Antianémica, calentadora**
=	**=**	**=**	**S**			**P**	**N**			**Purificador del hígado**
V+	**P+**	**K-**	**S**			**P**	**N**			**Purificador del hígado**
=	**=**	**=**	**S**				**N**			**Depurativa**
V+	**P-**	**K-**	**S**			**P**	**N**			**Diurética, depurativa**
V+	**=**	**=**	**S**			**P**	**N**			**Depurativa**
V+	**=**	**=**	**S**			**P**	**N**			**Antianémica, emoliente, depurativa, antiinflamatoria**
V+	**=**	**=**	**S**			**P**	**N**			
=	**=**	**=**	**S**			**P**	**N**			**Depurativa**
=	**=**	**=**	**S**			**P**	**N**			**Hidratante, refrescante, alcalinizante**
V+	**=**	**=**	**S**			**P**	**N**			**Depurativa**
V+	**=**	**=**	**S**			**P**	**N**			
V-	**P+**	**=**		**R**		**P**	**N**			**Estimulante, diurética**
=	**=**	**K+**		**R**		**P**	**N**			**Estimulante, diurética**
=	**=**	**=**	**S**			**P**	**N**			**Digestiva**

Tablas de los alimentos

	SABOR (*Rasa*)						**ENERGÍA (*Virya*)**		**SABOR POS-DIGESTIVO (*Vipaka*)**			**CUALIDAD FÍSICA (*Dravya guna*)**			
	Dulce	Ácido	Salado	Picante	Astringente	Amargo	Caliente	Fría	Dulce	Ácido	Picante	Pesado	Ligero	Seco	Húmedo
HORTALIZAS															
Daikon (raíz)	**D**					**A**		**F**	**D**				**L**		**H**
Judías verdes	**D**							**F**	**D**				**L**		**H**
Hinojo	**D**							**F**	**D**				**L**		**H**
Setas (no son hortalizas)	**D**							**F**	**D**				**L**		**H**
Endivia belga	**D**							**F**	**D**				**L**		**H**
Ensalada	**D**							**F**	**D**				**L**		**H**
Ensalada cocida	**D**							**F**	**D**				**L**		**H**
Lechuga	**D**							**F**	**D**				**L**		**H**
Berenjena**	**D**						**C**					**P**			**H**
Chirivía		**A**						**F**	**D**			**P**			**H**
Patata	**D**				**A**			**F**	**D**				**L**		**H**
Pimiento**	**D**				**A**			**F**				**P**			**H**
Guisantes**	**D**							**F**	**D**			**P**			**H**
Tomate**		**A**					**C**			**A**			**L**		**H**
Puerro	**D**								**D**				**L**		**H**
Ruibarbo	**D**				**A**				**D**				**L**		**H**
Achicoria	**D**			**P**		**A**	**C**		**D**				**L**		**H**
Raíces amargas					**A**	**A**	**C**				**P**				**H**
Rábano picante				**P**		**A**	**C**				**P**				**H**
Nabo	**D**				**A**				**D**				**L**		**H**

INFLUENCIA *TRIDOSHA*			*TRIGUNA*			ACCIONES				ACCIONES TERAPÉUTICAS
Vata (éter + aire)	*Pita* (fuego + agua)	*Kapa* (agua + tierra)	*Sattva*	*Rajas*	*Tamas*	Purificante *(Prabhava)*	Nutriente	Digestiva Estimulante	Carminativa	
=	=	=	S			P	N			Depurativa
V+	P+	K+	S			P	N			
=	=	=	S			P	N			Digestiva, depurativa
=	=	K+			T					
=	=	=	S			P	N			
V+	=	=	S			P	N			
=	=	=	S			P	N			
V+	=	=	S			P	N			
V+	P+	K+	S				N			Irritante, consumida en dosis excesivas puede causar trastornos en la piel
V-	=	K+	S			P	N			
V-	P-	K+	S			P	N			Refrescante
V+	P+	K+	S				N			
V+	P-	K+	S				N			Mineralizante
=	P*	K+	S				N			Vitamínica y mineralizante
=	=	=	S				N			Antiséptica, diurética, refrescante
=	=	K-	S				N			Refrescante, diurética
V+	=	=	S				N			Diurética, laxante, estimulante
=	=	=	S			P	N		C	Digestiva, antianémica, carminativa
=	P+	=	S				N			Digestiva, antianémica
=	=	K+	S			P	N			

	SABOR (*Rasa*)						**ENERGÍA (*Virya*)**		**SABOR POS-DIGESTIVO (*Vipaka*)**			**CUALIDAD FÍSICA (*Dravya guna*)**			
	Dulce	Ácido	Salado	Picante	Astringente	Amargo	Caliente	Fría	Dulce	Ácido	Picante	Pesado	Ligero	Seco	Húmedo
HORTALIZAS															
Rábano	**D**							**F**	**D**				**L**		**H**
Rúcula	**D**	**A**		**P**	**A**	**A**	**C**		**D**			**P**			**H**
Chalota (cruda)	**D**							**F**	**D**				**L**		**H**
Chalota (cocida)	**D**							**F**	**D**			**P**			**H**
Salsifí	**D**	**A**						**F**	**D**				**L**		**H**
Apio	**D**							**F**			**P**		**L**		**H**
Apio rábano	**D**				**A**			**F**	**D**				**L**		**H**
Espinacas	**D**				**A**	**A++**		**F**	**D**				**L**		**H**
Grajillas	**D**				**A**	**A**		**F**			**P**		**L**		**H**
Diente de león	**D**					**A+**		**F**	**D**				**L**		**H**
Trufa (una especie de setas)	**D**							**F**	**D**			**P**			**H**
Topinambur	**D**					**A**		**F**	**D**				**L**		**H**
Valeriana	**D**				**A**	**A**		**F**	**D**				**L**		**H**
Berza	**D**							**F**	**D**				**L**		**H**
Calabaza**	**D**					**A**		**F**	**D**				**L**		**H**
Calabacín**	**D**							**F**	**D**				**L**		**H**

* *El ajo y la cebolla también se consideran una especia, además de ser una hortaliza, porque tienen acciones terapéuticas específicas.*

** *Los alimentos así marcados, incluso si comúnmente se consideran hortalizas, son desde el punto de vista botánico frutos.*

INFLUENCIA *TRIDOSHA*			*TRIGUNA*			ACCIONES				ACCIONES TERAPÉUTICAS
Vata (éter + aire)	*Pita* (fuego + agua)	*Kapa* (agua + tierra)	*Sattva*	*Rajas*	*Tamas*	Purificante *(Prabhava)*	Nutriente	Digestiva Estimulante	Carminativa	
=	P+	K-	S			P	N			
V+	P+	=	S			P	N			Tónica
V+	P+	K-		R		P	N			Estimulante, diurétia
=	=	=		R		P				Estimulante, diurética
V+	P+	K-	S			P	N			Diurética
V+	P-	K-	S			P	N			Digestiva, depurativa
=	=	=	S			P	N			
=	=	=	S			P	N			Vitamínica, antianémica
V+	P+	K+	S			P	N			
V+	=	=	S			P	N			Depurativa
=	=	K+			T					
=	=	K+	S			P	N			Hipervitamínica, proteica
V+	=	=	S			P	N			
V+	=	=	S			P	N			
=	=	K+	S			P	N			Refrescante, nutritiva
=	=	=	S			P	N			Diurética, vitamínica

	SABOR (*Rasa*)						**ENERGÍA (*Virya*)**		**SABOR POS-DIGESTIVO (*Vipaka*)**			**CUALIDAD FÍSICA (*Dravya guna*)**			
	Dulce	Ácido	Salado	Picante	Astringente	Amargo	Caliente	Fría	Dulce	Ácido	Picante	Pesado	Ligero	Seco	Húmedo
LEGUMBRES															
Legumbres en general	**D**				**A**		**C**		**D**			**P**			
Garbanzos	**D**				**A**		**C**		**D**			**P**			
Almorta	**D**				**A**		**C**		**D**			**P**			
Alubias	**D**				**A**		**C**		**D**			**P**			
Alubias negras	**D**				**A**		**C**		**D**			**P**			
Habas de soja	**D**						**C**		**D**		**P**	**P**			
Habas de soja verde (descortezada)	**D**				**A**			**F**	**D**				**L**		
Habas	**D**				**A**		**C**		**D**			**P**			
Lentejas	**D**				**A**		**C**		**D**		**P**	**P**			
Lentejas rojas	**D**						**C**		**D**				**L**		
Altramuces	**D**				**A**		**C**		**D**			**P**			

INFLUENCIA *TRIDOSHA*			*TRIGUNA*			ACCIONES				ACCIONES TERAPÉUTICAS
Vata (éter + aire)	*Pita* (fuego + agua)	*Kapa* (agua + tierra)	*Sattva*	*Rajas*	*Tamas*	Purificante (*Prabhava*)	Nutriente	Digestiva Estimulante	Carminativa	
V +	**P +**	**K +**	**S**				**N**			**Causa flatulencia, mineralizante**
V +	**P +**	**K +**	**S**				**N**			**Hipotensiva, antidiabética**
V +	**P +**	**K +**	**S**				**N**			**Diurético, mineralizante**
V +	**P +**	**K +**	**S**				**N**			**Hipotensiva, antidiabética**
V +	**P-**	**K +**	**S**				**N**			**Vitamina, energizante**
V +	**P+**	**=**	**S**				**N**			**Mineralizante, vitamínica**
V +	**P +**	**K +**	**S**				**N**			**Refrescante, astringente**
V +	**P++**	**K+**	**S**				**N**			**Diurética, antiespasmódica**
V +	**P +**	**K +**	**S**				**N**			**Antianémica**
V +	**P+**	**K+**	**S**				**N**			**Vitaminínica**
V +	**P +**	**K +**	**S**				**N**			**Mineralizante**

Tablas de los alimentos

	SABOR (*Rasa*)						**ENERGÍA (*Virya*)**		**SABOR POS-DIGESTIVO (*Vipaka*)**			**CUALIDAD FÍSICA (*Dravya guna*)**			
	Dulce	Ácido	Salado	Picante	Astringente	Amargo	Caliente	Fría	Dulce	Ácido	Picante	Pesado	Ligero	Seco	Húmedo
CARNE															
Carne en general	**D**							**F**	**D**			**P**			**H**
Cordero	**D**							**F**	**D**			**P**			**H**
Pato	**D**							**F**	**D**			**P**			**H**
Burro	**D**							**F**	**D**			**P**			**H**
Caza mayor (ciervos, jabalíes...)	**D**							**F**	**D**				**L**		**H**
Cabra	**D**							**F**					**L**		**H**
Caballo	**D**							**F**	**D**			**P**			**H**
Conejo	**D**							**F**	**D**			**P**	**L**		**H**
Gallina	**D**						**C**		**D**				**L**		**H**
Cerdo	**D**							**F**	**D**			**P**			**H**
Ternera	**D**							**F**	**D**						**H**
Oveja/cordero	**D**					**A**		**F**	**D**			**P**			**H**
Pollo	**D**				**A**	**A**	**C**		**D**				**L**		**H**
Caza menor (gallina de Guinea, codorniz, paloma...)	**D**						**C**		**D**				**L**		**H**
Pavo	**D**							**F**	**D**			**P**			**H**

INFLUENCIA *TRIDOSHA*			*TRIGUNA*			ACCIONES				ACCIONES TERAPÉUTICAS
Vata (éter + aire)	*Pita* (fuego + agua)	*Kapa* (agua + tierra)	*Sattva*	*Rajas*	*Tamas*	Purificante (*Prabhava*)	Nutriente	Digestiva Estimulante	Carminativa	
=	P++	K++	S	R	T		N			Reconstituyente, aumenta la cantidad de sangre
=	P+	K++	S	R	T		N			
=	P+	K+	S	R	T		N			
=	P++	K++	S	R	T		N			
V+	P+	K++	S	R	T		N			
V+	P+	K++	S	R	T		N			
V+	P++	K++	S	R	T		N			
V+	P++	K++	S	R	T		N			
=	P+	K+	S	R	T		N			
V+	P+++	K+++	S	R	T		N			
V+	P+++	K+++	S	R	T		N			
V+	P+++	K+++	S	R	T		N			
V+	P++	K++	S	R	T		N			
=	=	K+	S	R	T		N			
V+	P+	K+	S	R	T		N			

Tablas de los alimentos

	SABOR (*Rasa*)						**ENERGÍA (*Virya*)**		**SABOR POS-DIGESTIVO (*Vipaka*)**			**CUALIDAD FÍSICA (*Dravya guna*)**			
	Dulce	Ácido	Salado	Picante	Astringente	Amargo	Caliente	Fría	Dulce	Ácido	Picante	Pesado	Ligero	Seco	Húmedo
LÁCTEOS															
Lácteos en general	D	A						F	D				L		H
Quesos frescos (cabra)	D	A						F	D			P			H
Quesos frescos (vaca)	D	A						F	D			P			H
Quesos curados (cabra)	D	A						F	D						
Quesos curados (vaca)	D	A						F	D				L		
Yogur (cabra)	D	A						F		A					H
Yogur (vaca)	D	A						F		A					H
PESCADO															
Pescado en general	D				A	A++	C		D				L		H
Crustáceos	D				A	A	C		D						H
Pescado con espinas	D					A+	C		D				L		H
Pescado sin espinas	D						C		D			P			H
Pescado azul	D					A	C		D				L		H
Moluscos	D				A	A	C		D						H

INFLUENCIA *TRIDOSHA*			***TRIGUNA***			**ACCIONES**				**ACCIONES TERAPÉUTICAS**
Vata (éter + aire)	*Pita* (fuego + agua)	*Kapa* (agua + tierra)	*Sattva*	*Rajas*	*Tamas*	Purificante *(Prabhava)*	Nutriente	Digestiva Estimulante	Carminativa	
V-	**P+**	**K++**		**R**	**T**		**N**			**Favorecen la producción de mucosidad**
=	**=**	**=**		**R**	**T**		**N**			**Más digerible**
V-	**=**	**K++**		**R**	**T**		**N**			
V-	**=**	**K++**		**R**	**T**		**N**			
V-	**=**	**K++**		**R**	**T**		**N**			
=	**P+**	**K+**		**R**	**T**		**N**			**Más digerible**
V-	**P+**	**K++**		**R**	**T**					
=	**P+**	**K-**		**R**	**T**		**N**			
V+	**P++**	**K++**		**R**	**T**		**N**			
=	**=**	**K-**		**R**	**T**		**N**			
=	**P+**	**K-**		**R**	**T**		**N**			
–	**–**	**–**		**R**	**T**		**N**			
V++	**P++**	**K+++**		**R**	**T**		**N**			

	SABOR (*Rasa*)						ENERGÍA (*Virya*)		SABOR POST-DIGESTIVO (*Vipaka*)			CUALIDAD FÍSICA (*Dravya guna*)			
	Dulce	Ácido	Salado	Picante	Astringente	Amargo	Caliente	Fría	Dulce	Ácido	Picante	Pesado	Ligero	Seco	Húmedo
FRUTA															
Fruta en general	D	A						F	D				L		H
Albaricoque	D	A						F	D			P			H
Piña	D	A					C		D				L		H
Sandía	D	A						F	D			P	L		H
Naranja	D	A						F	D	A		P			H
Aguacate	D	A						F				P	L		H
Plátano	D							F		A		P	L		H
Castaña	D							F	D			P			H
Caqui	D							F	D				L		H
Coco	D				A			F	D			P			H
Cereza	D	A						F	D				L		H
Dátil	D							F	D			P			H
Higo	D							F	D			P	L		H
Higo de Indias	D							F	D			P			H
Fresa	D	A						F	D				L		H
Kiwi	D	A						F		A			L		H
Frambuesa	D	A			A			F	D						
Limón	D	A					C	F	D				L		H
Lichi	D	A					C	F	D				L		H
Mandarina	D	A						F	D	A			L		H

INFLUENCIA *TRIDOSHA*			*TRIGUNA*			ACCIONES				ACCIONES TERAPÉUTICAS
Vata (éter + aire)	*Pita* (fuego + agua)	*Kapa* (agua + tierra)	*Sattva*	*Rajas*	*Tamas*	Purificante (*Prabhava*)	Nutriente	Digestiva Estimulante	Carminativa	
V-	P+	K+	S				N			Laxante, purificante
V+	P+	=	S				N			Reforzante, vitamínica
V+	P+	=	S				N			Diurética, digestiva
V-	P+	K+	S				N			Diurética, apaga la sed, disminuye el fuego gástrico si se toma con otros alimentos
V+	P+	=	S				N			Estimulante del apetito, vitamínica
V--	P-	K++	S				N			Tónica
V--	P-	K++	S				N			Laxante, purificante
V+	P+	K++	S				N			Mineralizante
V-	P+	K++	S				N			Nutritiva
V-	P+	K++	S				N			Nutritiva, el agua de coco es mineralizante y refrescante
V-	P-	K+	S				N			Mineralizante
V--	P-	K++	S				N			Nutritiva, mineralizante
V--	P-	K++	S				N			Laxante, energética
V+	P+	K+	S				N			Purificante
V+	P+	K+	S			P	N			Laxante, purificante, antianémica
V+	P+	=	S			P	N			Laxante, purificante
V+	P+	=	S				N			Estimulante del fuego gástrico
V+	P+	=	S			P	N			Refrescante, estimulante del apetito, desintoxicante, catabolizante
V-	P-	K+	S				N			Refrescante

	SABOR (*Rasa*)						ENERGÍA (*Virya*)		SABOR POS-DIGESTIVO (*Vipaka*)			CUALIDAD FÍSICA (*Dravya guna*)			
	Dulce	Ácido	Salado	Picante	Astringente	Amargo	Caliente	Fría	Dulce	Ácido	Picante	Pesado	Ligero	Seco	Húmedo
FRUTA															
Mango	D						C		D				L		H
Manzana cruda	D	A						F	D				L		H
Manzana cocida	D	A			A			F	D				L		H
Membrillo	D							F	D				L		H
Granada	D	A						F	D				L		H
Melón	D	A			A			F	D			P			H
Arándano	D	A			A		C	F	D	Á					H
Mora	D	A							D	Á					H
Níspero	D	A						F	D	Á		P			H
Pera	D							F	D				L		H
Melocotón	D	A						F	D			P			H
Pomelo	D	A					C	F		Á			L		H
Ciruela pasa	D	A						F		Á		P			H
Grosella	D	A					C		D	Á					H
Ciruela	D	A							D	Á					H
Tamarindo*	D				A	A		F			P				H
Uva	D							F	D						H
Fruta confitada	D							F	D		P				H
Fruta deshidratada	D							F	D		P			S	H

* *El tamarindo, además de considerarse una fruta, se considera también una especia, porque posee determinadas acciones terapéuticas específicas.*

INFLUENCIA *TRIDOSHA*			*TRIGUNA*			ACCIONES				ACCIONES TERAPÉUTICAS
Vata (éter + aire)	*Pita* (fuego + Agua)	*Kapa* (agua + tierra)	*Sattva*	*Rajas*	*Tamas*	Purificante (*Prabhava*)	Nutriente	Digestiva Estimulante	Carminativa	
V-	P-	K++	S				N			Reconstituyente
=	=	=	S				N			Astringente, purificante
V-	P-	K+	S				N			Laxante, purificante
V+	P+	K+	S				N			Nutritiva
V+	P+	=	S				N			Calmante de la tos, purificante
V-	P-	K+	S				N			Refrescante, baja el fuego gástrico cuando se toma con otros alimentos
V+	P+	=	S			P	N			Laxante, purificante
V+	P++	=	S			P	N			Estimulante del fuego gástrico
V+	P+	=	S				N			Estimulante del fuego gástrico
V--	P-	K++	S				N			Laxante, purificante
V-	P-	K+	S				N			Nutritiva
V+=	P+	=	S				N			Estimula el apetito
V-	P-	K+	S				N			Laxante
V+	P+	=	S				N			Astringente
=	=	=	S				N			Astringente
V+	P-	=	S				N			Laxante
V--	P-	K++	S				N			Mineralizante
V-	=	K+		R			N			Tonificante
V+	P-	K+		R			N			Nutritiva

	SABOR (*Rasa*)						ENERGÍA (*Virya*)		SABOR POS-DIGESTIVO (*Vipaka*)			CUALIDAD FÍSICA (*Dravya guna*)			
	Dulce	Ácido	Salado	Picante	Astringente	Amargo	Caliente	Fría	Dulce	Ácido	Picante	Pesado	Ligero	Seco	Húmedo
ESPECIAS Y AROMAS															
Especias en general	**D**	**A**		**P**	**A**	**A**	**C**				**P**		**L**	**S**	
Ajo*	**D**	**A**	**S**		**A**	**A**	**C**					**P**			
Laurel	**D**			**P**			**C**				**P**		**L**	**S**	
Eneldo				**P**		**A**		**F**			**P**		**L**		
Anís				**P**			**C**				**P**		**L**	**S**	
Anís estrellado				**P**			**C**				**P**		**L**	**S**	
Asafétida				**P**		**A**	**C**				**P**			**S**	
Albahaca	**D**			**P**	**A**	**A**		**F**			**P**		**L**		**H**
Canela	**D**			**P**	**A**			**F**			**P**		**L**	**S**	**H**
Cardamomo	**D**			**P**	**A**	**A**	**C**		**D**				**L**	**S**	**H**
Clavos				**P**		**A**	**C**				**P**		**L**	**S**	
Cebolla*	**D**			**P**	**A**	**A**	**C**		**D**						**H**
Cilantro	**D**			**P**	**A**	**A**		**F**			**P**		**L**	**S**	
Comino	**D**			**P**	**A**			**F**			**P**		**L**	**S**	
Cúrcuma					**A**	**A**	**C**				**P**			**S**	
Fenogreco				**p**			**C**				**P**		**L**	**S**	
Enebro				**p**	**A**	**A**	**C**				**P**		**L**	**S**	
Mejorana				**p**	**A**	**A**	**C**				**P**		**L**	**S**	
Menta	**D**			**P**				**F**			**P**		**L**	**S**	
Nuez moscada				**p**	**A**		**C**				**P**	**P**			

INFLUENCIA *TRIDOSHA*			*TRIGUNA*			ACCIONES				ACCIONES TERAPÉUTICAS
Vata (éter + aire)	*Pita* (fuego + agua)	*Kapa* (agua + tierra)	*Sattva*	*Rajas*	*Tamas*	Purificante (*Prabhava*)	Nutriente	Digestiva Estimulante	Carminativa	
V-	P++	K--	S					D	C	Antibacteriana, antiviral, antiinflamatoria
V-	P+	K-		R					C	
=	P+	K-	S					D		
V+	P+	K-	S					D		
V-	P+	K-	S					D		
V-	P+	K-	S					D		
V-	P-	K-		R				D	C	Relajante de los nervios
=	=	=	S					D		
V-	P+	=	S					D		
V-	P+	K--	S					D		Cardiotónica
V+	P++	K--		R				D		
V+	P+	K-		R			N			
V+	=	K--	S					D		
V+	P*	K--	S					D		
V+	P+	K--	S					D		Antiséptica, antidiabética
V-	P+	K-	S			P		D		Antifebril, laxante
V-	P+	K-	S					D		
V-=	P+	K-	S					D	C	
=	P+	K-	S					D		Estimulante
V+	P++	K-						D		Sedante de los nervios

	SABOR (*Rasa*)						ENERGÍA (*Virya*)		SABOR POS-DIGESTIVO (*Vipaka*)			CUALIDAD FÍSICA (*Dravya guna*)			
	Dulce	Ácido	Salado	Picante	Astringente	Amargo	Caliente	Fría	Dulce	Ácido	Picante	Pesado	Ligero	Seco	Húmedo
ESPECIAS Y AROMAS															
Orégano					A	A	C	F			P		L	S	
Pimienta larga		A		P	A	A			D			P	L	S	
Pimienta negra				P	A	A	C				P		L	S	
Guindilla				P		A	C				P		L	S	
Perejil		A		P			C				P		L		H
Romero				P		A	C				P		L		
Sal marina			S		A		C		D			P			H
Sal mineral (Himalaya)			S		A		C				P		L	S	
Sal de *masala* (sal alquimizada)	D	S	S	P	A	A	C				P		L		
Salvia	D			P		A	C				P		L		
Semillas de hinojo	D					A	C				P		L	S	
Semillas de mostaza				P			C				P		L		
Tamarindo*	D				A	A	C				P	P			
Tomillo				P		A	C				P		L	S	
Azafrán	D						C		D				L		
Jengibre fresco				P			C				P		L		H
Jengibre seco en polvo				P	A		C				P		L		

* *Estos alimentos, además de considerarse como una fruta/verdura, se consideran también como una especia, porque poseen determinadas acciones terapéuticas específicas.*

INFLUENCIA *TRIDOSHA*			*TRIGUNA*			ACCIONES				ACCIONES TERAPÉUTICAS
Vata (éter + aire)	*Pita* (fuego + Agua)	*Kapa* (agua + tierra)	*Sattva*	*Rajas*	*Tamas*	Purificante (*Prabhava*)	Nutriente	Digestiva Estimulante	Carminativa	
V-	P+	K-	S						C	Estimulante
V-	P++	K--	S					D		
V-	P++	K--	S					D		
V-	P++	K--		R				D		
V-	P+	K-	S					D		
V-	P+	K-	S					D		
V+	P+	K++		R				D		
=	=	K+		R				D		
=	=	=	S					D		
=	=	=	S					D		
V-	P+	=	S					D		
V+	=	K-		R				D		
=	=	=	S				N	D		Laxante
=	P*	=	S					D		
=	=	=	S			P		D		
V+	=	K-		R				D		Estimulante del apetito
V-	=	K-	S					D		Digestiva

	SABOR (*Rasa*)						**ENERGÍA** (*Virya*)		**SABOR POS-DIGESTIVO** (*Vipaka*)			**CUALIDAD FÍSICA** (*Dravya guna*)			
	Dulce	Ácido	Salado	Picante	Astringente	Amargo	Caliente	Fría	Dulce	Ácido	Picante	Pesado	Ligero	Seco	Húmedo
FRUTOS SECOS Y SEMILLAS															
Frutos secos en general	**D**				**A**			**F**	**D**			**P**		**S**	
Anacardos	**D**				**A**			**F**	**D**				**L**	**S**	
Cacahuetes	**D**				**A**			**F**	**D**			**P**		**S**	
Almendras	**D**							**F**	**D**			**P**		**S**	
Avellanas	**D**							**F**	**D**			**P**		**S**	
Nueces	**D**							**F**	**D**			**P**		**S**	
Piñones	**D**							**F**	**D**			**P**		**S**	
Pistachos	**D**							**F**	**D**			**P**		**S**	
Semillas de girasol	**D**				**A**			**F**	**D**			**P**		**S**	
Semillas de lino	**D**							**F**	**D**			**P**		**S**	
Semillas de amapola	**D**							**F**	**D**			**P**		**S**	
Semillas de sésamo	**D**							**F**	**D**			**P**		**S**	
Semillas de calabaza	**D**							**F**	**D**			**P**		**S**	

INFLUENCIA *TRIDOSHA*			***TRIGUNA***			**ACCIONES**				**ACCIONES TERAPÉUTICAS**
Vata (fter aire)	*Pita* (fuego + agua)	*Kapa* (agua + ttirra)	*Sattva*	*Rajas*	*Tamas*	Purificante (*Prabhava*)	Nutriente	Digestiva Estimulante	Carminativa	
V++	**P+**	**K+**	**S**				**N**			**Reconstituyente, mineralizante y vitamínica**
V+	**=**	**K+**	**S**				**N**			
V+	**P+**	**K++**	**S**				**N**			**Oleaginosa**
=	**=**	**=**	**S**				**N**			
V+	**=**	**K+**	**S**				**N**			
=	**=**	**K+**	**S**				**N**			
=	**=**	**K+**	**S**				**N**			
=	**=**	**K+**	**S**				**N**			
V+	**=**	**K**	**S**				**N**			
V+	**=**	**K+**	**S**				**N**			**Emoliente**
V+	**=**	**K+**	**S**				**N**			
=	**=**	**=**	**S**				**N**			**Digestiva**
V+	**=**	**K+**	**S**				**N**			

Tablas de los alimentos

	SABOR (*Rasa*)						ENERGÍA (*Virya*)		SABOR POS-DIGESTIVO (*Vipaka*)			CUALIDAD FÍSICA (*Dravya guna*)			
	Dulce	Ácido	Salado	Picante	Astringente	Amargo	Caliente	Fría	Dulce	Ácido	Picante	Pesado	Ligero	Seco	Húmedo
GRASAS Y CONDIMENTOS															
Grasas en general	D						C		D			P			
Mantequilla (de leche de vaca)	D						C		D						
Ghee gruta	D							F	D				L		
Grasa de cerdo (manteca de cerdo)	D						C		D			P			
Margarinas vegetales	D						C		D			P			
Aceite de cacahuetes	D						C		D		P	P			
Aceite de girasol	D						C		D						
Aceite de maíz	D						C		D						
Aceite de oliva	D						C		D		P	P			
Aceite de sésamo	D						C		D				L		
Aceite de soja	D						C		D			P			
AZÚCARES															
Azúcares en general	D							F	D			P			
Malta de arroz	D							F	D			P			
Miel	D						C	F	D				L		
Jarabe de arce	D							F	D			P			
Jugo de agave	D							F	D			P			
Azúcar blanco refinado (remolacha)	D								D			P			

INFLUENCIA *TRIDOSHA*			*TRIGUNA*			ACCIONES				ACCIONES TERAPÉUTICAS
Vata (éter + aire)	*Pita* (fuego + agua)	*Kapa* (Agua + tierra)	*Sattva*	*Rajas*	*Tamas*	Purificante *(Prabhava)*	Nutriente	Digestiva Estimulante	Carminativa	
V-	P+	K+++		R	T		N			
V+	P+	K++		R	T		N			
V--	P--	=	S				N			
V+	P+	K++		R	T		N			
V+	P+	K++		R	T		N			
V+	P+	K++		R	T		N			
V-	=	K+		R	T		N			
V-	=	K+		R	T		N			
V-	P+	K+		R	T		N			
V-	=	=		R	T		N			
V-	P+	K+		R	T		N			
V-	P-	K++			T		N			
=	P-	K++			T		N			
=	=	K-					N			
=	P-	K++			T		N			
=	P-	K++			T		N			
=	P-	K++			T		N			

	SABOR (*Rasa*)						**ENERGÍA** (*Virya*)		**SABOR POS-DIGESTIVO** (*Vipaka*)			**CUALIDAD FÍSICA** (*Dravya guna*)			
	Dulce	Ácido	Salado	Picante	Astringente	Amargo	Caliente	Fría	Dulce	Ácido	Picante	Pesado	Ligero	Seco	Húmedo
GRASAS Y CONDIMENTOS															
Azúcar de caña integral	D							F	D			P			
Azúcar de caña refinado	D							F	D			P			
Azúcar de palma (*Jaggery*)	D							F	D			P			
OTROS															
Vinagre de manzana		A					C			A			L		H
Vinagre de vino		A					C			A			L		H
Salsa de mostaza				P			C				P	P			H
Salsa de soja		A	A				C			A		P			H
Tabasco							C				P	P			H
Tahina	D				A	A	C					P			H

INFLUENCIA *TRIDOSHA*			***TRIGUNA***			**ACCIONES**				**ACCIONES TERAPÉUTICAS**
Vata (éter + aire)	*Pita* (fuego + agua)	*Kapa* (agua + tierra)	*Sattva*	*Rajas*	*Tamas*	Purificante (*Prabhava*)	Nutriente	Digestiva Estimulante	Carminativa	
=	**P-**	**K+**			**T**		**N**			
=	**P-**	**K++**			**T**		**N**			
=	**P-**	**K+**			**T**		**N**			
V-	**P++**	**K+**			**T**					
V-	**P++**	=			**T**					**Calentadora**
=	**P++**	**K+**		**R**	**T**					
=	**P++**	**K+**			**T**					
=	**P++**	**K**		**R**	**T**					
=	**P++**	**K+**		**R**	**T**		**N**			

Tablas de los alimentos

	SABOR (*Rasa*)						**ENERGÍA (*Virya*)**		**SABOR POS-DIGESTIVO (*Vipaka*)**			**CUALIDAD FÍSICA (*Dravya guna*)**			
	Dulce	Ácido	Salado	Picante	Astringente	Amargo	Caliente	Fría	Dulce	Ácido	Picante	Pesado	Ligero	Seco	Húmedo
BEBIDAS															
Agua con gas								**F**							
Bebidas gaseosas	ALIMENTOS EXTREMADAMENTE PERJUDICIALES														
Cerveza	SEGÚN LOS PRINCIPIOS AYURVÉDICOS ES MEJOR EVITAR ESTE ALIMENTO														
Café					**A**	**A**	**C**			**Á**		**P**	**L**		**H**
Café de cereales					**A**		**C**			**Á**		**P**			**H**
Leche de cabra	**D**							**F**	**D**			**P**			**H**
Leche de cereales (arroz, avena...)	**D**							**F**	**D**			**P**			**H**
Leche de almendras	**D**							**F**	**D**			**P**			**H**
Leche de vaca	**D**							**F**				**P**			**H**
Zumos de frutas	**D**							**F**	**D**			**P**			**H**
Zumos de tomate	**D**	**Á**			**A**		**C**	**F**		**Á**		**P**			**H**
Bebidas espirituosas	ALIMENTOS EXTREMADAMENTE PERJUDICIALES														
Té					**A**	**A**	**C**			**Á**			**L**		**H**
Tés de hierbas	**D**				**A**	**A**	**C**		**D**	**Á**			**L**		**H**
Vino	**D**						**C**		**D**	**Á**			**L**		**H**

INFLUENCIA *TRIDOSHA*			*TRIGUNA*			ACCIONES				ACCIONES TERAPÉUTICAS
Vata (éter + aire)	*Pita* (fuego + agua)	*Kapa* (agua + tierra)	*Sattva*	*Rajas*	*Tamas*	Purificante (*Prabhava*)	Nutriente	Digestiva Estimulante	Carminativa	
V++	P+	K+	S							Tomar una correcta cantidad (un vaso por vez)
V++	P++	K-		R						Estimulante, tonificante
V+	P-	K+	S				N			Relajante
=	P-	=	S				N			
=	=	=	S				N			Es el jugo diluido de un cereal
V-	P--	K	S				N			
=	P--	K+	S				N			
V-	P--	=					N			Según la calidad de la fruta las cualidades pueden variar
V-	P+	K+	S				N	D		
V++	P++=	K+	S							Estimulante, tonificante
=	=	=	S	R				D		Según las hierbas
V+	P+	K-		R	T					Tónica en pequeñas dosis

Tablas de los alimentos

	SABOR (*Rasa*)						ENERGÍA (*Virya*)		SABOR POS-DIGESTIVO (*Vipaka*)			CUALIDAD FÍSICA (*Dravya guna*)			
	Dulce	Ácido	Salado	Picante	Astringente	Amargo	Caliente	Fría	Dulce	Ácido	Picante	Pesado	Ligero	Seco	Húmedo
OTROS ALIMENTOS															
Anchoas en aceite	CONSUMIR EN PROPORCIONES ÍNFIMAS; TIENE UN EFECTO ESTIMULANTE DEL APETITO														
Algas			S				C		D				L		H
Galletas	D						C		D				L	S	
Cacao amargo en polvo						A		F	D			P			
Alcaparras					A	A		F			P		L		
Caramelos	SEGÚN LOS PRINCIPIOS AYURVÉDICOS, ES MEJOR EVITAR ESTE ALIMENTO														
Cereal en copos	D							F	D				L	S	
Cereales inflados	D							F	D				L	S	
Chocolate	SEGÚN LOS PRINCIPIOS AYURVÉDICOS, ES MEJOR EVITAR ESTE ALIMENTO														
Galletas, palitos de pan	D							F	D			P		S	
Salvado	D							F	D				L	S	
Pasteles de levadura dulce (pasteles, bollos, muffins...)	SEGÚN LOS PRINCIPIOS AYURVÉDICOS, ES MEJOR EVITAR ESTE ALIMENTO														
Pan bizcote	D							F	D				L	S	
Tortas de arroz o maíz	D							F	D				L	S	
Ñoquis de patata	D							F	D			P			H

INFLUENCIA *TRIDOSHA*			*TRIGUNA*			ACCIONES				ACCIONES TERAPÉUTICAS
Vata (éter + aire)	*Pita* (fuego + agua)	*Kapa* (agua + tierra)	*Sattva*	*Rajas*	*Tamas*	Purificante (*Prabhava*)	Nutriente	Digestiva Estimulante	Carminativa	
CONSUMIDO EN EXCESO TRASTORNA *TRIDOSHA*										
=	P+	K-		R	T		N			**Pueden tener diferentes propiedades**
V-	P-	+	S				N			
V+	P+	K-	S				N			
=	=	K+	S				N			**Tónica, digestiva**
V+	=	K-	S				N			
V+	=	K-	S				N			
V+	=	K´	S				N			
V+++	=	K++	S				N			
V+	=	K++	S				N			
V++	=	K++	S				N			
V-	=	K++	S				N			

	SABOR (*Rasa*)						ENERGÍA (*Virya*)		SABOR POS-DIGESTIVO (*Vipaka*)			CUALIDAD FÍSICA (*Dravya guna*)			
	Dulce	Ácido	Salado	Picante	Astringente	Amargo	Caliente	Fría	Dulce	Ácido	Picante	Pesado	Ligero	Seco	Húmedo
OTROS ALIMENTOS															
Helado	D						C		D			P			H
Salchichas (chorizo, cotechino...)	ALIMENTOS EXTREMADAMENTE PERJUDICIALES														
Aderezo (en cubitos, en polvo...)	SEGÚN LOS PRINCIPIOS AYURVÉDICOS, ES MEJOR EVITAR ESTE ALIMENTO														
Mermelada	D							F	D			P			H
Muesli	D					A	C	F	D				L	S	H
Olivas	D								D			P			H
Pan	D							F	D			P			H
Pan sin levadura	D							F	D			P			H
Pan chapata	D							F	D				L		H
Pan integral	D							F	D			P			H
Pan de kamut	D							F	D			P			H
Tomate frito de bote	D	Á					C			Á					H
Pasta (trigo-tamaño pequeño)	D							F	D			P			H
Pasta (trigo-formato grande)	D							F	D			P			H
Pasta de espelta	D							F	D			P			H
Pasta de arroz	D							F	D						H

INFLUENCIA *TRIDOSHA*			*TRIGUNA*			ACCIONES				ACCIONES TERAPÉUTICAS
Vata (éter + aire)	*Pita* (fuego + agua)	*Kapa* (agua + tierra)	*Sattva*	*Rajas*	*Tamas*	Purificante (*Prabhava*)	Nutriente	Digestiva Estimulante	Carminativa	
V+	P+	K++			T		N			
V-	P-	K++			T		N			
V+++	P+	K+	S				N			
V-	P-	K++	S				N			
V-	=	K++			T		N			
V+	=	K+	S				N			
V-	=	K+	S				N			
V-	P+	K+			T		N			
V-	=	K++			T		N			
V++	P++	K++			T		N			
V-	=	K++			T		N			
V-	=	K++			T		N			
V-	=	K++			T		N			
V-	=	K++			T		N			

	SABOR (*Rasa*)						ENERGÍA (*Virya*)		SABOR POS-DIGESTIVO (*Vipaka*)			CUALIDAD FÍSICA (*Dravya guna*)			
	Dulce	Ácido	Salado	Picante	Astringente	Amargo	Caliente	Fría	Dulce	Ácido	Picante	Pesado	Ligero	Seco	Húmedo
OTROS ALIMENTOS															
Pasta rellena (ricotta/espinacas)	CONSUMIR EN PROPORCIONES ÍNFIMAS; TIENE UN EFECTO ESTIMULANTE DEL APETITO														
Pasta rellena (carne, huevos...)	SEGÚN LOS PRINCIPIOS AYURVÉDICOS, ES MEJOR EVITAR ESTE ALIMENTO														
Pescado salado (bacalao salado, arenques...)	D						C		D				L		H
Piadina con aceite de oliva	D							F	D			P			H
Piadina con manteca de cerdo	SEGÚN LOS PRINCIPIOS AYURVÉDICOS, ES MEJOR EVITAR ESTE ALIMENTO														
Pizza	D							F	D			P			H
Polenta de maíz	D							F	D			P			H
Palomitas de maíz	D							F	D			P			H
Salmón ahumado	SEGÚN LOS PRINCIPIOS AYURVÉDICOS, ES MEJOR EVITAR ESTE ALIMENTO														
Embutidos	ALIMENTOS EXTREMADAMENTE PERJUDICIALES														
Pepinillos (verduras)	CONSUMIR EN PROPORCIONES ÍNFIMAS; TIENE UN EFECTO ESTIMULANTE DEL APETITO														
Tofu	D							F	D			P			H
Atún enlatado	SEGÚN LOS PRINCIPIOS AYURVÉDICOS, ES MEJOR EVITAR ESTE ALIMENTO														
Turrón	SEGÚN LOS PRINCIPIOS AYURVÉDICOS, ES MEJOR EVITAR ESTE ALIMENTO														
Salchichas de viena	SEGÚN LOS PRINCIPIOS AYURVÉDICOS, ES MEJOR EVITAR ESTE ALIMENTO														

INFLUENCIA *TRIDOSHA*			*TRIGUNA*			ACCIONES				ACCIONES TERAPÉUTICAS
Vata (éter + aire)	*Pita* (fuego + agua)	*Kapa* (agua + tierra)	*Sattva*	*Rajas*	*Tamas*	Purificante (*Prabhava*)	Nutriente	Digestiva Estimulante	Carminativa	
=	P+	K-		R	T		N			Sólo si se prepara con remojo prolongado, eliminando toda la sal
V-	=	K+			T		N			
V+	P+	K++			T		N			
V-	=	K++			T		N			
V+	P+	K++			T		N			
CONSUMIDO EN EXCESO AFECTA *TRIDOSHA*										
CONSUMIDO EN EXCESO AFECTA *TRIDOSHA*										
=	=	=			T		N			

Alimentos líquidos

EL AGUA *(JALA)*

Es un elemento que habita en todas las células.

Es parte de los fluidos corporales y mantiene la forma del cuerpo. Es un lubricante y un diluyente. El agua es la sustancia en la que ocurren todas nuestras transformaciones metabólicas, y es el medio para regular la temperatura corporal; gracias a sus propiedades de enfriamiento, regula el proceso de evaporación. Asimismo, ayuda a lubricar los puntos estratégicos del cuerpo: desde el líquido sinovial presente en las articulaciones, hasta la mucosidad en el sistema respiratorio; desde las mucosas, hasta el fluido lagrimal, y así sucesivamente. El contenido de agua del cuerpo, como porcentaje del peso corporal, disminuye con la edad. Nuestro cuerpo está constituido por 72 % de agua, que también forma las tres cuartas partes de la superficie de la Tierra. Cuantitativamente, desde el punto de vista de los elementos o *mahabhuta* que componen tanto al universo como a nosotros mismos, el agua ocupa el segundo lugar después del aire, y por lo tanto es la segunda sustancia más importante y esencial para la supervivencia del ser humano. Nuestras principales necesidades nutricionales básicas dependen del agua, el componente químico más abundante en el cuerpo. Es tan vital para todos nuestros procesos orgánicos que la sed generalmente nos lleva a beber mucho antes de que el nivel de hidratación se vuelva peligrosamente bajo. Sus propiedades de fluidez le permiten servir de vehículo para el transporte de sustancias vitales a través del cuerpo, a través de la sangre, la linfa y otros fluidos corporales, y para la eliminación de residuos. Como hace que las células se vuelvan turgentes, el agua puede considerarse como aportadora de estructura.

EL AGUA EN EL AYURVEDA

El Ayurveda usa diferentes palabras para indicar el agua, para representar las propiedades del líquido o para describir su importancia en la vida humana. *Jeevanam* es el sinónimo que indica la vida. La vida no podría existir en este planeta sin agua, que no es sólo un nutriente esencial sino también uno de los elementos básicos para la creación de este universo.

Los atributos predominantes del agua son: líquido, frío, húmedo, untuoso, espesante, turbio, que son también los efectos que las sustancias acuosas aportan al organismo. Según el gran maestro Charaka, el agua es la base del gusto. Generalmente no tiene sabor pero, una vez que ha caído sobre la tierra, se impregna con las propiedades de los cinco elementos y, si entra en contacto con otras sustancias, adquiere su sabor.

Fuentes dietéticas del agua

Hay muchas fuentes de agua disponibles para el cuerpo humano. Las bebidas de cualquier tipo tienen un alto contenido de agua. Asimismo, la mayor parte de los alimentos están compuestos, en un alto porcentaje de agua. Esto también se aplica a los alimentos que aparentemente son pobres o deficientes en agua, como el pan y la carne. Las frutas y las verduras, como los melones y el apio, contienen mucha agua, a veces incluso más que la leche.

Clasificación del agua

El agua de lluvia, el granizo y la nieve no tienen sabor de por sí. El agua pura es sólo aquella que cae del cielo, y su calidad depende del lugar y la época del año. Charaka sostiene que el agua también entra en contacto con la luna, el aire y el sol, al caer sobre la Tierra. Luego, al estancarse, se impregna de las propiedades de la tierra, que varían según las características de las estaciones, el clima frío o caliente, la humedad, la sequedad, etc.

Agua de lluvia

El agua de lluvia pura tiene, por naturaleza, seis cualidades: frío, pureza, integridad, fuerza de atracción, limpieza y ligereza. Pero cuando el agua cae sobre la tierra, las propiedades cambian de acuerdo con el suelo sobre el que se asienta. En el suelo blanco se vuelve astringente, en el pálido amarga, en el marrón alcalina, en el mar salada, en las zonas de colinas, ácida; y en el suelo negro, dulce.

EL AGUA SEGÚN LA TEMPORADA

La lluvia fresca de la estación más lluviosa es pesada, mientras que la lluvia otoñal es más clara y tiene una calidad purificadora. En primavera, el agua es astringente y dulce, y por lo tanto tiene una calidad más pesada que obstruye los canales. En la primera fase del invierno, el agua tiene una calidad untuosa y pesada, pero también es afrodisíaca y reforzante. En la parte final del invierno se vuelve más ligera y alivia *kapa dosha*. En verano, el agua tiene propiedades que purifican los canales del organismo.

EL AGUA Y LOS RÍOS

El gran maestro Charaka describió las propiedades de las aguas de diferentes ríos. Ésta es una gran observación sobre la higiene alimentaria. De este modo, demuestra la gran sabiduría del pensamiento oriental y el enraizamiento del concepto de naturaleza como amiga del medio ambiente. Charaka afirma que los ríos que se originan en el Himalaya (citados repetidamente por los sabios) son saludables y ricos en propiedades en tanto que se caracterizan por las aguas que se mueven rápido, con gran dinamicidad, que se agitan continuamente, adquieren un *prana* mayor. ¡Charaka tenía razón! Hoy sabemos por la ciencia moderna que las aguas agitadas son más oxigenadas, por lo tanto, más saludables. No podemos dejar de estar de acuerdo con Charaka cuando observa que el agua que se origina en el Himalaya, cruzando grava y arena, se purifica y luego se revela muy limpia.

OTRAS FUENTES DE AGUA

Las cualidades positivas y negativas del agua encontrada en estanques, pozos, embalses, lagos y ríos se pueden establecer sobre la base de la ubicación ambiental; es decir, si provienen de terrenos pantanosos, de colinas, o de regiones secas y cercanas al mar. El agua que se origina en el mar, que sin embargo es el supuesto asiento del sabor salado, tiene un sabor similar al pescado y agrava los *tridosha*.

AGUA BUENA Y MALA

El agua que cae del cielo se llama *aindriya jala* y es la fuente principal de agua potable. La mejor agua es ligeramente astringente, dulce, sutil, no aceitosa ni burda, y no debe bloquear los canales del organismo. El agua fresca de lluvia de los días de otoño se recomienda para personas delicadas que tienen que seguir una dieta no demasiado grasa. El agua impura es un vehículo para propagar enfermedades infecciosas. El agua fresca, pero nunca fría, es beneficiosa para saciar la sed, para calmar la aridez causada por el calor excesivo, y es útil también para contrarrestar el exceso de *pita*, en caso de vómitos e intoxicación, incluso por alcohol.

El agua caliente se asimila fácilmente, estimula el apetito, favorece la digestión, combate el estreñimiento y la dispepsia (digestión difícil), contrarresta la flatulencia, favorece tanto la función renal como la de la vejiga (diluyendo la orina elimina también posibles bacterias presentes, fomentando la expulsión de pequeñas piedras), es ideal para la terapia purificante, para hidratar el cuerpo especialmente durante estados febriles y en las inflamaciones de las vías aéreas superiores (rinitis, laringitis, bronquitis, traqueitis, etc.). Equilibra el exceso de *vata* y *kapa* y combate las toxinas. El agua que se enfría después de hervir no causa excesos de líquidos orgánicos, se digiere fácilmente y es realmente adecuada para contrarrestar el exceso de *pita*.

¡Estamos en la era del agua embotellada! A menos que lo prescriba un médico, por ejemplo para favorecer la expulsión de cálculos, el agua oligomineral (por lo tanto pobre en sales minerales, como el potasio, fundamental para nuestro metabolismo celular) no sólo no quita la sed, sino que también es contraindicada, porque causa una mayor pérdida de esas sales minerales esenciales indispensables para contrarrestar, precisamente, la deshidratación.

ADVERTENCIA: Cuando leemos en la etiqueta, incluso en caracteres pequeños, agua oligomineral, debemos saber que no es útil para calmar la sed.

Entonces ¿qué deberíamos encontrar escrito en la botella para realmente saciar nuestra sed? Una simple agua del grifo que sabemos que se revisa constantemente puede ser mucho más adecuada que cualquier agua embotellada. Además del monitoreo constante de la composición química correcta, sigue siendo agua «viva» que fluye y se mueve constantemente; de esta manera tiene cada vez más «energía» *(prana)* que un agua que ha permanecido encerrada en la botella durante un tiempo indefinido. Un posible tratamiento del agua del grifo, antes de beberla, sería hervirla durante algunos minutos y luego enfriarla para que se depositen en el fondo las partes más pesadas, como la cal y eventuales impurezas en el fondo, y para permitir que se evaporen los restos de cloro (el cloro, que es una sustancia inocua en dosis muy pequeñas, se agrega al sistema de canalización pública para proteger su salubridad). Además, entre las bebidas más aconsejables se encuentra el agua de coco que, además de ser hidratante, refrescante, de fácil digestión, dulce, afrodisíaca, estimulante del apetito, digestiva y depurativa para los riñones y la vejiga armoniza los excesos de *vata* y *pita*.

DESHIDRATACIÓN

La sed es el estímulo que nos impulsa a beber agua. Ya dijimos que el agua es tan vital para todos nuestros procesos biológicos que la sed nos obliga a beber mucho antes de estar realmente deshidratados. El estímulo de la sed no debe subestimarse ni ignorarse. La supresión del estímulo de beber conduce a la deshidratación. En este caso, uno comienza a acusar sequedad en la garganta y en la boca, en la piel, a sentir una sensación de fatiga y mareo, a percibir zumbidos, a estar deprimido hasta sentir una sensación de peso y ansiedad en el corazón. Si se ignoran estas señales de advertencia, se pueden causar graves consecuencias a órganos y sistemas involucrados, y a todo el organismo hasta llegar al colapso. Por lo tanto, hay que recordar que la sed es una alarma que debe disiparse a la primera campanada: se evitará la aparición de otros trastornos.

LA LECHE

La leche se considera un alimento completo en el Ayurveda. Es de considerable importancia, especialmente en las fases de crecimiento físico, mental y espiritual. Tiene un sabor dulce, es hidratante y rica en grasas, tiene una función reconstituyente y fortalecedora, aumenta la masa de los tejidos del cuerpo, es refrescante y contrarresta el exceso de *vata* y *pita*. También es rejuvenecedora y afrodisíaca, aunque acentúa *kapa* y no es fácilmente digerible, por lo tanto, requiere de un poder digestivo saludable. Hoy en día, cada vez más personas padecen intolerancia a la lactosa, que se manifiesta por ejemplo con indigestión, acidez estomacal o con la aparición de trastornos de la piel o de las articulaciones. Un alimento como la leche necesita un *agni* fuerte y saludable, que muchas personas han perdido actualmente a causa de un estilo de vida inadecuado y hábitos alimenticios dañinos. Para consumir leche sin problemas, es necesario que todos los canales del cuerpo *(srota)* estén libres. Una de las razones principales de la intolerancia a la lactosa es la obstrucción de los canales debida a la presencia de toxinas, llamada *ama*; esta condición causa problemas digestivos.

La experiencia médica ha demostrado que, después de las terapias de purificación ayurvédica, o sea, específicamente la terapia *panchakarma*, la leche y otros alimentos que previamente creaban problemas vuelven a ser bien tolerados. También recordamos que los procesos modernos de producción de leche, en particular la composición de los alimentos de la vaca, la pasteurización y la homogeneización, modifican su calidad y contribuyen a la formación de toxinas; a esto se suman los residuos de los productos tóxicos utilizados en el tratamiento del forraje y las condiciones antinaturales en las que a menudo se cría el ganado.

Otro factor importante es la combinación incorrecta de alimentos con leche. La leche nunca debe tomarse junto con alimentos salados o ácidos. Ni siquiera debería beberse junto con el alcohol. El responsable de la intolerancia no es la leche en sí misma sino la falta de enzimas, resultado asimismo de los errores cometidos en el estilo de vida, en las combinaciónes incorrectas y en el exceso de alimentos que causan una debilidad digestiva, una acumulación de toxinas *ama* y, en consecuencia, intolerancia.

El Ayurveda recomienda calentar la leche junto con cardamomo y pimienta negra para facilitar la digestión y la absorción, eliminando así la posible presencia de residuos tóxicos. El uso de especias reduce el efecto producido por la leche, especialmente en las personas *kapa*, en las que la leche aumenta la secreción de moco. La mejor manera de beber leche es consumirla caliente con *ghee gruta*, cardamomo, cúrcuma, azafrán, canela, vainilla y pimienta.

Contraindicaciones

Precisamente porque la leche de vaca es refrescante y la carne bovina calenta dora, su ingestión combinada las pone en contradicción al desequilibrar *agni* y dar lugar a toxinas: debemos tener cuidado de no consumirlas al mismo tiempo. También debemos evitar tomar leche cuando comemos melón, ya que la primera es laxante y el último diurético, y desempeñan funciones contrastantes entre sí. Además, la digestión de la leche es considerablemente más larga que la del melón. Preste atención a las posibles consecuencias superpuestas.

Está definitivamente contraindicado consumir leche junto con yogur y fruta, en particular las de gusto ácido (por ejemplo: limón, pomelo, naranja, melón y cerezas); así como con pan fermentado, nata agria, queso, huevos, carne, pescado y alimentos salados.

LECHE DE VACA

Tiene energía fría, combate el envejecimiento y favorece la longevidad, aumenta la fuerza física, es un tónico para el sistema nervioso ya que tiene el efecto de agudizar las capacidades intelectuales. Se considera un alimento refrescante, que a su vez favorece la producción de leche humana (por lo tanto, es galactogoga). Combate el insomnio y la tos. Es útil para calmar la sed y el hambre y para fortalecer el organismo debilitado, especialmente por los estados febriles prolongados. La leche hervida con cardamomo y pimienta negra es aconsejada para los *tridosha* por su fácil digestión. La leche sin hervir puede producir una secreción excesiva en los poros del tejido, causando su obstrucción, además de no ser de fácil digestión. Por el contrario, hervida correctamente tiene cualidades opuestas. Sin embargo, hay que evitar hervirla demasiado, porque de lo contrario su digestión se dificulta.

LECHE DE CABRA

Tiene energía caliente, por lo que es liviana y se recomienda para trastornos respiratorios y circulatorios. Es fácilmente digerible, útil como tónico y en caso de fiebre y disnea.

LECHE DE OVEJA

Se caracteriza por energía fría, obstruye los canales, por lo que no es adecuada para enfermedades del sistema respiratorio y nervioso.

LECHE MATERNA

Pacifica los trastornos de *vata* y *pita,* gracias a sus poderes inmunitarios específicos, favorece la curación de las heridas y cura las inflamaciones de los ojos y la nariz. Para tratar estos dos últimos casos, también se puede usar como colirio y se puede instilar, gota a gota, en las fosas nasales.

MUOR (BEBIDA REFRESCANTE A BASE DE YOGUR)

El *muor* es yogur diluido en agua. Las proporciones son 1:5. Ponga una taza de yogur y cinco de agua en un recipiente, bata bien y elimine la grasa que pueda haberse formado en la superficie; luego agregue el zumo de medio limón y una cucharadita de sal medicada *(salmasal)*. Una variante ulterior consiste en la adición de una taza de arroz bien cocido que se deja fermentar durante una noche entera a una temperatura de entre 25 y 40 °C; filtre y beba a la mañana siguiente. El *muor* es refrescante, ligero, fresco, digestivo, diurético. Nutre la flora bacteriana y combate el estreñimiento, los trastornos renales y las hemorroides. Limpia todos los canales. También se puede usar como laxante.

YOGUR

Se caracteriza por energía caliente. Adecuado para *vata dosha*, aumenta *kapa* y *pita*, favorece el aumento de la masa corporal, contribuye al desarrollo de la fuerza y al vigor del organismo y del líquido seminal y mejora el apetito. Es útil consumirlo en caso de fiebre intermitente y rinitis crónica. Es un poco difícil de digerir, por lo tanto, puede ser pesado y acarrear consecuencias negativas no sólo para la digestión, sino también para la circulación, puesto que promueve la deposición de sustancias grasas, incluso en los microcanales. De hecho el yogur, al calentar la sangre, puede sobrecargar las moléculas de lípidos, con posibles trastornos circulatorios y de la piel. Por lo tanto, es bueno no consumirlo solo, ni en la tarde ni en primavera ni en la estación caliente. Es mejor mezclarlo con miel o con arroz, agregando *salmasal* y limón. Recordemos, sin embargo, no tomar el yogur con leche (¡es precisamente lo que hay que evitar!) y con frutas de sabor ácido, melón, mango, patatas, tomates, berenjenas, bebidas calientes, queso, huevos, carne y pescado.

MIEL - *MADHU*

En la medicina ayurvédica, la miel se considera el mejor edulcorante y un alimento puro, es decir, con un gran valor espiritual. La miel, llamada *madhu*, tiene un sabor dulce, moderadamente astringente y amargo.

Sus cualidades son: pesada, fría y seca y su energía es caliente. Actúa sobre el *tridosha*: calienta *vata* (pero en exceso lo agrava), refresca *pita* (pero su exceso lo calienta), reduce *kapa* (pero el exceso favorece el efecto contrario), purifica la sangre y es útil como antiséptico. Es rejuvenecedora, emoliente, expectorante, laxante, nutritiva y tónica para los nervios, los sentidos, la mente, *ojas* (la fuerza de la vida) y el sistema inmunitario. Ayuda a eliminar el catarro y a reducir las acumulaciones de grasa. Un poco de miel pura es el mejor edulcorante y, en pequeñas dosis, es la mejor comida para los niños más pequeños.

Está particularmente indicada en las enfermedades crónicas.

Para la terapia ayurvédica, la miel es un elemento muy importante: se considera un *anupana*, es decir, un vehículo con el que tomar hierbas y medicinas. Por lo tanto, mejora la asimilación de los medicamentos y aumenta enormemente su poder.

Utilizada como edulcorante añadido a los alimentos, aporta un alto valor nutritivo y medicinal, ya que contiene proteínas, grasas, vitaminas, minerales, enzimas y aminoácidos. Su valor terapéutico es rápido y energiza al instante, acelera la curación y el crecimiento de los tejidos. La miel actúa como un sedante y ayuda a controlar los trastornos de la micción nocturna en los niños. Es antioxidante y restaura la piel dañada, dando una apariencia suave y juvenil. Tiene propiedades antibacterianas y su uso continuado fortalece el sistema inmunitario y protege contra las enfermedades virales. Es eficaz para los ojos y la vista, reduce los efectos de los venenos, controla y detiene el hipo, es útil en los trastornos de las vías urinarias, las infestaciones de bacterias y gusanos, asma bronquial, tos, diarrea y náuseas-vómitos, sirve para limpiar y sanar heridas, favorece la curación rápida de heridas profundas. Está indicada para la tos, resfriados, enfermedades de las vías respiratorias superiores (rinitis, faringitis, laringitis, traqueitis, bronquitis), asma, diabetes (¡aunque con precaución!), vómitos, diarrea, obesidad (¡pero sólo en una cantidades moderadas!). Cuando la miel se usa con otras preparaciones herbales, mejora la calidad de los preparados medicinales y los ayuda a alcanzar los tejidos más profundos *(yogavahini)*.

La calidad medicinal, el sabor, la textura, el color y el aroma de la miel varían según la zona geográfica y las especies de plantas de las cuales las abejas han recogido el néctar.

La miel es incompatible cuando se toma junto con *ghee gruta* en las mismas cantidades: se produce un conflicto de energía (calor contra frío, por lo que ambos se desperdician). La miel cristalizada o solidificada tiene las mismas propiedades que la miel líquida.

ADVERTENCIA: La miel nunca debería cocinarse ni calentarse. En estos casos, se ralentiza su digestión, porque sus moléculas se adhieren a las paredes de la mucosa intestinal y obstruyen los canales finos, con la consecuente producción de toxinas. Preparar postres con miel (es decir, cocinarla junto con los demás ingredientes) no es saludable, produce toxinas y contribuye a la formación de flemas. Asimismo, contiene el néctar de diferentes flores y, por lo tanto, algunas de ellas pueden ser venenosas. Esto en la naturaleza no implica una contraindicación, sino que, por el contrario, puede realizar la función de fortalecer el sistema inmunitario si se toma en pequeñas dosis.

Pero cuidado: el veneno tiene una energía caliente y, cuando la miel se mezcla con sustancias calientes y comidas picantes, las propiedades se potencian y provocan un desequilibrio de los *dosha*.

Por otra parte, la miel tampoco se debe tomar durante la temporada de calor, con agua o infusiones de hierbas o alimentos hirvientes y tampoco la deben tomar quienes sufren de exceso de calor.

REMEDIOS SIMPLES CON EL USO DE LA MIEL

Para la vista y los trastornos oculares

Mezcle 2 cucharaditas de miel con zumo de zanahoria y consúmala regularmente. Esto ayuda a mejorar la vista y es un tratamiento excelente para los trastornos oculares. También es muy útil para quienes trabajan delante del ordenador durante muchas horas.

Mezcle 2 tazas de agua tibia, 2 cucharaditas de miel y 1 cucharadita de zumo de limón. Beba en las primeras horas de la mañana en ayunas; reduce la grasa y purifica la sangre. Ponerse unas gotas en los ojos mejora la vista y controla los trastornos oculares.

Tos y congestión

Mezcle 2 cucharadas de miel con la misma cantidad de jugo de jengibre fresco y beba cada 2 horas para controlar la tos y la congestión de la mucosa de las vías respiratorias.

Asma

Mezcle 1 cucharada de pimienta negra en polvo, miel y jugo de jengibre en cantidades iguales, y consuma 3 veces al día para controlar el asma.

Rinitis

En caso de rinitis catarral crónica, puede tomar 1 cucharadita de miel más 1 pizca de cúrcuma bien mezclada 4 veces al día.

Presión arterial (alteración)

Mezcle 1 cucharadita de jugo de ajo con 1 cucharada de miel y consuma regularmente para controlar la presión arterial (tanto alta como baja).

TIPOS DE MIEL

Son ocho los tipos de miel descritos en el Ayurveda, según el tipo de abeja que lo produce a partir de las diversas flores. Éstos son:

POUTTIKA. Es miel cosechada de una variedad de abejas muy grandes y proviene del néctar de flores venenosas. Tiene una acción sedante y reduce la grasa, aumenta *vata*, causa gota y sensación de ardor en el pecho.

BRAMAHRA. Es miel cosechada de una variedad de abejas muy grandes y es muy pegajosa en la naturaleza.

KSHOUDRA. Miel ligera, cosechada por abejas medianas, es de naturaleza fría y disuelve *kapa*.

OUDALAKA. Es útil en las enfermedades de la piel, ayuda en la modulación de la voz.

DALA. Seca y reduce el vómito.

MAKSHIKA. Ligera en calidad y de energía fría; miel recogida por pequeñas abejas. Útil en el tratamiento de la gota, los trastornos oculares y la leucoderma *(shwitra)*.

Entre todas las mieles enumeradas, *makshika* es considerada la mejor de todas y con enormes propiedades medicinales.

EL ACEITE - *TAILAM*

Generalmente, todos los tipos de aceite son calentadores, con excepción del *ghee gruta*, el aceite de coco, el aceite de ricino y el aceite de almendra, que tienen propiedades refrescantes.

El consumo excesivo de aceite puede causar estreñimiento y trastornos de la piel y los ojos: es mejor tomarlo con moderación. Sin embargo, el aceite tiene también las propiedades opuestas. Si damos masajes a una persona con mucho tejido adiposo con aceite, podemos obtener el efecto de reducir la obesidad. La explicación radica en el hecho de que la energía del aceite es caliente (exactamente la calidad opuesta a las que posee la tipología de *kapa*, es decir, fría y húmeda) y, por lo tanto, es capaz de contrarrestar el exceso de *kapa*. Si, por otro lado, damos masajes a un individuo delgado con aceite, no lo haremos aun más sutil, por el contrario, tendremos el resultado opuesto, porque la acción del aceite es anabólica (es decir, favorece los procesos constructivos); por lo tanto, con la aplicación del aceite alentaremos el aumento de su masa corporal y obtendremos el resultado aparentemente opuesto al anterior, es decir, aumentaremos su peso.

ACEITE DE SÉSAMO

Es el aceite más importante para el Ayurveda, con el que se preparaban alimentos y medicinas. Con esto, los aceites medicados aun se preparan tanto para la administración interna como para la aplicación externa mediante masaje *(abyangam)*. Se caracteriza por una energía caliente y tiene la capacidad de penetrar profundamente en los tejidos y extenderse rápidamente por todo el cuerpo, incluso en la porosidad más pequeña. Es particularmente adecuado para personas del tipo *vata*. No aumenta *kapa*, y tiene la capacidad de desarrollar la masa corporal de personas delgadas y de degradar las grasas.

Las semillas de sésamo provienen de la India, China, Japón, África, América del Norte y América del Sur y de algunos países mediterráneos, como Turquía.

La semilla de sésamo en sí misma es un alimento muy nutritivo, que contiene grasas y proteínas y se puede tomar con las comidas (una o dos cucharadas). Contiene 85 % de ácidos grasos insaturados, que son un alimento natural para el sistema nervioso, lo que explica los efectos positivos sobre la arteriosclerosis y el mantenimiento de los niveles bajos de colesterol. Las semillas de sésamo fortalecen el sistema nervioso y tienen un alto contenido de lecitina y fosfatos que actúan como reguladores de la función intestinal durante el embarazo.

Propiedades del aceite de sésamo

- Estabilizador del sistema nervioso.
- Protector del sistema cerebroespinal; antiestrés y antidepresivo.
- Nutriente excepcional para la piel, ampliamente utilizado en cosméticos naturales y en la preparación de aceites medicinales *(tailam)* para masajes.
- Ideal para personas que realizan trabajos intelectuales.
- Tiene un gran contenido en mucílago.
- Tiene un alto valor en grasas alimentarias (glicéridos de ácidos oleico, linoleico, palmítico y esteárico).
- Tiene un efecto benéfico en casos de arteriosclerosis y colesterol.
- Proporciona un excelente suministro de calcio y zinc.
- Resulta de gran ayuda para la osteoporosis.

EL VINO

Cuando se toma con moderación es digestivo, estimula la producción de sangre, es agradable y placentero. En pequeñas dosis, ejerce una acción positiva sobre el cuerpo y la mente. Tiene un efecto calmante, combate el insomnio y estimula la digestión. Por lo tanto, es adecuado para las personas que luchan por dormir, que están afligidas por demasiadas preocupaciones, para aquellos que son obesos o demasiado delgados, para aquellos con un defecto de energía *vata*. Algunas gotas de vino en la nariz ayudan a curar el asma, la tos y el frío: es la antigua práctica *nasya* o *nasika*.

EL *GHEE GRUTA*

El *gruta* es conocido en Occidente como *ghi* o *ghee*; la palabra no es sánscrita, sino que hay que remontarse a la época colonial británica en la India: se trata de una forma de adaptación de la lengua hablada, porque en inglés era más fácil de pronunciar la palabra *ghee*, en lugar de la palabra *gruta*. Actualmente se puede encontrar *ghee* en todo el mundo con diferentes nombres. En los Vedas y otros textos antiguos del Ayurveda se encuentra la expresión *Go gruta* (*go* = vaca y *gruta* = medicado) o *go ghirita* (en sánscrito), que en lengua tamil se convierte en *pasu nei* (*pasu* = vaca). Además, en varias regiones de la India se lo llama con diferentes nombres: *grutam, ghitel, tuppa*. El *gruta* o *ghee* se elabora exclusivamente con leche de vaca (en sánscrito, precisamente *pasu* o *go*), y no con la leche de otros animales como el búfalo, la burra, la cabra o la oveja; se puede obtener *ghee* de estos tipos de leche, pero es de calidad *tamas guna* y no tiene las mismas propiedades terapéuticas, no es refrescante.

El *ghee gruta* se prepara en la India desde hace más de 6 000 años. Debido a que la vaca es considerada un animal sagrado por los hindúes, el *ghee gruta* también se considera una sustancia sagrada. En los Vedas, el *gruta*, desde tiempos remotos, se utiliza en el ritual del fuego sagrado para glorificar a las deidades Yakgna y Homam. Incluso hoy en día el *gruta* es utilizado por los hindúes de esta manera: en los templos y en diversas celebraciones rituales para alimentar el fuego sagrado *(agni Homam)*, para aplicarlo en las estatuas de las deidades en los templos *(abisekam)*, para encender las luces sagradas *(dipam)* en las iniciaciones de rituales espirituales, en la oración (*puja* y *arati*), para el matrimonio, para los funerales y para la preparación de alimentos sagrados para ofrecer a los dioses *(prasad)* y postres en los templos *(panchamirdam)*.

No debemos confundir el *ghee* que está en el comercio con el verdadero *ghee gruta* del que estamos hablando y que recomienda el Ayurveda. En la medicina ayurvédica hay numerosas aplicaciones terapéuticas de lo que se considera una verdadera medicina. En comercio se puede encontrar una simple mantequilla clarificada, que no ha sufrido más transformaciones para convertirse en *ghee gruta*. Este último, por otro lado, también está aromatizado, medicado y alquimizado según antiguas recetas transmitidas de discípulo a maestro o en familia. Durante su preparación, que es un verdadero ritual, se recitan mantras de acuerdo con la aplicación terapéutica prescrita. Por lo tanto, la clarificación es sólo el primer paso en la preparación del *ghee gruta*. Si la mantequilla clarificada no sufre una transformación adicional, no adquiere ningún valor curativo *(austam)*; no es absolutamente terapéutico, es sólo una grasa alimentaria de la que se le ha eliminado un porcentaje de agua y aire. Esta grasa puede usarse en la cocina en lugar de todas las otras grasas, pero mantiene sus características iniciales (incluida la calidad de las grasas saturadas). De acuerdo con el Ayurveda, de las cuatro sustancias grasas –*ghee gruta*, aceite, grasa y médula ósea– considerados tipos de sustancias oleosas *(sneha)*, el *gruta* es el mejor. Se produce en forma natural y es un alimento refrescante y reequilibrante, que actúa en los tres *dosha*. *Ghee* es uno de los medios más efectivos de rejuvenecimiento y es un elixir de larga duración, ya que regenera las células. Es un elemento nutricional básico y equilibrado. Se usa por vía oral o externa. Se utiliza en la cocina como un alimento graso para platos y condimentos y siempre se puede guardar en casa como un remedio de emergencia para *vata*, *pita* o *kapa*.

Usos terapéuticos de ghee gruta

De acuerdo con los textos ayurvédicos, las propiedades del *ghee* son: energía fría; sabor dulce, calidad pesada, aceitosa y suave. En la boca se siente como sabor dulce y astringente; después de la digestión en el intestino, sólo queda el sabor dulce (de los seis sabores que sentimos en la boca –dulce, agrio, salado, picante, astringente, amargo– después de la digestión, sólo quedan tres: dulce, ácido, picante). Sus acciones *(karma)* son varias: reforzantes y purificantes, anabólicas o catabólicas según las sustancias que se agregan en su última fase de preparación. Es estimulante del fuego digestivo, da larga vida y fuerza, especialmente al corazón. Es rejuvenecedor, antiintoxicante, lubricante, mejora la tez, aumenta el flujo seminal masculino y la fertilidad, fortalece la inmunidad del cuerpo, las articulaciones y los vasos sanguíneos, y pacifica *vata* y *pita dosha*. El intestino lo absorbe fácilmente para que fluya directamente hacia las células del cuerpo; ayuda a equilibrar el estrés y el nerviosismo. Ayuda a tratar y prevenir todos los problemas de la piel, erupciones cutáneas y quemaduras. El *mahatikta gruta* se usa, por ejemplo, para prevenir (vacunación) todas las influencias virales. Existen numerosos *gruta*, preparados en medicina ayurvédica según usos terapéuticos específicos. En particular: *brahmi gruta* para el tratamiento del cerebro y el sistema nervioso; *aswaganda gruta* para la tonificación, favorecer el relajamiento y aliviar estados dolorosos; *satavari gruta* para el cuidado del sistema reproductor femenino y como tónico uterino; *dasamuel gruta* para la prevención de tumores y el cuidado de todos los sistemas y canales *(srota)*; *kalyana gruta* para el tratamiento de la infertilidad; *dadhika gruta* para el tratamiento de úlceras y gastritis; *triphael gruta* para tratar el estreñimiento y mejorar la visión; *masael gruta* para cuidar el sistema digestivo; *netra gruta* para el cuidado de los ojos; *draksha gruta* para favorecer la convalecencia; *gruta datari* para reforzar los tejidos; *patholadi* gruta para el tratamiento de la diabetes.

Ya dijimos que el *gruta* es una sustancia oleosa que contiene una mezcla especial de otras propiedades medicinales que contribuyen a aumentar el elemento fuego y, por lo tanto, el fuego digestivo *(agni)* sin causar desequilibrios en *pita dosha*. Por lo tanto, se puede usar para tratar la hiperacidez, los dolores de oído, los trastornos oculares, los dolores de cabeza, la debilidad, la intoxicación, la parálisis, la pérdida de memoria, la psicopatía, el nerviosismo, la gripe y los trastornos debidos a la intoxicación por veneno, el prolapso uterino y el dolor del tracto genital femenino. El *gruta* contiene una buena cantidad de grasas insaturadas, que actúan como el colesterol bueno, naturalmente presente en nuestro organismo. Se usa para la preparación al *panchakarma* como lubrificación interna. De acuerdo con la medicina alopática, el ácido linoleico de *ghee* es esencial para el crecimiento adecuado del cuerpo humano, y la vitamina A contenida en él mantiene sano el revestimiento externo del ojo. Es el mejor vehículo para los fármacos ayurvédicos, para una circulación y penetración adecuadas al nivel celular.

ALGUNAS APLICACIONES TERAPÉUTICAS ESPECÍFICAS

Para la infertilidad

Phal kalyan gruta es una preparación de *ghee* ayurvédica utilizada en el tratamiento de la infertilidad masculina y femenina. Para la cura, la preparación se administra a ambos cónyuges antes de intentar la concepción. Promueve la concepción y mejora la inteligencia y la inmunidad del feto. Se administra a mujeres que han sufrido abortos naturales para lograr un embarazo estable. Es útil para aliviar todo tipo de trastornos ginecológicos, defectos en los ovarios y el sistema reproductor masculino.

Para la úlcera-gastritis-inflamación

Los desequilibrios emocionales son la causa principal del mal funcionamiento del estómago. De acuerdo con el Ayurveda, para tratar las úlceras duodenales y la gastritis es necesario tomar antes de cada comida, durante un período de dos meses, una cucharadita de *dadi gruta* con un trozo de plátano maduro, triturándolo para obtener una crema.

Para el insomnio

La verdadera naturaleza del hombre es la paz, el amor y la alegría. Vivir con ansiedad, aversión y nerviosismo es un error del intelecto. Para tratar el insomnio, de acuerdo con el Ayurveda, debe aplicarse *brahmi gruta* (*brahmi* actúa sobre el sistema nervioso y la mente) todas las mañanas en la cabeza y masajear durante unos minutos, al menos durante cuarenta y cinco días seguidos. Además, todos los días, antes de acostarse, instilar *aswaganda gruta* (*aswaganda* es un relajante y tónico) en ambas fosas nasales o tomar una cucharadita con leche y nuez moscada antes de acostarse.

Preparación de ghee gruta

La receta de *ghee gruta* está contenida en antiguos textos ayurvédicos y sigue un proceso preciso de preparación. De acuerdo con el Ayurveda, el *gruta* es un regalo precioso; la tradición establece la cocción de varias hierbas y especias junto con mantequilla, para obtener un valor exponencial de todas las propiedades particulares contenidas en algunos de éstas. Normalmente, la mantequilla contiene aproximadamente un 20 % de agua y un 2 % de proteínas; el resto es grasa que sustenta ácidos grasos y es de calidad pesada y nociva para el organismo humano. Con el proceso de clarificación de la mantequilla sólo se eliminan el agua y algunas de las grasas saturadas nocivas. Para eliminar estas últimas, se debe llevar a cabo un proceso adecuado de purificación de las grasas, que las hace ligeras y libres de colesterol. Un complejo proceso de transformación (alquímico) que le da a *ghee gruta* también una digeribilidad perfecta y lo libra de moléculas dañinas.

Proceso de transformación para obtener el ghee gruta

1. Elegir la mantequilla de vaca obtenida del yogur *(vennei)* de vaca roja, no directamente de la leche.
2. Aclarar, es decir, modificar sus moléculas, obtener grasa pura sin agua, eliminando la espuma (moléculas de *vata*).
3. Aligerar agregando hierbas y especias (energía picante: mezcla de niragada) en la cocción y eliminar espuma y grasas ácidas ulteriores (moléculas de *vata* y *kapa*) para obtener sólo *pita*, que favorece la energía caliente y da ligereza; ya después de estas fases es posible usar *ghee* para usos alimentarios; a partir de estas fases, puede emplearse para uso preventivo y curativo.
4. Agregar una mezcla de hierbas digestivas y especias *(masala)* para facilitar la digestión.
5. Añadir, según la necesidad, la mezcla de hierbas y especias durante la cocción, con el fin de obtener la acción particular y deseada para un tipo determinado de *gruta* de uso curativo.
6. Maduración (mínimo seis meses).

Etapas de transformación alquímica

1. PURIFICAR -> Quitar los elementos agua y aire.
2. ALIGERAR -> Agregar hierbas y especias para romper los enlaces químicos de las grasas.
3. METABOLIZAR -> Añadir más especias para introducir el elemento fuego y volver inactivas las grasas.
4. ANABOLIZAR/CATABOLIZAR-> Agregar hierbas específicas con acción catalizadora o anabólica.

Preparación tradicional de ghee gruta

Derrita 10 kg de mantequilla a temperatura media-alta en una cacerola grande, preferiblemente de bordes gruesos. La indicación es no llenar toda la olla, sino mantener un espacio adicional, aproximadamente 6 o 10 cm por encima del contenido de la olla. Encienda el fuego y continúe cociendo con suficiente calor, ni poco ni demasiado. Cuando comience a hervir, quite por completo la espuma blanca que aparece en la superficie con una espumadera. Cuando el contenido se vuelve claro, sin burbujas, y deja de hervir, está listo para el segundo paso: agregue tres cucharadas de una mezcla de 27 hierbas (Niragada); esta adición provocará un nuevo hervor que indica el proceso de rotura de todas las moléculas finas de la mantequilla *(churnatura)* y la liberación de los ácidos grasos, que se depositan en forma semisólida *(kapa)* en el fondo de la olla; el líquido dorado obtenido de esta manera estará en el medio *(pita)* y la espuma *(vata)* volverá a aparecer en la superficie. Retire la espuma nuevamente hasta que la mezcla esté limpia y deje de hervir. Una vez más, la adición de especias, específicamente tres cucharadas de la mezcla de 18 especias *(masala)* provocará una ebullición ulterior que romperá aun más las moléculas. En esta etapa, la espuma ya no debería aparecer, si no fuera así, elimínela.

Al final agregue una cucharada de *salmasal* (sal gema alquimizada), y posiblemente semillas de comino y un puñado de curri u hojas de *murunga* (añade gusto astringente), y luego apague el fuego. Cuando la mezcla se haya entibiado, filtre con un colador, descartando los depósitos de la parte inferior.

Durante el proceso, preste atención a la temperatura: el calor no debe ser demasiado alto ni demasiado bajo, nunca debe llegar a quemarse. Agite continuamente durante el proceso, el calor debe ser siempre constante. El *ghee gruta* no es efectivo cuando el proceso no se realiza correctamente. Como ya dijimos, es posible preparar un *ghee gruta* medicado, según la acción terapéutica que se quiere obtener: su vehículo *(ghee)*, que también posee cualidades curativas específicas, lo transportará. Activa y rápidamente en la célula por su fuerte poder de penetración. En la fase final de ebullición, es posible, por tanto, agregar una decocción específica con una mezcla de sustancias vegetales y minerales (sal, corales, perlas), hierbas, especias y aromas específicos.

Con el *gruta* se pueden curar numerosos trastornos: es una grasa suprema que corrige las alteraciones de las enzimas, actúa sobre el sistema inmune y restablece el equilibrio psicofísico. Es posible calentarlo todos los días. Cuanto más se calienta, más poderoso se vuelve. Sería mejor guardar el *ghee gruta* en un recipiente hecho de acero, vidrio o cerámica, pero fuera del refrigerador y a temperatura ambiente: nunca se vuelve rancio, ni siquiera en verano. *Ghee gruta* es en sí mismo un conservante y podría durar cien años: cuanto más viejo es, mayor es su valor medicinal. Por ejemplo, es posible curar un prolapso uterino usando un *gruta* de veinte años.

La preparación del *ghee gruta* así descrito se convierte en un verdadero ritual.

Especias, remedios en la cocina

La naturaleza está siempre a nuestra disposición, lista para ser utilizada por completo en beneficio del ser humano. En la naturaleza no falta nada, sólo el conocimiento insuficiente causa el malestar.

En la búsqueda de remedios, el Ayurveda sigue un principio fundamental que es siempre y universalmente válido: uno en todo, todo en uno. Todo interactúa conjuntamente, todo funciona de forma cíclica y rítmica, todo tiene su tiempo y su lugar, y el ser humano mismo pertenece a este ciclo natural.

Por este motivo, las plantas adquieren un rol fundamental en la vida de las personas y pueden utilizarse para prevenir o mejorar su propio bienestar. Las preparaciones ayurvédicas extraen de las plantas todos los beneficios específicos ya que usan todas las partes de la planta, en el equilibrio natural de sus componentes: esto evita los efectos secundarios causados por la utilización de los principios activos de la planta únicamente.

El cuerpo humano, al igual que las plantas, tiene la capacidad de producir todas las moléculas necesarias para su existencia y también para la eliminación de posibles trastornos. La autocuración es de naturaleza innata, pero para nosotros, los humanos que vivimos en una sociedad agitada, es fácil perder esta habilidad y adquirir un estilo de vida incorrecto, lo que puede conducir a dolencias y enfermedades.

Los preparados ayurvédicos y las especias actúan para despertar la capacidad de autocuración espontánea y para mantener nuestro equilibrio interno.

Los beneficios de usar especias son muchos:

- Favorecen una buena digestión.
- Previenen la acumulación de grasa y toxinas.
- Mantienen el estado de la sangre en buenas condiciones, actuando como anticoagulantes.
- Propician una buena sudoración y eliminan el mal olor del sudor.
- Mejoran la circulación y limpian los vasos sanguíneos, reduciendo el colesterol.
- Actúan sobre el tracto intestinal como un antibiótico, digiriendo las bacterias dañinas.
- Llevan a un buen funcionamiento del aparato digestivo.
- Aportan un estado de bienestar interior y brindan una sensación de alerta y vigilancia a la mente.

A continuación se describen las características de algunas de las especias más comunes, sus acciones terapéuticas y algunos consejos para su utilización.

APIO SALVAJE

NOMBRE LATINO	*Apium graveolens*
NOMBRE SÁNSCRITO	*Ajamoda*
RASA	Pungente *(katu)*, amargo *(tikta)*
VIRYA	Caliente *(ushna)*
VIPAKA	Pungente *(katu)*
PRABHAVA	Elimina cálculos urinarios *(bastirujahara)*
GUNA	Ligero *(laghu)*, agudo *(tikshana)*, oleoso *(snigda)*

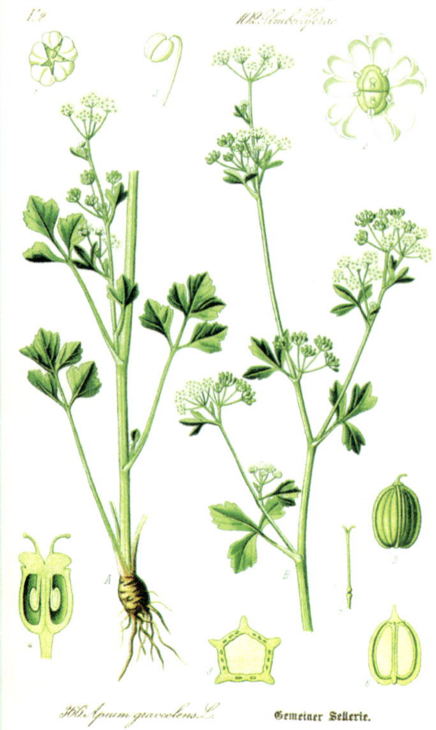

Partes utilizadas: semillas.
Dosis: de 5 a 10 g.
Acción en los *dosha*: alivia *kapha* y *vata*, aumenta *pita*.
Acción en *agni*: aperitivo, digestivo, drenante.
Uso terapéutico:

- Dolores abdominales e indigestión: disolver el polvo en agua caliente y beber la infusión obtenida en caso necesario.
- Cólicos urinarios: preparar una infusión de hierbas con semillas y añadir semillas de cilantro.
- Fiebre con escalofríos y sudoración excesiva: aplicar una compresa de polvo en la frente, disolver el polvo en agua tibia y beber la infusión obtenida en ayunas.
- Rinitis crónica, indigestión: masticar las semillas después de comer.
- Estreñimiento: comer las semillas y, en igual, medida sal gema negra antes de acostarse.
- Micción excesiva: mezclar las semillas con *jaggery* (azúcar no refinado de las flores de palma, de caña o incluso otras plantas) y semillas de sésamo.
- Heridas malolientes, desinfección: lavar las heridas con una infusión.
- Dolor de muelas: frotar la semilla en polvo sobre los dientes y las encías.
- Parásitos intestinales: tomar el polvo con polvo de vidanga (*Embeliaribes*), disueltos ambos en agua caliente.

Disponibilidad de productos preparados (Joytinat®): Sukkunir, Rasadanti (dentífrico).

ASAFÉTIDA

NOMBRE LATINO	*Ferula assa-foetida*
NOMBRE SÁNSCRITO	*Hingu*
RASA	Pungente *(katu)*
VIRYA	Caliente *(ushna)*
VIPAKA	Pungente *(katu)*
PRABHAVA	Estabiliza los sentidos *(saundnyasthapana)*
GUNA	Agudo *(tikshana)*

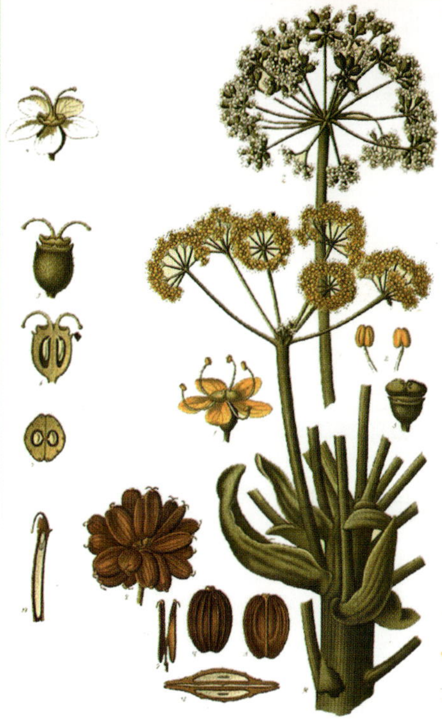

Partes utilizadas: resina.
Dosis: de 100 a 250 mg.
Acción en los *dosha*: alivia *vata* y *kapa*, aumenta *pita*.
Acción en *agni*: digestivo, aperitivo, sabroso.
Uso terapéutico:

- Flatulencia, dolor abdominal: disolver el polvo en agua hirviendo con la adición de apio silvestre en polvo.
- Indigestión, pérdida de apetito y salivación excesiva: mezclar una cucharadita de jugo de jengibre, una de zumo de limón y una pizca de sal.
- Dolor de muelas: mezclar el polvo con el de alcanfor y clavo de olor, y llenar la cavidad del diente.
- Parásitos intestinales: mezclar con polvo de *vidanga (Embelia ribes)* y aceite de ricino y tomarlo por vía oral.
- Limpieza de colon: realice un enema de agua tibia con una pizca de polvo.
- Migraña: instilar en las fosas nasales una solución (agua y polvo) muy diluida con miel.
- Como estimulante uterino: mezclar el polvo con el del comino y el ajo (se usa en particular para facilitar la liberación de los loquios después del parto).

Precauciones: no usar durante la temporada de calor; tampoco quienes tienen constitución de *pita*. Cuando se usa en grandes dosis, puede tener un efecto tóxico.
Disponibilidad de productos preparados (Joytinat®): *Rasam*, Hingvashtaka Churna.

AZAFRÁN

NOMBRE LATINO	*Crocus sativus*
NOMBRE SÁNSCRITO	*Kumkum*
RASA	Amargo *(tikta)*, pungente *(katu)*
VIRYA	Caliente *(ushna)*
VIPAKA	Pungente *(katu)*
PRABHAVA	Trastornos de la cabeza *(shirorogahar)*, reaviva la tez *(varnya)*
GUNA	Oleoso *(snigda)*

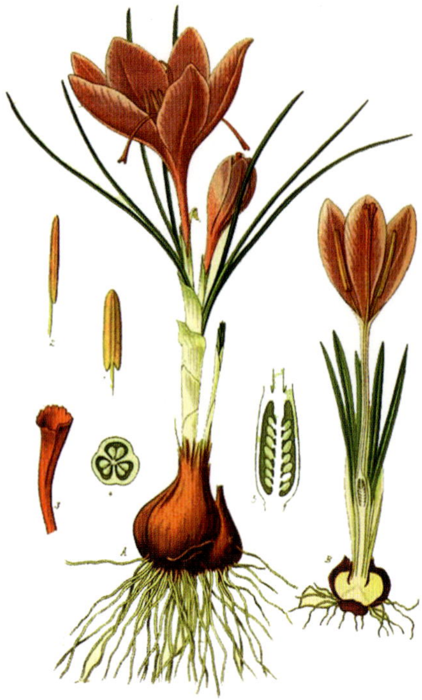

Partes utilizadas: pistilos y tallo de la flor.
Dosis: de 50 a 200 mg.
Acción en los *dosha*: equilibra los *tridosha*, especialmente *vata* y *kapa*.
Acción en *agni*: aumenta el fuego requerido para la formación del fluido sanguíneo.
Uso terapéutico:

- Dolor de cabeza y migraña: instilar azafrán en las fosas nasales con *ghee gruta*. Tomar con leche y azúcar. Aplicar en la frente, con sándalo blanco y alcanfor.
- Anemia: tomar mezclado con dátiles, pasas y castañas.
- Parásitos internos (para niños): tomar con alcanfor y leche.
- Piel (hidratación, relajación, bienestar en general): mezclar y friccionar con aceite de sésamo o pasta de madera de sándalo.
- Resfriado de recién nacidos: tomar 4 pistilos con una cucharadita de leche tibia.

Disponibilidad de productos preparados (Joytinat®): Vaira, Kumkuma Ghrita, Pita crema.

CANELA

NOMBRE LATINO	*Cinnamomum zeylanicum*
NOMBRE SÁNSCRITO	*Twak*
RASA	Pungente *(katu)*, dulce *(madhura)*, amargo *(tikta)*
VIRYA	Caliente *(ushna)*
VIPAKA	Pungente *(katu)*
PRABHAVA	Contrae el útero *(garbhashaya sankochaka)*
GUNA	Agudo *(tikshana)*

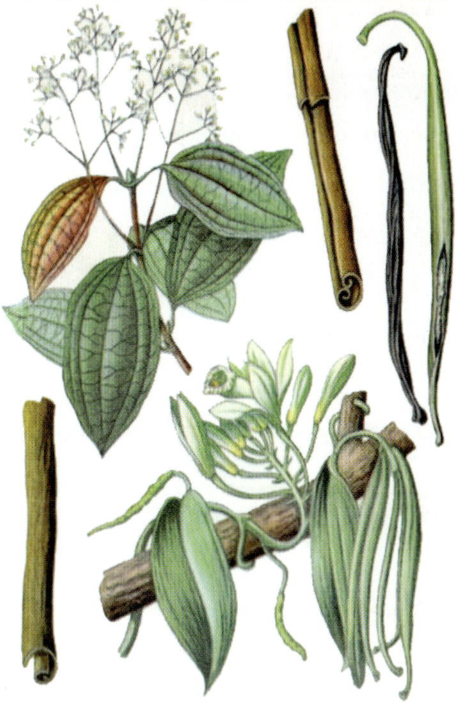

Partes utilizadas: corteza.
Dosis: de 1 a 2 g.
Acción en los *dosha*: *alivia* a *kapa* y a *vata*.
Acción en *agni*: digestivo, aperitivo.
Uso terapéutico:

- Como constrictor uterino, para ayudar al parto y, junto con la alholva, para controlar el sangrado excesivo del útero.
- Contra la infestación habitual de gusanos, utilizar con vidanga *(Embelia ribes)* y assafeida, obteniendo una pasta gracias al aceite de *neem*.
- En malabsorción se usa para fortalecer el colon y el intestino delgado.
- Como terapia de apoyo en la tuberculosis y la tos seca.
- Contra la halitosis, el dolor de muelas y para refrescar la boca, usar el polvo mezclado con cardamomo y clavo para cepillarse los dientes y las encías, o enjuagar la boca con una decocción.

Disponibilidad de productos preparados (Joytinat®): Sukkunir, Vaira Prash, Niragada.

CARDAMOMO	
NOMBRE LATINO	*Elettaria cardamomum*
NOMBRE SÁNSCRITO	*Ela*
RASA	Pungente *(katu)*, dulce *(madhura)*, amargo *(tikta)*
VIRYA	Frío *(shita)*
VIPAKA	Pungente *(katu)*
PRABHAVA	Corrige la dificultad en la emisión de orina *(mutra kruchrahara)*
GUNA	Ligero *(laghu)*, oleoso *(snigda)*

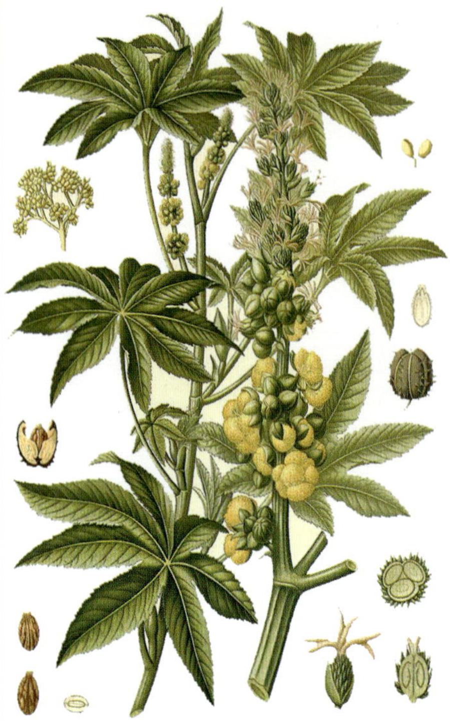

Partes utilizadas: semillas.
Dosis: de 1 a 2 g.
Acción en los *dosha*: alivia *kapha* y *vata*.
Acción en *agni*: aperitivo.
Uso terapéutico:

- Indigestión, flatulencia, vómitos: tomar, repetidamente, una infusión en pequeñas dosis (5 ml a la vez).
- Tos seca: usar ceniza negra con *ghee gruta* y azúcar.
- Tos con expectoración excesiva: tomar con miel y jengibre o pimienta seca.
- Como diurético y en caso de orinar con ardor o anuria (supresión, tránsitoria o definitiva, de la secreción urinaria): preparar una tisana de hierbas con una cucharadita de *ghee gruta* y una cucharadita de azúcar de caña no refinado.
- Dolor de cabeza: mezclar con una cucharada de miel y pimienta larga.

Disponibilidad de productos preparados (Joytinat®): Sukkunir, Vaira Prash, Niragada, Eladi Churna Vati.

CILANTRO

NOMBRE LATINO	*Coriandrum sativum*
NOMBRE SÁNSCRITO	*Dhania*
RASA	Dulce *(madhura)*, astringente *(kashaya)*, pungente *(katu)*
VIRYA	Frío *(shita)*
VIPAKA	Dulce *(madhura)*
PRABHAVA	Febrífugo *(jwaraghna)*
GUNA	Oleoso *(snigda)*, ligero *(laghu)*

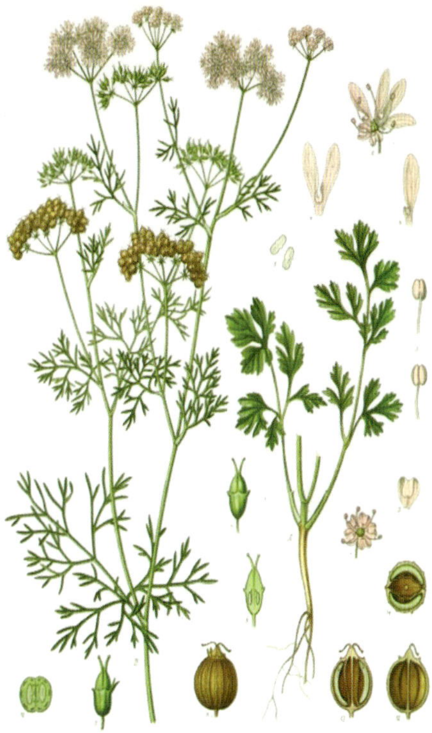

Partes utilizadas: fruto, hojas.
Dosis: de 3 a 5 g.
Acción en el *dosha*: *tridóshika* y pacifica *pita dosha*.
Acción en *agni*: aperitivo, digestivo.
Acción en el *dhatus*: pacificación.
Acción en *mala*: diurético.
Uso terapéutico:

- Fiebre, sed, disuria (dificultad en la emisión de la orina), vómitos: preparar una infusión.
- Conjuntivitis: preparar una decocción e instilarla en los ojos.
- Sensación de ardor: aplicar una pasta externamente.
- Tos crónica: usar polvo con azúcar de caña no refinado.

Precauciones: el uso regular prolongado disminuye el deseo sexual en los hombres y alarga el ciclo menstrual de la mujer.
Disponibilidad de productos preparados (Joytinat®): Sukkunir.

CLAVOS DE OLOR

NOMBRE LATINO	*Syzygium aromaticum*
NOMBRE SÁNSCRITO	*Lavanga*
RASA	Pungente *(katu)*, amargo *(tikta)*
VIRYA	Frío *(shita)*
VIPAKA	Pungente *(katu)*
PRABHAVA	Infecciones orales y oculares *(danta shoolahara, netrahita)*
GUNA	Ligero *(laghu)*, oleoso *(snigda)*

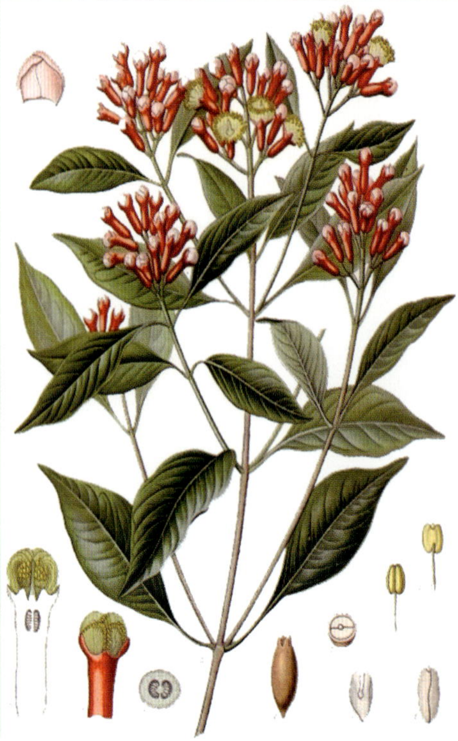

Partes utilizadas: capullos florales aun cerrados y secos.
Dosis: de 250 mg a 1 g.
Acción sobre los *dosha*: alivia *kapa*, pacifica *vata (vatashamana)*.
Acción en *agni*: aperitivo y digestivo.
Uso terapéutico:

- Flatulencia, dolor abdominal, pérdida del apetito: preparar una tisana de clavo de olor o masticar uno o dos capullos.
- Dolor de muelas: llenar las cavidades dentales dolorosas con polvo o algodón empapado en aceite esencial de clavo de olor.
- Frío, tos, fiebre, escalofríos: preparar una infusión o masticar uno o dos capullos.
- Vómitos: masticar o chupar los capullos con un poco de miel.
- Sed excesiva debido a la fiebre: preparar una infusión.

Precauciones: su uso frecuente, puede tener efecto de calentamiento.
Disponibilidad de productos preparados (Joytinat®): Rasadanti (pasta de dientes ayurvédica), Lavangadi Vati.

COMINO

NOMBRE LATINO	*Cuminum cyminum*
NOMBRE SÁNSCRITO	*Jiraka*
RASA	Pungente *(katu)*
VIRYA	Caliente *(ushna)*
VIPAKA	Pungente *(katu)*
PRABHAVA	Contrae y purifica el útero *(garbhashaya, shodana)*
GUNA	Seco *(ruksha)*

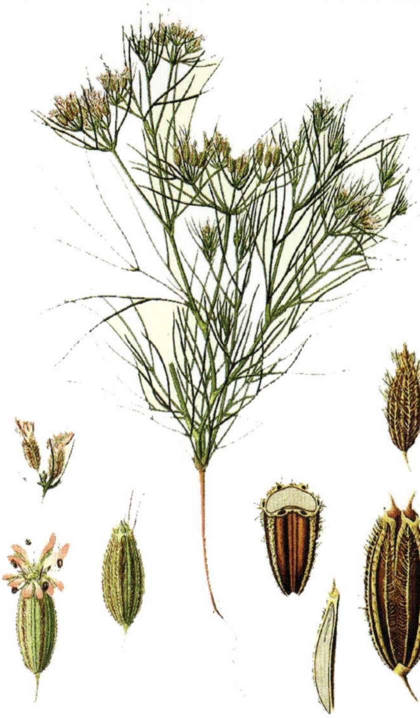

Partes utilizadas: semillas.
Dosis: de 3 a 6 g.
Acción en los *dosha*: alivia *vata* y *kapa*, aumenta *pita*.
Acción en *agni*: aperitivo.
Uso terapéutico:

- Indigestión, dolor abdominal, pérdida de apetito, disentería, flatulencia, vómitos: usar el polvo o preparar una infusión.
- Colitis, esprúe (enfermedad crónica caracterizada principalmente por diarrea, malabsorción y pérdida de peso): usar semillas de comino con suero de leche.
- Menstruación posparto, escasa o irregular: tomar a diario.
- Parásitos intestinales: en la variedad amarga tiene una acción vermicida.
- Picazón: moler las semillas para obtener una pasta que se aplica localmente.

Disponibilidad de productos preparados (Joytinat®): Sukkunir.

CÚRCUMA

NOMBRE LATINO	*Curcuma domestica*
NOMBRE SÁNSCRITO	*Haridra*
RASA	Pungente *(katu)*, amargo *(tikta)*
VIRYA	Caliente *(ushna)*
VIPAKA	Pungente *(katu)*
PRABHAVA	Antitóxico *(vishaghna)*, bactericida *(krumighna)*
GUNA	Seco *(ruksha)*, caliente *(ushna)*

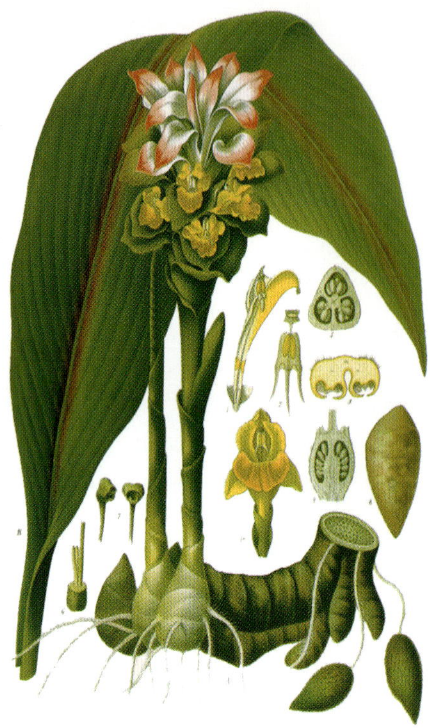

Partes utilizadas: rizoma.
Dosis: de 1 a 3 g.
Acción en los *dosha*: alivia a *kapa* y *vata*.
Acción en *agni*: gustoso, calentador.
Uso terapéutico:

- Purificador de sangre y antiséptico (uso externo e interno).
- Micción excesiva: mezclar con semillas de sésamo y masticar.
- Diabetes: mezclar con polvo de *amlaki (Emblica officinalis)*.
- Obesidad: tomar el polvo con agua tibia.
- Tos, resfriado: tomar con leche tibia.
- Inflamación de los ojos: instilar algunas gotas de decocción.
- Intoxicación: mezclar el polvo con *ghee gruta*.
- Piel (hidratación, distensión, bienestar en general): para uso interno, tomar con leche, para uso externo aplicar en forma de crema.
- Distorsiones: aplicar una pasta con aceite de ricino denso y caliente en las articulaciones.
- Parásitos: mezclar el polvo con polvo de *vidanga (Embelia ribes)* y miel.
- Secreción vaginal: realizar regularmente irrigaciones internas con una decocción.
- Caries dental: mezclar el polvo con el polvo de *vidanga (Embelia ribes)* en forma de pasta dental y cepillar los dientes y las encías con regularidad.

Disponibilidad de productos preparados (Joytinat®): Pita crema, *Rasam*, *masala*, Salmasal, Rasadanti (pasta dental), Niragada.

ENELDO

NOMBRE LATINO	*Anethum graveolens*
NOMBRE SÁNSCRITO	*Shatapushpa*
RASA	Pungente *(katu)*, amargo *(tikta)*
VIRYA	Caldo *(ushna)*
VIPAKA	Pungente *(katu)*
PRABHAVA	Favorece la lactancia *(stanyajanan)* y la emisión de orina *(mutra kruchrahara)*
GUNA	Agudo *(tikshana)*, ligero *(laghu)*, aceitoso *(snigda)*

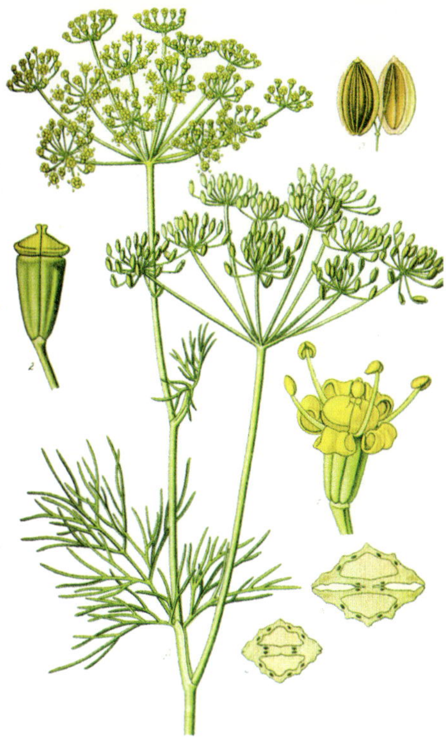

Partes utilizadas: semillas.
Dosis: de 5 a 10 g.
Acción en los *dosha*: alivia *kapa* y *vata* y aumenta *pita*.
Acción en *agni*: aperitivo.
Uso terapéutico:

- Heridas: aplicar el humo de su combustión para favorecer la curación.
- Flatulencia y dolor abdominal: beber en forma de infusión.
- Después del parto: favorece la producción de leche y actúa como un refuerzo uterino.
- Indigestión o mala digestión de la leche: hervir las semillas en la misma leche hace que esta sea más digerible.

Precauciones: las personas que tienen constitución de *pita*, evacuación sólida y glositis (inflamación de la lengua) deben usarla con cuidado.
Disponibilidad de productos preparados (Joytinat®): Sukkunir, agua de eneldo.

FENOGRECO

NOMBRE LATINO	*Trigonella foenum-graecum*
NOMBRE SÁNSCRITO	*Methika*
RASA	Pungente *(katu)*, amargo *(tikta)*
VIRYA	Caliente *(ushna)*
VIPAKA	Pungente *(katu)*
PRABHAVA	Febrífugo *(jwaraghna)*
GUNA	Oleoso *(snigda)*

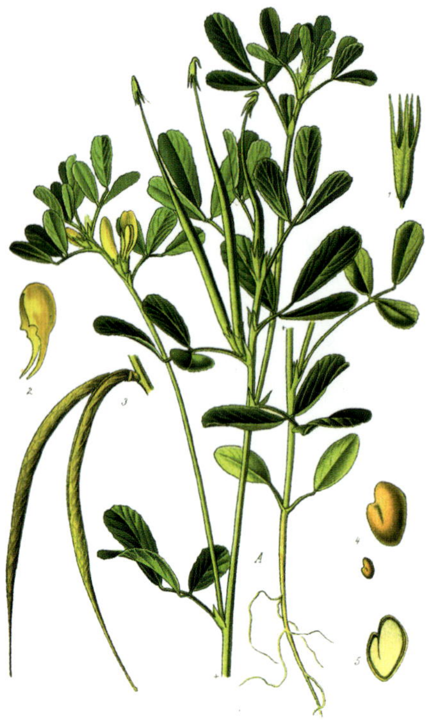

Partes utilizadas: semillas, hojas.
Dosis: 10 a 20 g.
Acción en los *dosha*: alivia *vata* y *kapa*, aumenta *pita*.
Acción en *agni*: aperitivo, gustoso.
Uso terapéutico:

- Dolores reumáticos en las articulaciones y los músculos: usar las semillas pulverizadas y tostadas en *ghee gruta*.
- Indigestión crónica y flatulencia: tomar con semillas de comino en polvo y frutos secos de *ajmoda (Carum roxburghianum)*.
- Fiebre: tomar una sopa de hojas verdes y semillas.
- Como tónico: sus hojas se pueden consumir regularmente como alimentos nutritivos preparados con *ghee gruta* y azúcar.
- Como un tónico uterino: ayuda a contraer el útero antes del parto, tonifica los músculos y aumenta la liberación de los loquios después del parto.

Disponibilidad de productos preparados (Joytinat®): Vendayam, Vaira Prash, *Rasam*, crema Vata.

HINOJO

NOMBRE LATINO	*Foeniculum vulgare*
NOMBRE SÁNSCRITO	*Mishreya*
RASA	Pungente *(katu)*, dulce *(madhura)*
VIRYA	Caliente *(ushna)*
VIPAKA	Pungente *(katu)*
PRABHAVA	Terapéutico para los trastornos vaginales *(yoni shulanut)*
GUNA	Ligero *(laghu)*, oleoso *(snigda)*

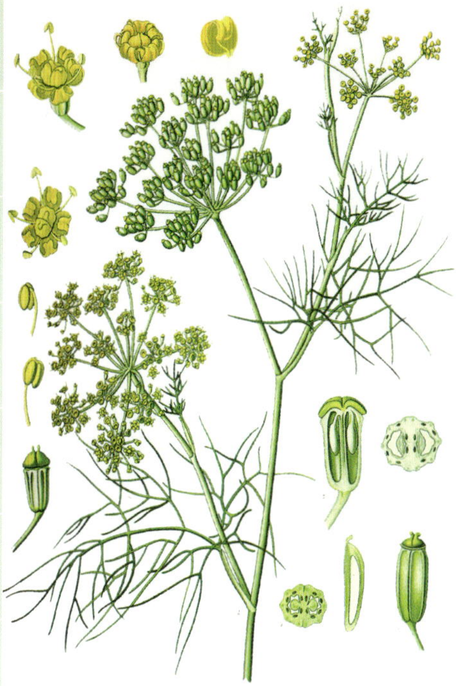

Partes utilizadas: semillas.
Dosis: de 2 a 5 g.
Acción en los *dosha*: alivia a *kapha* y *vata*.
Acción en *agni*: digestivo, aperitivo.
Uso terapéutico:

- Diarrea, pérdida de apetito, indigestión, flatulencia, dolor abdominal, vómitos: preparar una infusión o mezclar el polvo con *salmasal* negro y jengibre seco.
- Diarrea o heces líquidas: masticar diariamente las semillas.
- Dolor debido a trastornos menstruales: mezclar los polvos de las semillas de hinojo con los de las semillas de eneldo.
- Tos: preparar una tisana con regaliz y *bibitaki (Terminalia bellerica)*.
- Para inflamaciones e hinchazones locales y abdominales: preparar una infusión.

Precauciones: El hinojo no debe usarse continuamente durante más de algunos meses, ya que puede dañar el sistema reproductor masculino.
Disponibilidad de productos preparados (Joytinat®): Sukkunir, *masala*, *Rasam*.

JENGIBRE

NOMBRE LATINO	*Zingiber officinalis*
NOMBRE SÁNSCRITO	*Shunti*
RASA	Pungente *(katu)*
VIRYA	Caliente *(ushna)*
VIPAKA	Dulce *(madhura)*
PRABHAVA	Armonizador de *pita dosha* *(pitaghna)* y afrodisíaco *(vrushya)*
GUNA	Ligero *(laghu)*

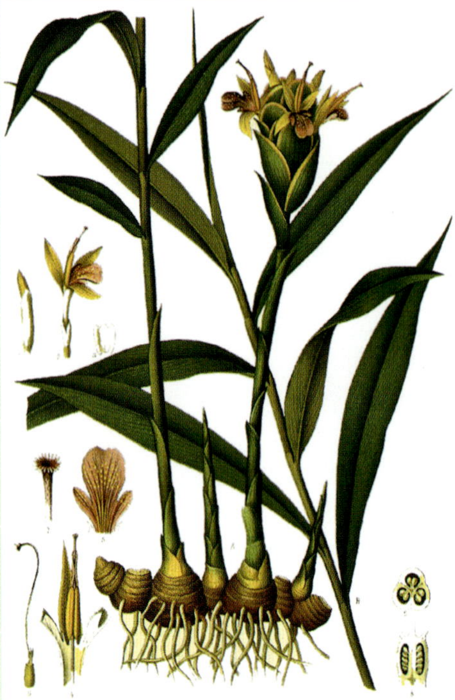

Partes utilizadas: rizoma (raíz subterránea).
Dosis: 1-2 g de jengibre fresco con sal o miel; de 0,5 - 1 g si está seco.
Acción en *dosha:*

- Armoniza los *tridosha*.
- Contrarresta la combinación patológica de *kapha* y *vata*.
- Armoniza a *pita*.

Acción en *agni*: digestivo, aperitivo. En la cocina: añade gusto y sabor.
Uso terapéutico:

- Diarrea, disentería y vómitos debido a la indigestión: ayuda a consolidar las heces y desarrolla una acción digestiva.
- Flatulencia y dolor abdominal: normaliza la peristalsis y la emisión de aire.
- Colitis, artritis reumatoide, hinchazón de las articulaciones: usar polvo de jengibre seco salteado en aceite de ricino (2-5 g).
- Sed excesiva, fiebre, indigestión: preparar una infusión de jengibre suave/fuerte.
- Dolor de cabeza y frío: aplicar la pasta externamente en la frente o instilar en las fosas nasales una solución suave de jengibre seco y azúcar de coco, disueltos en agua.

Disponibilidad de productos preparados (Joytinat®): Niragada, Vaira Prash.

MOSTAZA DE LA INDIA

NOMBRE LATINO	*Brassica juncea*
NOMBRE SÁNSCRITO	*Rajika*
RASA	Pungente *(katu)*
VIRYA	Caliente *(ushna)*
VIPAKA	Pungente *(katu)*
PRABHAVA	Febrífugo, analgésico
GUNA	Agudo *(tikshna)*, pungente *(katu)* y seco *(ruksha)*

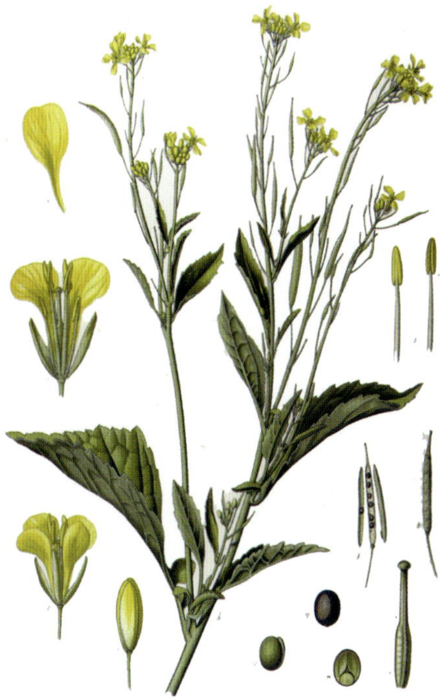

Partes utilizadas: semillas.
Dosis: de 0,5 a 1 g.
Acción sobre los *dosha*: alivia *kapa*, es *tridósico*.
Acción en *agni*: aperitivo y digestivo.
Uso terapéutico:

- Fiebre con lengua empastada *(kapaja jwara)*, pérdida de apetito y sed reducida: tomar 0,5 g de polvo con miel.
- Dificultad para respirar o hipo: tomar ¼ de gramo de polvo, miel y *ghee gruta*.
- Heridas infectadas, picazón, reumatismo y artritis: aplicar el polvo localmente o mezclar con agua (no aplicar el medicamento durante un tiempo prolongado porque puede causar enrojecimiento e inflamación en la piel).

Disponibilidad de productos preparados (Joytinat®): *Masala*, *Rasam* y Kapa tailam, un aceite de mostaza utilizado para masajes con técnica anti-*kapa*, que realiza una acción drenante, pues posee propiedades penetrantes.

NUEZ MOSCADA	
NOMBRE LATINO	*Myristica fragrans*
NOMBRE SÁNSCRITO	*Jatiphala*
RASA	Amargo *(tikta)*, pungente *(katu)*, astringente *(kashaya)*
VIRYA	Caliente *(ushna)*
VIPAKA	Pungente *(katu)*
PRABHAVA	Intoxicante *(maddakari)*, elimina el mal aliento *(durgandha hara)*
GUNA	Ligero *(laghu)*, agudo *(tikshana)*

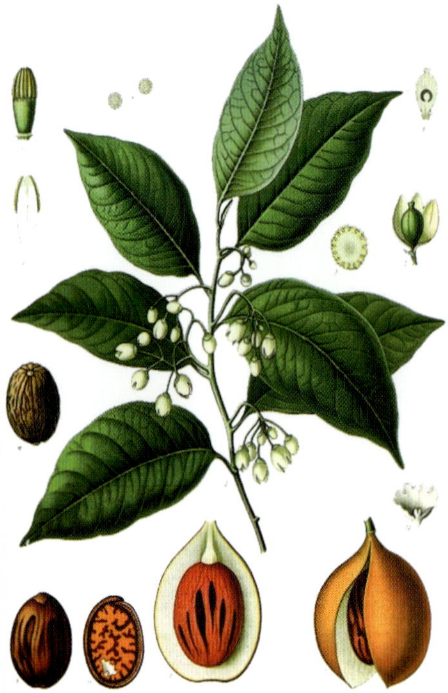

Partes utilizadas: semillas secas.
Dosis: de 0,5 a 1 g.
Acción en los *dosha*: alivia a *kapha* y *vata*.
Acción en *agni*: estimulante, áspero, calentador.
Uso terapéutico:

- Diarrea: usar el polvo con *muor* (yogur diluido, *véase* la receta en la página 240).
- Halitosis e infecciones orales: masticar algunos trozos de nuez moscada.
- Dolor de cabeza: aplicar la pasta en la frente.
- Heces sueltas: usar el polvo con jengibre seco y semillas de comino.
- Problemas de la piel: efectuar aplicaciones externas.
- Eyaculación precoz: tomar por vía oral con *ghee gruta* y azúcar.
- Insomnio: tome pequeñas dosis con dulces y leche.

Advertencia: dosis excesivas pueden causar sensaciones de ardor, vómitos o desmayos. El uso prolongado puede causar la dependencia típica de los narcóticos.
Disponibilidad de productos preparados (Joytinat®): Vaira Prash, *vata* Podi, crema *pita*, Jatiphaladi Churna, Stambhakvati.

PIMIENTA LARGA

NOMBRE LATINO	*Piper longum*
NOMBRE SÁNSCRITO	*Pippali*
RASA	Pungente *(katu)*
VIRYA	Caliente *(ushna)*
VIPAKA	Dulce *(madhura)*
PRABHAVA	Febrífugo *(jwaraghna)*, rejuvenecedor *(rasajanico)*, afrodisíaco *(vrushya sara)*
GUNA	Oleoso *(snigdha)*

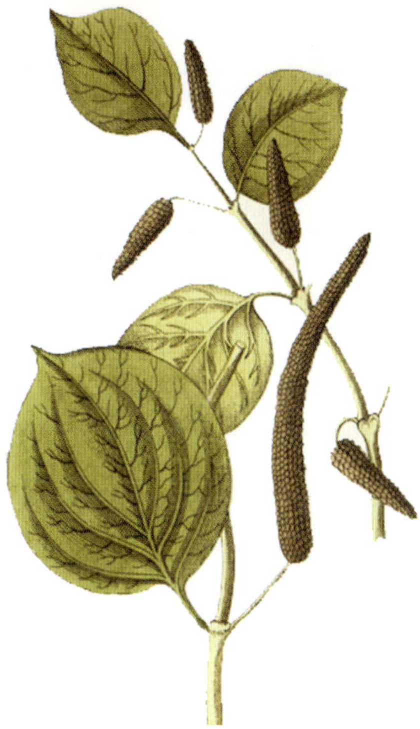

Partes utilizadas: fruto, raíz.
Dosis: de 1 a 3 g.
Acción sobre los *dosha*: equilibra los *tridosha*, alivia *vata* y *kapa*.
Acción en *agni*: aperitivo.
Acción sobre los *dhatu*: acción sobre la producción de la leche materna y el fluido menstrual.
Uso terapéutico:

- Con miel para *kapa*.
- Con *ghee gruta* para *pita* (anemia).
- Con leche para *vata*.

En particular:

- Tos, dificultad para respirar: mezclar la punta de una cucharilla con leche o miel.
- Fiebre crónica: mezclar la punta de una cucharadita con azúcar de coco.
- Ascitis (el vertido de líquido en la cavidad abdominal), fiebre, pérdida de apetito, asma, esplenomegalia (aumento en el volumen del bazo), anemia, obesidad, celulitis y tuberculosis: tomar en forma de polvo como una infusión.
- La raíz es calentadora y es un estimulante uterino.

Disponibilidad de productos preparados (Joytinat®): Niragada, Vaira Prash.

PIMIENTA NEGRA

NOMBRE LATINO	*Piper nigrum*
NOMBRE SÁNSCRITO	*Maricia*
RASA	Pungente *(katu)*
VIRYA	Caliente *(ushna)*
VIPAKA	Pungente *(katu)*
PRABHAVA	Antitóxico *(vishaghna)*
GUNA	Caliente, seco, vasodilatador *(ruksha)*

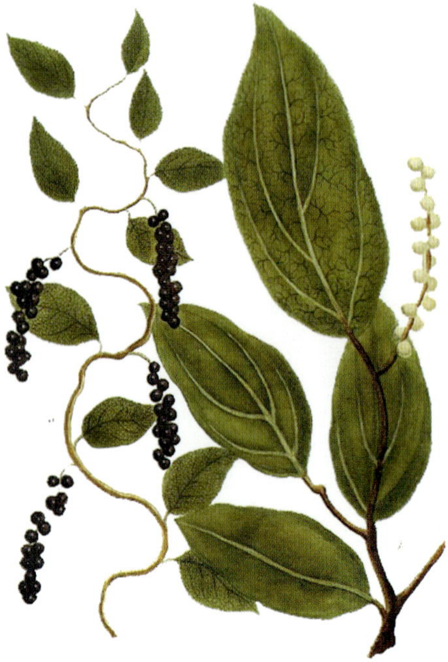

Partes utilizadas: semillas.
Dosis: de 0,5 a 1 g.
Acción en los *dosha*: aumenta *pita*, alivia *kapha* y *vata*.
Acción en *agni*: aperitivo y digestivo.
En la cocina: es un ingrediente del *masala* (mezcla de especias compuesta por quince variedades diferentes). También es un ingrediente del *muor* (yogur diluido, *véase* la receta en la página 240). Para favorecer una adecuada digestión y asimilación de los alimentos y para potenciar la absorción de las proteínas contenidas en la carne y las legumbres, agregar a los alimentos durante su preparación.
Uso terapéutico:

- Resfriado, tos y dificultad para respirar: mezclar una pizca con una cucharadita de miel y una cucharadita de *ghee gruta*.
- Urticaria: aplicar una crema de polvo mezclado con una cucharadita de *ghee gruta*.
- Pérdida de apetito, malestar general, fiebre: preparar un caldo caliente y agregar una cucharadita.
- Dolor de cabeza: es un ingrediente en la práctica de *sirovirechan podios* (*sirovirechan* es una práctica de purificación de las vías respiratorias y del cráneo a través de la inhalación de polvos).

Precauciones: no utilizar si se tiene ardor estomacal, úlcera gástrica o tendencia al sangrado.
Disponibilidad de productos preparados (Joytinat®): Niragada, Vaira Prash.

Recetas para la cocina ayurvédica

En esta sección decidí no presentar demasiadas recetas y aplicar los principios básicos de la nutrición ayurvédica, para introducirlos en la cocina occidental. Las recetas quieren ser ejemplos para poder crear y personalizar una cocina familiar adecuada para el estilo de vida y, sobre todo, fácil de realizar.

En el Ayurveda, la palabra *samyoga* indica el «principio de la mezcla», un «concepto» fundamental para la preparación de la comida.

Cocinar es una alquimia, y es esencial aprender qué alimentos combinar y conocer las posibles incompatibilidades; éste es un principio que subyace a la cocina ayurvédica para mantener una buena salud.

La alquimia se considera una configuración de los cinco elementos de base (aire, agua, tierra, fuego, éter): un proceso en el que podemos modificar las cualidades de un alimento a través de su preparación; de esta manera es posible transformar alimentos pesados en alimentos ligeros y digeribles, y viceversa.

La mezcla adecuada facilita la digestión, la asimilación y la eliminación; la combinación incorrecta de alimentos, además de producir toxicidad, puede causar intolerancias e incluso alergias. Por este motivo, ante todo, una cuestión muy importante es conocer los alimentos, su grado de compatibilidad o incompatibilidad y las propiedades que determinan las reacciones fisiológicas específicas. Cada preparación debe tener en cuenta estos conceptos fundamentales.

El *masala* puede ser un gran aliado en la cocina, ya que es una mezcla de diferentes especias y aromas, de acción tanto refrescante como calentadora, y actúa como un antídoto, antiviral, antibacteriano y digestivo, con lo que aporta equilibrio jerárquico entre las sustancias.

MASALA, LA FARMACIA EN LA MESA

Los aromas y las especias son la base de la nutrición ayurvédica; cuando uno entra en una cocina india, es fácil quedar hechizado por los olores y los colores. Uno de los protagonistas de esta fascinante tradición es precisamente el *masala*, una mezcla de hierbas, especias y condimentos que contienen los seis sabores codificados por la tradición ayurvédica (dulce, salado, ácido, picante, astringente, amargo), con un predominio de gusto picante, astringente y amargo. La gran capacidad de estas sustancias es penetrar profundamente en cada célula y ayudar a reequilibrar *agni* (el «fuego enzimático»), lo que favorece el bienestar general del cuerpo, la mente y el alma. Los diferentes ingredientes de *masala* tienen su propio valor terapéutico debido a esta combinación entre sí: tal como hemos dicho, éste es un concepto clave de la medicina védica ayurvédica, llamado en sánscrito *samyoga*, que significa «unión correcta». De hecho, un ingrediente puede cambiar su efecto en función de las sustancias que lo acompañan. Los componentes del *masala*, por lo tanto, mezclados en diferentes proporciones, tienen el propósito de propiciar una buena digestión. Algunas de estos son: pimienta negra, hinojo, comino, jengibre, cúrcuma, asafétida, cilantro, cardamomo, etc. El *masala* puede contener un mínimo de cinco especias; la preparación Joytinat® contiene dieciocho, pero no hay límite de ingredientes en las recetas familiares tradicionales. En su composición es esencial que el *masala* tenga una proporción correcta de sus componentes (en términos de energía, calidad y acción) para obtener una preparación equilibrada.

Los beneficios de este producto tradicional son múltiples: si se consume regularmente, evita la acumulación de grasa y toxinas, actúa como un anticoagulante, favorece la circulación sanguínea, reduce el colesterol, ayuda a expulsar las toxinas, actúa en el tramo intestinal como un antibiótico, pues elimina las bacterias dañinas, proporciona un estado de bienestar interno y determina así una sensación de alerta y agilidad mental. El uso constante de *masala* en la dieta es también un excelente remedio para los problemas de próstata, ya que las especias contenidas en esta preparación contribuyen a purificar la orina.

Cualquier plato se puede preparar con *masala*; las cantidades que se utilizan dependen del número de personas para las que tenemos que cocinar; en general, podemos usar una pizca por cada persona. Es preferible agregar el *masala* a la mitad de la cocción: gracias a su capacidad de penetrar directamente en los alimentos, facilita la digestión y hace que los platos sean más digeribles. El *masala* puede considerarse un excelente condimento para cualquier tipo de plato: salsas, pasta o arroz o sopas, pero sobre todo carne o pescado. También está indicado en la preparación de sofritos. Es un verdadero remedio que es aconsejable utilizar con frecuencia y consumirlo en poco tiempo después de la compra porque, si se prepara adecuadamente y con ingredientes exclusivamente naturales, en un arco de seis meses su calidad terapéutica tiende a perder eficacia, aunque si el sabor esté aparentemente intacto. Incluso el plato más complejo puede ser digerido y asimilado adecuadamente si se cocina con *masala*.

EL SOFRITO EN AYURVEDA

En la tradición italiana, el sofrito es la base de muchas preparaciones y se utiliza para dar sabor e intensidad al gusto de la comida; a menudo, sin embargo, si no se hace correctamente, con las especias, las grasas y los condimentos apropiados, el frito tiende a hacer pesados los platos y los hace menos digeribles. Un sofrito preparado de acuerdo con los principios ayurvédicos se cocina con diferentes especias *(masala)*, aromas y *ghee gruta* o aceite, con el fin de favorecer la digestión, aligerar la pesadez del propio aceite y al mismo tiempo conferirle sabor a la comida. Este sofrito puede ser el punto de partida para las preparaciones o puede agregarse a los platos al final de la cocción. La presencia de diferentes especias, por lo tanto, resulta esencial para cambiar las propiedades de esta preparación, haciéndola ligera y equilibrada incluso desde un punto de vista energético.

Preparación

- Limpiar y cortar la cebolla y el ajo en trozos pequeños.
- Calentar el *ghee gruta*, el aceite de oliva o de sésamo en una sartén; cuando el *ghee* o el aceite estén calientes agregar el *masala* y mezclar durante unos segundos.
- Agregar inicialmente comino, fenogreco, soja negra o verde (u otras especias según el gusto) y luego, cuando las especias estén bien calientes, agregar eventualmente las hierbas aromáticas (hojas de curri, salvia, romero, etc.), el ajo y finalmente la cebolla; mezclar bien hasta que la cebolla esté dorada.
- Se pueden no utilizar cebollas y ajo, dependiendo del gusto, en este caso sólo se usan *masala* y especias.

Algunas preparaciones

PASTA CON VERDURAS

INGREDIENTES PARA 2 PERSONAS

- 120 g de pasta, mejor si es integral
- 200 g de verduras de temporada
- 1 cucharada de *ghee gruta* o aceite de oliva
- 1 cucharadita de *masala* (mezcla de varias especias, fórmula Joytinat®)
- 1 cucharadita de especias mixtas: mostaza, comino, fenogreco, pimienta (y otras, según el gusto)
- ¼ de cucharadita de cúrcuma
- 6 hojas aromáticas de su elección (hojas de curri, *neem* o laurel, etc.)
- ½ cucharadita de sal de *masala* (sal medicada, fórmula Joytinat®)
- 1 cebolla
- 3 dientes de ajo
- sal al gusto

PREPARACIÓN

- Cortar la cebolla finamente en sentido longitudinal. Pelar el ajo.
- Calentar el *ghee gruta* en una sartén y, cuando esté caliente, agregar el *masala*. Añadir el comino, el fenogreco y las demás especias, las hojas aromáticas y, por último, la cebolla. Mezclar bien.
- Combinar las verduras previamente cortadas en trozos pequeños y cubrirlas; mezclar con frecuencia y, de vez en cuando, agregar un poco de agua caliente para mejorar la cocción y hacer la salsa vegetal más cremosa. Salar al gusto.
- Una vez terminado, agregar la salsa vegetal a la pasta, antes cocida en agua hirviendo con un poco de sal, y agregar una cucharada de Payaru Podi (proteína en polvo de cereales y especias, fórmula Joytinat®).
- Mezclar todo y servir.

PASTA CON DIENTE DE LEÓN (O CON CUALQUIER OTRA VERDURA DE HOJA VERDE)

INGREDIENTES PARA 2 PERSONAS

- 190 g de pasta corta (tipo *penne*)
- 10 hojas frescas de diente de león
- 10 hojas de achicoria
- 1 cebolla
- 2 dientes de ajo
- 1 guindilla fresca
- 1 tomate
- 1 limón
- 1 pizca de sal de *masala*
- 1 cucharada de aceite de oliva virgen extra

PREPARACIÓN

- Lavar bien el diente de león y las hojas de achicoria. Secarlas y luego cortarlas finamente en sentido longitudinal. Es importante cortar finamente para reducir el sabor amargo de estas verduras.
- Cortar la cebolla, el ajo, el tomate y la guindilla, y agregar a las hojas verdes, previamente cortadas. Cocinar la pasta y agregar en frío.
- Finalmente incorporar el zumo de un limón, una pizca de sal y una cucharada de aceite de oliva.
- Mezclar todo y servir.

ARROZ CON VERDURAS

INGREDIENTES PARA 2 PERSONAS

- 2 puñados de arroz basmati
- 2 cucharadas de guisantes limpios
- 2 zanahorias cortadas transversalmente en piezas largas
- 10 judías verdes cortadas en trozos pequeños
- 1 cucharada de sal de *masala*
- 1 cucharada de *ghee gruta*
- 2 vasos de agua
- 1 cucharada de pasas
- 1 cucharadita de *masala*
- 5 granos de pimienta negra, ½ cucharadita de semillas de hinojo ligeramente trituradas, 1 cucharadita de comino, 1 clavo de olor, 1 cucharadita de jengibre, ½ cucharadita de sal de *masala*, 2 dientes de ajo, 5 semillas de cardamomo
- 10 hojas de curri o 5 hojas de laurel
- 1 cucharadita de canela
- 1 cucharada de anacardos o pistachos triturados
- Algunas hojas frescas de hinojo
- Sal al gusto

PREPARACIÓN

- Lavar y limpiar las verduras. Cortar en tiras largas las zanahorias y las judías verdes. Cocinar al vapor (agregar los guisantes en un momento posterior porque su cocción es más rápida).
- Aclarar el arroz al menos dos veces, hasta que el agua salga limpia. Hervir en agua durante 8-10 minutos, dependiendo del tamaño y la calidad (proporción: una medida de arroz por dos de agua).
- Calentar el *ghee gruta* en una sartén profunda con el *masala*. Cuando empiece a dorarse, agregar, mezclando bien, la pimienta, las semillas de hinojo, el clavo de olor, el cardamomo, las hojas de laurel y la canela. Añadir el arroz cocido, el jengibre y la sal. Mezclar bien con las especias.
- Por último, agregar las verduras cocidas, las pasas y los anacardos o los pistachos. Mezclar todo.
- Adornar con hojas de hinojo frescas.

SOPA DE CEBADA (U OTROS CEREALES) CON VERDURAS

La sopa de cebada es muy nutritiva y contiene las cualidades de la tierra, el agua y el fuego. Agregando algunas especias se convierte en tridósica *y fácilmente digerible. Conveniente para todos; es particularmente favorable para una constitución* vata.

INGREDIENTES PARA 2 PERSONAS

- 1 puñado de cebada o farro descortezado *Triticum dicoccum** u otro cereal
- 200 g de verduras: patatas, zanahorias, calabaza (u otras verduras dependiendo de la temporada y preferencia)
- 1 cucharada de *ghee gruta*
- 1 cucharadita de *masala* (fórmula Joytinat®)
- 1 cucharadita de semillas: mostaza, comino, fenogreco, cardamomo, etc.
- ¼ de cucharadita de cúrcuma
- ½ cucharada de *uri dhal* (soja negra india)
- 6 hojas aromáticas de su elección (hojas de curri, *neem* o laurel, etc.)
- ½ cucharadita de sal de *masala*
- 1 cebolla pequeña
- 2 dientes de ajo
- ½ cucharadita de jengibre en pasta o polvo
- 6 pistilos de azafrán
- 1 cucharadita de zumo de limón

PREPARACIÓN

- Aclarar varias veces la cebada (u otro cereal). Hervir 40-45 minutos aproximadamente (porción: una taza de cereal, dos o tres tazas de agua según el caso). Preparar aparte un salteado de especias y verduras: limpiar y cortar las verduras en trozos largos; limpiar y cortar la cebolla y el ajo en trozos pequeños. Calentar el *ghee gruta* en una sartén, luego agregar el *masala* y revolver unos segundos. Añadir ajo, comino, fenogreco, *uri dhal* (soja negra india), las hojas aromáticas y, por último, la cebolla. Remover bien hasta que las especias se hayan calentado. Agregar las verduras picadas y continuar removiendo hasta que estén cocidas, aunque un poco crujientes. Cuando la cebada (o el farro) esté lista, agregar al sofrito con las verduras. Incorporar el jengibre, la cúrcuma y la sal. Agregar agua caliente si es necesario, y mezclar bien. Hervir unos minutos para amalgamar los ingredientes. Apagar el fuego y luego incorporar el azafrán y el limón (este último sólo cuando la sopa esté tibia).

NOTA: Los tiempos de cocción del farro, la cebada o cualquier otro cereal se reducen considerablemente si se ponen en remojo una hora antes de su elaboración.

---

* *Triticum dicoccum* o farro es un cereal, un género de gramínea estrechamente relacionado con la espelta y la escanda –con las cuales suele ser confundido– y con el trigo. *(N. del E.)*

DHAL DE LENTEJAS AL *MASALA*

El dhal *de lenteja roja (o soja verde descascarillada) contiene las cualidades de la tierra, el agua y el fuego. Contiene proteínas vegetales altamente nutritivas. Agregándole algunas especias se convierte en tridósico, fácilmente digerible y adecuado para todos.*

INGREDIENTES PARA 2 PERSONAS

- 100 g de lentejas rojas (o soja verde descascarillada)
- 50 g de cebolla cortada en trozos pequeños
- 2 dientes de ajo machacados
- 1 cucharadita de jengibre fresco rallado
- 2 cucharadas de cilantro picado (o perejil)
- 1 tomate grande
- 1 cucharada de *ghee gruta*
- 1 cucharadita de *masala* (fórmula Joytinat®)
- 1 cucharada de semillas: mostaza, comino, fenogreco, cilantro y cardamomo
- ¼ de cucharadita de cúrcuma
- ½ cucharada de *uri dhal* (soja negra india)
- 6 hojas aromáticas de su elección (hojas de curri, *neem* o laurel, etc.)
- ½ cucharadita de sal de *masala* (sal gema con hierbas ayurvédicas, fórmula Joytinat®)
- 6 pistilos de azafrán
- 1cucharadita de zumo de limón

PREPARACIÓN

- Calentar 3 vasos de agua en una olla profunda. Aclarar bien las lentejas varias veces hasta que el agua salga limpia, frotando con las manos para eliminar el almidón. Poner las lentejas en la olla y cocinar unos 15 minutos hasta que casi todo el líquido haya sido absorbido y el *dhal* espese.
- Preparar aparte un salteado con las especias y las verduras: limpiar y cortar en trozos largos. Limpiar y cortar la cebolla y el ajo en trozos pequeños. Calentar el *ghee gruta* en una sartén, agregar el *masala* y mezclar durante unos segundos.
- Añadir el ajo, el comino, el fenogreco, el cilantro, el *uri dhal* (soja negra india), las hojas aromáticas y, por último, la cebolla removiéndola, hasta que esté dorada.
- Verter el *dhal* en el sofrito y mezclar. Acompañar con pan chapata o arroz.

VERDURAS CON *MASALA*

INGREDIENTES PARA 2 PERSONAS

- 500 g de verduras de temporada
- 2 nabos rojos medianos
- 1 taza de leche de coco
- 1 ½ cucharadita de harina de arroz
- 2 cucharadas de aceite de girasol
- 1 hoja de laurel
- 1n trozo pequeño de canela
- 5 semillas de cardamomo verde
- 1 grano de pimienta negra
- ¼ de cucharadita de clavo de olor
- ¾ de cucharadita de guindilla verde
- ¼ de cucharadita de comino en polvo
- 1 cucharadita de azúcar de caña
- 1 pizca de anís en polvo
- 4 pistilos de azafrán
- 1 cebolla mediana
- Sal al gusto

PREPARACIÓN

- Limpiar y cortar los nabos en trozos de 3-4 cm. Cocinar con ½ taza de agua en la olla a presión durante aproximadamente 20 minutos.
- Diluir el azafrán en un poco de agua tibia. Limpiar la cebolla y reducirla a papilla en la licuadora.
- Picar la pimienta negra. Preparar la leche de coco (disolver una cucharadita de extracto de coco en un vaso de agua tibia).
- Verter el aceite en una sartén profunda. Agregar la hoja de laurel, la canela, el cardamomo verde, la pimienta negra, el clavo de olor y la guindilla. Cuando se abra el clavo, agregar la cebolla. Cocinar removiendo hasta que esté dorado.
- Siempre removiendo, verter el azúcar, el anís y el comino en polvo.
- Agregar los nabos cocidos de antemano y la leche de coco.
- Por último, agregar, mezclando, la sal y el azafrán. Hervir durante unos minutos nuevamente. Antes de servir este delicioso plato, quitar la guindilla.

ULUNDÚ VADAI

Se trata de una albóndiga sabrosa, como un aperitivo, un plato típico del sur de la India. En general, la manera de preparar los vadai *es hacer una pasta o masa con harina de garbanzo o puré de patatas o patatas en cubitos o lentejas* dhal. *Esta mezcla puede ser sazonada luego mezclando semillas de mostaza negra, cebollas, hojas de curri, que a veces ya están salteadas, y sal, guindilla o pimienta negra en grano. A menudo se agregan jengibre y bicarbonato de sodio al condimento para que sean más ligeros y sabrosos. Los* vadai *individuales son luego modelados y fritos. Algunos tipos de* vadai *se cubren con una mezcla de harina de garbanzo antes de freírlos.*

Incluso si se fríe, el producto final no es demasiado graso, si se prepara adecuadamente: con un aceite suficientemente caliente y abundante, el vapor y el calor acumulado dentro del vadai *expulsan todo el aceite. De esta manera es posible obtener un excelente frito, más fácil de digerir.*

Es esencial usar aceite de sésamo, ya que tiene un elevado punto de humo (175 °C). Si se desea, el aceite de oliva también tiene un alto punto de humo (hasta 210 °C).

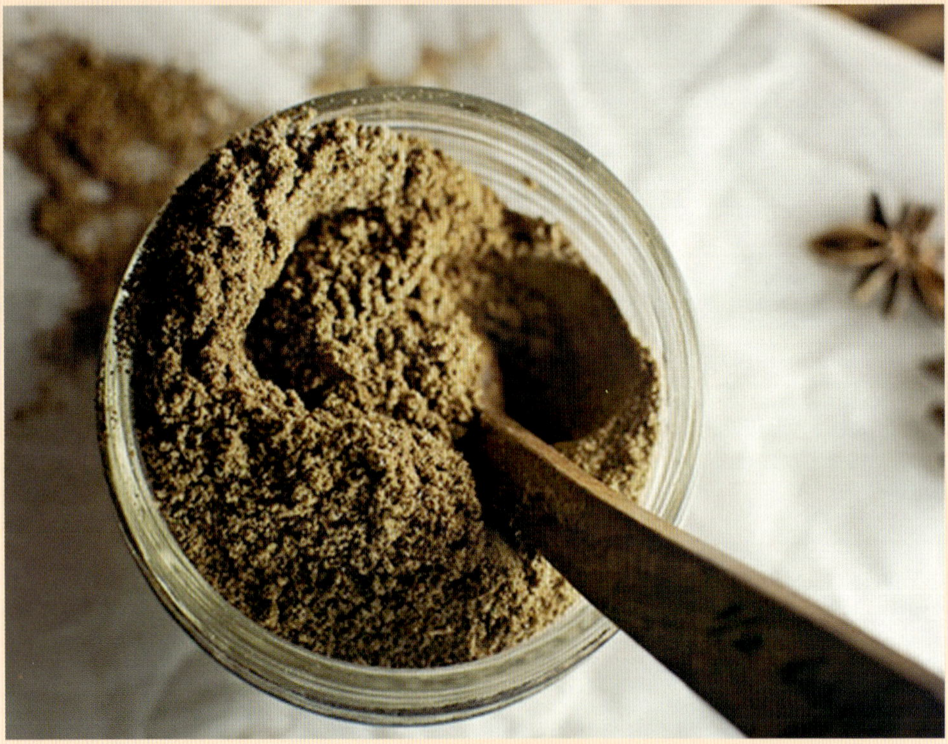

INGREDIENTES PARA 2 PERSONAS

- 100 g de lentejas rojas (o soja verde descascarillada)
- 100 g de *uri dhal* (soja negra descascarillada)
- 1 cebolla
- 1 cucharada de *masala*
- 2 guindillas frescas
- ½ cucharadita de sal de *masala*
- ¼ de cucharadita de cúrcuma
- 5-6 hojas de curri o salvia
- 250 ml de aceite de sésamo

PREPARACIÓN

- Remojar la soja negra descortezada durante al menos 2 horas y luego enjuagar con agua fresca.
- Picar finamente las cebollas, las guindillas frescas y las hojas de curri o de salvia.
- Batir en crudo la soja negra descortezada hasta que la masa sea lo suficientemente espesa para formar pelotillas.
- Luego agregar el *masala*, la sal de *masala*, la cúrcuma, la cebolla, las guindillas y los aromas a la mezcla, removiéndolo todo.
- En una sartén, calentar el aceite de sésamo y esperar a que esté muy caliente. Tomar una pequeña cantidad de la pasta en la mano y hacer pelotillas, o también usar dos cucharas. Freír las pelotillas en aceite caliente hasta que adquieran un color dorado intenso. Luego secarlas bien con un poco de papel absorbente para eliminar el exceso de aceite.
- Servirlas tibias.

NOTA: Es importante que el aceite esté muy caliente, para evitar que la mezcla absorba demasiado aceite.

PIZZA SIN LEVADURA

INGREDIENTES PARA 2 PERSONAS

- 180 g de harina
- Agua suficiente
- Sal al gusto

PREPARACIÓN

- Mezclar la harina, el agua y una pizca de sal hasta obtener una masa elástica y compacta, trabajándola durante al menos 10 minutos. Dejar reposar la masa como mínimo 1 hora en un recipiente de vidrio cubierto con un paño de cocina. Luego trabajar la masa durante otros 5 minutos y dejarla descansar una hora más. Al no usar levadura, el procesamiento y el reposo conducirán a la formación de gluten, que estructurará la masa. Las levaduras naturales presentes en el ambiente circundante le darán a la masa una relativa suavidad. (Para obtener una masa más suave aun es aconsejable que este procedimiento se lleve a cabo la noche anterior, para lograr así un mejor proceso de fermentación natural).

CONDIMENTOS

- Un óptimo condimento para la pizza no debe contener queso y tomate al mismo tiempo, ya que son alimentos incompatibles entre sí para la digestión y la absorción. Así que se puede condimentar una pizza con un poco de queso, junto con verduras de temporada asadas. O también con tomate, ajo o cebolla fresca o guisada con aceite o verduras a la parrilla.
- Extender la masa con una capa fina (2-3 mm) y untar la superficie con un poco de aceite. Agregar un poco de salsa de tomate ya condimentada con ajo en trozos o aros de cebolla y un poco de sal en la superficie. Hornear en un horno precalentado a 180 °C durante unos minutos (8-10 dependiendo del grosor y el tamaño de la pizza).
- Alternativamente, para una pizza con mozzarella o queso scamorza, hornear primero sólo la masa ya untada y sazonada con un poco de aceite y, sólo cuando ya esté dorada, agregar un poco de queso, algo de especias y orégano.

POLLO CON VERDURAS

INGREDIENTES PARA 2 PERSONAS

- 250-300 g de carne de pollo cortada en trozos pequeños (de una granja orgánica no intensiva)
- 1 cebolla mediana
- 1 cucharada de *masala*
- 2 guindillas
- ½ cucharadita de sal de *masala*
- ¼ de cucharadita de cúrcuma
- 4-5 bayas de enebro
- 2-3 granos de pimienta negra
- 3 clavos de olor
- 5-6 hojas de curri o salvia o romero
- 4 zanahorias medianas
- 3 calabacines medianos

PREPARACIÓN

- Preparar el salteado como se describió anteriormente. Una vez dorado todo correctamente, agregar el pollo en trozos pequeños y condimentar por unos minutos, hasta que la carne comience a perder algo de líquido. Luego añadir las verduras cortadas en trozos longitudinales. Cuando estén cocidas, pero crujientes (10-15 minutos), apagar el fuego y servir.

PESCADO CON PATATAS

INGREDIENTES PARA 2 PERSONAS

- 250-300 g de pescado con espinas cortado en trozos medianos (no procedente de piscifactorías, sino de pesca)
- 1-2 dientes de ajo
- 1 cucharada de *masala*
- ½ cucharadita de sal de *masala*
- ½ cucharadita de cúrcuma
- 6-8 tomates cherry
- 2 patatas medianas cortadas en cubos

PREPARACIÓN

- Preparar el salteado como se ha descrito anteriormente. Agregar las patatas cortadas en cubitos y los tomates a medio cocer. Sazonar con sal y añadir el pescado delicadamente, sin mezclar demasiado para evitar romperlo. Cocinar hasta que el líquido del pescado se reduzca parcialmente, formando una deliciosa salsa con los tomates.

COCER LAS LEGUMBRES

En el Ayurveda las legumbres secas tienen la calidad de dureza y sequedad típica de vata, *y luego con la adición del elemento agua (remojo) adquieren la pesadez y la humedad típica de* kapa. *Proceder a continuación con un tostado (fuego:* pita*) antes de la cocción definitiva: las legumbres pueden adquirir ligereza, sabor y fragancia.*

Otro factor importante a considerar en su preparación es que las legumbres, durante la fase digestiva, producen gases en el intestino, a menudo causan hinchazón y flatulencia. También en este caso, la cocina ayurvédica recomienda el uso de especias para evitar la producción de lo que se llama apana vayu *y, en particular, recomienda agregar comino y asafétida en la cocina. Además, dado que las sustancias que causan los efectos secundarios antes mencionados están presentes en la cáscara, puede ser aconsejable consumir, si es posible, las legumbres descortezadas.*

SOPA DE ALUBIAS

INGREDIENTES PARA 2 PERSONAS

- 4 tazas de alubias previamente remojadas, tostadas y cocidas
- 1 cebolla pequeña
- 2 guindillas
- 1 cucharada de *masala*
- ¼ de cucharadita de comino
- ¼ de cucharadita de asafétida
- ½ cucharadita de sal de *masala*
- 2 hojas de laurel

PREPARACIÓN

- Cocer las legumbres según la descripción anterior, es decir, tras remojar durante 10-12 horas, tostar durante unos minutos y cocer en agua (proporción: una taza de legumbres remojadas, dos tazas de agua). Preparar el salteado, agregando siempre la cebolla al final. Incorporar las legumbres cocidas y, si es necesario, espesar con agua de cocción durante 5-10 minutos, según la consistencia deseada. Servir con una pizca de pimienta o guindilla para aromatizar.

BOLITAS DULCES DE SEMILLAS

INGREDIENTES PARA 2 PERSONAS (6 BOLITAS)

- 60-80 g de semillas tostadas mezcladas (escoger al gusto entre sésamo, girasol, amapola, calabaza...)
- 30 g de pasas y dátiles
- 1 punta de azafrán
- 3-4 semillas de cardamomo reducidas a polvo
- *Ghee gruta* al gusto (para ensamblar el compuesto)
- Una pizca de coco rallado (opcional)

PREPARACIÓN

- Batir al tiempo (a baja velocidad para no sobrecalentar la mezcla) las semillas tostadas por separado; agregar las pasas, eventualmente los dátiles, el *ghee gruta* y las especias. Antes de dosificar la mantequilla, valorar la mezcla para que sea fácilmente manipulable a fin de obtener bolas de 2-3 cm de diámetro.
- Finalmente, pasarlas por el coco rallado, si lo desea.

EL *KICHADI*

El *kichadi* es un alimento ayurvédico primario que ha sido prescrito durante siglos por sus múltiples propiedades curativas: da estabilidad, claridad y ligereza. Según el Ayurveda, contiene los cinco elementos y los seis sabores *(rasa)*. Tradicionalmente, éstos son los ingredientes que lo componen:

ARROZ = sabor dulce; representa la tierra y aporta estabilidad.

SOJA VERDE = sabor dulce y astringente; representa la tierra y el aire; tiene una excelente compatibilidad con el arroz y brinda estabilidad; es refrescante y reconstituyente.

VERDURAS = sabor dulce, astringente y amargo; éstas representan los elementos tierra, agua y aire; favorecen el funcionamiento de los canales y los sistemas.

GRUTA = sabor dulce y astringente; representa el fuego, la tierra, el aire y el éter; es rejuvenecedor, digestivo y tiene propiedades calmantes. Proporciona un buen sueño y estabilidad.

PAYARU PODI = contiene los seis sabores y representa todos los elementos; se compone de varios cereales, hierbas y especias (cebada, farro, trigo, centeno, semillas de sésamo, girasol, almendras...). Actúa como un tónico para todos los tejidos, lo que aporta a la mente un poco de ligereza.

SAL = sabor salado, representa los elementos fuego y agua. Su función es digestiva.

LIMÓN = sabor astringente; representa los elementos fuego, tierra y aire. Tiene una acción refrescante, digestiva, humectante y purificadora.

El *kichadi* puede ser consumido cuando uno siente que va a enfermar, si ya está enfermo, si se siente un poco de pesadez digestiva, o para desintoxicar el cuerpo; de hecho, se usa durante la terapia del *panchakarma* para no afectar las capacidades digestivas y de curación del paciente, así como terapia de mantenimiento post-*panchakarma*. Esta comida es simple y efectiva.

Por qué el arroz blanco

Se utiliza tradicionalmente arroz blanco de calidad *shali* porque contiene poco almidón, pero también se puede cocinar con arroz basmati blanco, preferiblemente *broken* (roto), que tiene la capacidad de limpiar raspando, literalmente, los órganos. El grano del arroz de calidad basmati es descortezado, es decir, la cáscara se elimina de una manera mecánica (hay que asegurarse de que este proceso ha tenido lugar así y no de manera química, mediante el uso de blanqueadores). La cáscara hace que el arroz sea más difícil de digerir (arroz integral) y, en algunos casos, puede irritar la pared intestinal y causar gases digestivos o dolor abdominal (trastornos *vata*).

Tradicionalmente, los agricultores llevaban su arroz al molinero y obtenían un arroz semiburdo de acuerdo con sus necesidades. Si alguien estaba enfermo en casa, un anciano o un niño, se usaba arroz blanco. El arroz integral se empleaba en la cocina sólo si la fuerza digestiva era óptima o cuando había poco dinero, ya que era costoso servirse del molinero y se producía un desperdicio de arroz en términos de peso.

Soja verde descascarillada

Según el Ayurveda, la soja verde descascarillada es una leguminosa que no produce gas en el proceso de la digestión, por lo tanto, resulta ser el más reequilibrante de los *tridoshas* incluso para un individuo de constitución *vata*. Para ser aun mejor asimilada, debe ser tostada, porque aumenta su poder de absorción. La unión entre el arroz y la soja verde siempre se ha considerado una sinergia extraordinaria: esta combinación mejora las propiedades de los elementos presentes en ambos alimentos, aumentando enormemente su acción reparadora en el cuerpo.

De acuerdo con la ciencia médica occidental, el organismo humano necesita veinte aminoácidos para su crecimiento, que tiene lugar a través de las proteínas que necesita. El cuerpo puede sintetizar diez de éstos por sí sólo, los otros diez, llamados aminoácidos esenciales, no es capaz de fabricarlos, por lo que los obtiene al introducirlos en la alimentación. Las proteínas animales son completas porque contienen los diez aminoácidos esenciales, pero, precisamente por esta razón, son más difíciles de digerir y asimilar. Los alimentos vegetales deben combinarse para obtener una proteína completa y son inmediatamente digeribles y absorbidos.

En el arroz, como en la mayoría de los cereales, el contenido de lisina es muy bajo, pero en compensación, tiene altos niveles de metionina, triptófano y cistina. Las legumbres y las lentejas, por otro lado, contienen mucha lisina. El matrimonio entre el arroz y la soja verde descortezada, como se encuentra en el *kichadi*, tiene la capacidad de suministrar los diez aminoácidos esenciales que el cuerpo necesita para sintetizar las proteínas. En el pasado, así como cada vez más en nuestros días, donde prevalecía una dieta vegetariana, este maridaje siempre ha representado lo que permite una dieta equilibrada desde un punto de vista nutricional, además de ser sostenible desde el punto de vista ambiental. Las semillas de comino y, en general, las especias que se agregan tradicionalmente al *kichadi*, representan una gran ayuda para la digestión y facilitan la absorción de las vitaminas y los minerales necesarios.

KICHADI. RECETA DE BASE

INGREDIENTES PARA 3 PERSONAS

- 250 g de arroz basmati
- 250 g de soja verde descascarillada
- Al menos 6 tazas de agua
- 500 g de verduras de temporada al gusto (zanahoria, apio, calabacín, escarola, espinaca, etc.); evitar: tomate, berenjena y pimiento
- 3 cucharadas de *ghee gruta*
- ½ cebolla blanca picada finamente
- 2 dientes de ajo
- Sal de *masala*
- Especias: una pizca de *masala*, ½ cucharadita de comino, ½ cucharadita de semillas de hinojo; 2-3 granos de pimienta machacados, una pizca de sal de *masala*
- 20 g de hierbas aromáticas (hojas de curri, salvia, romero, orégano, mejorana, etc.).
- 3 cucharadas de Payaru Podi
- ½ limón

PREPARACIÓN

- Enjuagar el arroz y la soja verde hasta que el agua salga limpia. Calentar el *ghee gruta* a fuego medio en una olla grande de acero inoxidable. Agregar el *masala*, las especias y, cuando esté caliente, la cebolla y el ajo, y saltear hasta que estén dorados. Luego agregar la soja y el arroz, y saltear unos 2 minutos. Añadir tres tazas de agua, aumentar el fuego y hervir. Cubrir y reducir a fuego lento durante unos 20 minutos. A continuación, agregar las verduras, asegurándose de que haya suficiente agua. Cubrir y dejar cocer 5-10 minutos dependiendo del tipo de verduras. Sazonar con Payaru Podi, sal de *masala* y zumo de limón al gusto.
- Para obtener un *kichadi* con efectos curativos específicos, se puede agregar una verdura o hierba con propiedades determinadas. Por ejemplo, al incorporar *gotugokula* (*centella asiática*) o *brahami* (*bacopa monnieri*) se puede obtener un alimento que fortalece y rejuvenece el sistema nervioso; usando diente de león o bardana, se obtiene un *kichadi*.
- También se puede añadir al *kichadi* miel, azafrán y *basma* oro puro (concentrado purificado), que refuerza y rejuvenece todos los tejidos después del *panchakarma* o estados posteriores a la enfermedad (el azafrán, en particular, mejora la calidad de la sangre).
- Tradicionalmente en el Ayurveda hay siete formas diferentes de *kichadi*, que difieren según la consistencia deseada. Desde el más líquido, casi un caldo rico en almidón en el que emergen unos escasos granos de arroz o soja, hasta el más sólido (casi como un *risotto*), en el que hay arroz y soja de manera consistente; esto depende de la cantidad de agua que se emplee en su preparación.

CAPÍTULO 8

EL AYUNO

El ayuno

El ayuno no es morir de hambre, sino que se trata de una disciplina que permite actuar libremente a las fuerzas regeneradoras de la naturaleza.

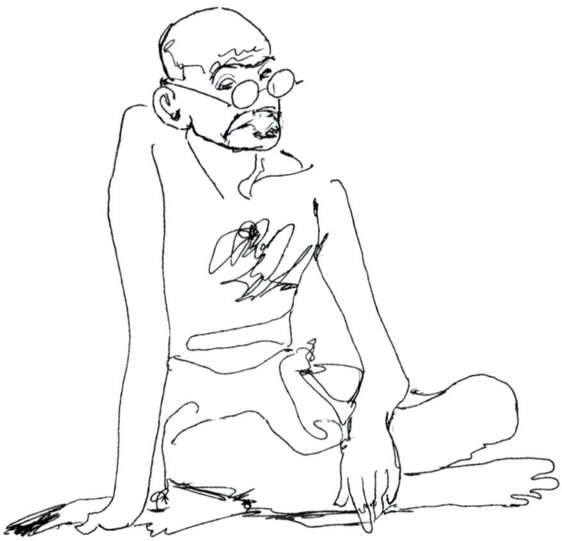

Una planta, después de ser podada, se vuelve más exuberante, más fuerte y más hermosa; del mismo modo, si quitamos la comida a nuestro cuerpo, nos volveremos más sanos, serenos, bellos, puros y armoniosos.

Los indios llaman *upa vasam* al ayuno, que significa «vivir en la verdad», total abstinencia de los alimentos para el bienestar psicofísico.

A través del ayuno se introduce una nueva información en el cuerpo para renacer, tanto a un nivel sutil como a un nivel basto: con esta experiencia uno se prepara para comenzar su vida de una nueva manera.

El ayuno es importante para ayudar al cuerpo a recuperar su equilibrio metabólico adecuado. De hecho, el organismo, se encuentra intoxicado debido a una dieta incorrecta tanto en términos de calidad como de cantidad.

El ayuno es necesario para el organismo, que necesita descansar periódicamente. Sus resultados contribuyen a mejorar la relación con nuestro cuerpo-mente y con la alimentación. Incluso la práctica de un pequeño ayuno siempre produce un cambio en nosotros. El equilibrio homeostático es el resultado del equilibrio entre los procesos de asimilación y los de demolición celular, que eliminan los desperdicios metabólicos. Si los procesos asimilativos son más intensos que los procesos de eliminación, se produce una condición de desequilibrio en el sentido de acumulación. Todas las sustancias que la célula no puede eliminar se convierten en toxinas que circulan en el organismo. En otras palabras, si el cuerpo no tiene tiempo suficiente de disipar y eliminar los desperdicios después de la ingestión de alimentos, y esta eliminación se ve interrumpida por una nueva ingesta de alimentos, los desperdicios se acumulan y se transforman en toxinas que terminan intoxicando al cuerpo. También en este sentido, el ayuno mejora la capacidad digestiva. Al cesar el consumo y la asimilación de los alimentos, toda la actividad del organismo se transfiere ininterrumpidamente a la eliminación de los desechos metabólicos. El tracto digestivo, que ya no se dedica a la asimilación, se transforma en una estructura destinada exclusivamente a la eliminación. Toda la energía disponible se utiliza por los órganos excretores para reparar lesiones o daños en los tejidos. Aliviados de una función, los órganos y los procesos vitales son capaces de desempeñar otra. El cuerpo transforma su metabolismo de anabólico a catabólico. La energía para los procesos vitales continúa siendo producida, no ya por los alimentos introducidos desde el exterior, sino por las reservas compuestas principalmente por energía acumulada y grasa.

Ciertamente, todo esto determina una reducción de peso, pero sobre todo una eliminación de toxinas. El ayuno es, por lo tanto, una experiencia que concierne a nuestro cuerpo, nuestra mente y nuestra alma.

A pesar de esto, el ayuno no es algo especial, sino un fenómeno natural que pertenece a todos y también existe en la naturaleza. Por ejemplo, el que existe entre dos comidas (desayuno o almuerzo y cena) es un tiempo más o menos largo en el que por lo general no se come: se verifica un fenómeno natural de reposo por un pequeño período de una duración de 6-12 horas; pero si nos imaginamos un nivel más amplio, expandiéndonos a una visión holística del hombre y el cosmos, y pensando en el ciclo de las estaciones, sabemos que estos períodos o tiempos de estasis metabólicos (letargo animal, disminución de las funciones vitales de los árboles...) pueden ser más largos y pasar de unos cuantos días a unos cuantos meses.

¿Qué es el ayuno?

Podemos realizar el ayuno a nivel de microcosmos, absteniéndonos de la ingesta de alimentos sólo un día o varios días, pero también podemos ampliar la forma en que enfocamos esta temática, si consideramos un marco de tiempo más amplio, desde una perspectiva cíclica entre el organismo, las estaciones, las necesidades (reales) fisiológicas. Nuestro funcionamiento fisiológico obra peticiones que necesitamos saber escuchar con el fin de tener un hábito saludable de bienestar psicofísico. Por ejemplo, después de haber trabajado durante una temporada, nuestro cuerpo necesita un poco de descanso, unas vacaciones. Ésto sucede incluso después de las ocho horas de trabajo diarias. Después de una estación hay una mayor necesidad de reposo aun, tal vez de unas vacaciones. Éstas nos insinúan un vacío muy agradable al oído, un vacío que es la libertad. Días vacíos, libres de trabajo, de estudio, de los diversos compromisos diarios en los que los ritmos pueden ralentizarse, donde podemos dormir más, hacer lo que queremos. La palabra *vacaciones* en su etimología proviene del latín *vacantia*, de *vacans*, participio presente de *vacare* que significa «ser vacuo, claro, despejado, sin ocupaciones» y aun más, en un sentido más amplio, «liberarse, desentenderse». El ayuno es una verdadera vacación desde el punto de vista físico y psíquico. Durante el año, es bueno tomarse unas vacaciones de comer y de hablar. Puede ser que, cuando uno hace una vacación tradicional, por ejemplo, al mar, uno come demasiado y, paradójicamente, hace igualmente muchas más actividades que las que hace normalmente en casa. Por lo tanto, al regreso de las vacaciones, se experimenta una falta de relajación, una sensación de insatisfacción y tristeza sin sentido, lo que incluso conduce a lo que se denomina síndrome posvacacional. Seguramente los excesos de varios tipos (comida, falta de sueño, desfase horario...) también causan muchos problemas psicológicos y fisiológicos: mala digestión, el hígado que no funciona, el intestino bloqueado...

El ayuno se puede ver como unas verdaderas vacaciones que se deben hacer al menos una vez al año, tanto física, fisiológica como psíquicamente. Con el ayuno uno aprende a dar una oportunidad importante al cuerpo y a la mente: la de autorregenerarse.

Dormir es un fenómeno natural y uno debe respetarlo, así como comer. El ayuno también sirve para desintoxicarse; en casa se limpia todos los días, esté sucia o no y se hace para sentirse mejor. Y así, mientras vivamos y las funciones psicofísicas estén activas, podemos considerar la desintoxicación a través del ayuno como un fenómeno muy natural. Cada uno de nosotros piensa que podrá deshacerse del 100 % de los alimentos, pero no es así, siempre existe la posibilidad de intoxicación porque ésta no sólo ocurre a nivel fisiológico, sino también a nivel psicológico con tensión y estrés: todo esto crea toxicidad.

De acuerdo con la cultura védica, la comida burda crea un tipo de toxina que bloquea los canales, incluso los más pequeños y delgados (toxinas *kapa*); luego hay otras toxinas que afectan a la forma en que vivimos, trabajamos (prisa, rabia), toxinas más enérgicas, más químicas, que alteran el funcionamiento de los órganos y las células (toxinas *pita*) y un tercer tipo de toxinas que afectan a la forma de pensar, cómo enfrentarse a la sociedad, cómo considerarse la relación con los demás y con nosotros mismos. Cuando se siente alegría y dolor, se producen toxinas exclusivamente energéticas (toxinas *vata*) y todas las células y todos los canales se alteran. Mientras vivamos, es normal tener algunas toxinas; si vivimos mal acumulamos muchas toxinas, si vivimos bien, acumulamos menos toxinas. Por lo tanto, es bueno desintoxicarse regularmente.

¿Cómo ayunar?

CUÁNDO AYUNAR

Es aconsejable practicar el ayuno al menos una vez a la semana y preferiblemente el sábado, día que está bajo la influencia del planeta Saturno, y así es posible pacificar sus energías negativas. Una segunda razón para ello es que también el sábado es más fácil sufrir malos hábitos alimenticios, ya que generalmente es un día en que solemos comer fuera de casa.

El ayuno se puede realizar en cualquier momento del año, según la necesidad. Si experimenta trastornos, siempre es mejor dejar de comer durante unos días.

En enfermedades agudas, el sistema digestivo es inadecuado para digerir alimentos. La pérdida del deseo de comer es uno de los primeros síntomas de una enfermedad aguda; la naturaleza elimina el deseo de comer cuando no se puede usar. Incluso los niños cuando no se sienten bien instintivamente rechazan la comida. El hábito de obligar a comer a las personas enfermas (niños incluidos), por temor a que la falta de alimentos no proporcione las energías necesarias para que el cuerpo pueda enfrentar la enfermedad, puede empeorar o alargar el tiempo de recuperación. Incluso en casos de enfermedad crónica, un ayuno bien dirigido puede permitir que el organismo enfermo expela las acumulaciones tóxicas que subyacen al trastorno; una forma de vida correcta permitirá posteriormente al individuo desarrollar una salud excelente.

El ayuno preventivo nos permite mejorar la calidad de vida y prevenir la enfermedad o la degeneración. Puede durar unos pocos días o semanas, dependiendo del grado de intoxicación del organismo, y el objetivo que debe alcanzarse en este último caso es espiritual. Según la cultura védica, de hecho, hay un ayuno religioso y espiritual que puede practicarse durante varios días seguidos. Practicar el ayuno social es útil para ahorrar comida y al mismo tiempo, aumenta el autocontrol y la autodisciplina.

ACTITUD MENTAL HACIA EL AYUNO

Todas las cosas se pueden usar de manera correcta o incorrecta e incluso se puede abusar de ellas. Si el ayuno se usa como castigo, no es una forma correcta de experimentarlo, es necesario vivir siempre con comprensión, comprender bien lo que uno hace. Deberíamos enfrentar el ayuno de forma natural, sonriendo y soportando las dificultades. Una vez que se comprenda correctamente su naturaleza, no habrá ansiedades, miedos o preocupaciones.

Desde el punto de vista fisiológico, el miedo es una sensación, es un mensaje; nuestro sistema funciona inteligentemente, cada célula es un sistema inteligente, por lo tanto, el miedo es un mensaje de inteligencia.

El cuerpo debe nutrirse, da un mensaje, hambre, cuya respuesta es comer. Si uno ha elegido realizar la experiencia del ayuno, hay que pensar conscientemente en no responder a través de los sentidos, sino usar la inteligencia.

Usando la inteligencia se pueden tener experiencias largas, pero si en cambio se siguen los sentidos no se puede responder inmediatamente a los mensajes que nuestro cuerpo nos da. Se puede seguir el camino correcto con comprensión intelectual. Ser indiferente a los sentidos y ser físicamente activo es muy importante para hacer un buen ayuno. Comer es un placer y no comer parece perder el placer de la vida; habrá dudas sobre por qué uno elige no disfrutar de uno de los placeres de la vida. Es necesario no escuchar estos pensamientos, sino pensar lo contrario, porque en la vida a veces se tiene que actuar en contra del estímulo: si es frío hay que crear el calor, si es caliente hay que crear la frescura. El ayuno no debe hacerse con el objetivo de reducir peso: es sobre todo una vacación, un descanso, un deber, una desintoxicación para respetar la naturaleza. No es bueno pensar en hacer ayuno para perder peso, incluso si es útil de alguna manera, porque los que tienen exceso de peso lo pierden, los que tienen un exceso de toxinas ciertamente las pierden.

REGLAS PARA VIVIR UN BUEN AYUNO

- Aceptar el ayuno como un fenómeno natural.
- Mantener el buen humor; todos deben ayudar a otros a mantener un buen estado de ánimo.
- Hay que limpiar los grandes canales, especialmente el colon (uso del enema), porque, si no comemos, no debemos dejar ningún posible residuo en el interior, y por eso es importante mantenernos fisiológicamente limpios.
- En lo posible, purificarse antes del inicio de la práctica a través del *panchakarma*.
- Vivir en un lugar donde el aire esté muy puro, en ambientes tranquilos (estilo de vida).
- No cansarse, ni exagerar con ninguna actividad.
- No permanecer mucho tiempo a una temperatura demasiado alta o fría.
- No tener emociones ni pensamientos negativos.
- No realizar actividades laborales.
- Evitar la actividad sexual.
- Practicar yoga, mantra y meditación para mantener la armonía.
- Rodearse de buenas compañías.
- Evitar el ayuno en un ambiente hostil a esta práctica.

Se recomienda la práctica del ayuno bajo la guía de un experto, por períodos de varios días y en retiro. Esto es preferible, ya que el guía debe poder evaluar el estado físico de cada uno y establecer cualquier programa individual que requiera cambios con respecto al programa grupal general establecido. Además, como ya dijimos, recomendamos un pequeño ayuno individual autogestionado, que es de una comida o de 36 horas (desde la mañana hasta la mañana siguiente) al menos una vez a la semana.

El ayuno siempre relaja a quien lo practica y, por lo tanto, la vida interior se amplifica: esto es fascinante, aunque a veces molesto. Es un acercamiento global para la persona porque cuida del cuerpo y del espíritu al mismo tiempo, valorando al ser humano en su conjunto, concibiéndolo como un todo indisoluble.

El ayuno es una acción terapéutica (adecuada para cualquier franja de edad) que permite resolver el problema desde la raíz, en lugar de tratar de suprimir los síntomas de los desequilibrios o las enfermedades. Los síntomas desaparecen definitivamente si se suprimen las causas, y provisionalmente si se usan remedios como una desviación de las fuerzas vitales de eliminación. Si el estilo de vida no mejora, el nivel de toxinas aumenta de año en año. En ese momento, el estado de toxicidad se generaliza y llega progresivamente a todos los órganos del cuerpo. El trabajo de los órganos es interdependiente. Si un órgano realiza un exceso de trabajo que no está estrictamente vinculado a su función principal, la realiza con dificultad o no la desarrolla en absoluto, todo el resto del organismo se resiente. Nuestro cuerpo nos envía señales: deben ser escuchadas para eliminar sus causas y mantener nuestra salud bajo control.

CÓMO AYUNAR DE ACUERDO CON LA CONSTITUCIÓN FÍSICA (EN CASO DE AYUNOS PROLONGADOS, AL MENOS 4 DÍAS)

VATA

El ayuno de un individuo *vata* debe realizarse durante un corto tiempo y no prolongado: una comida, como máximo durante un día, porque el ayuno aumenta la actividad intelectual, que ya está acelerada en una constitución *vata*. Su organismo no necesita perder depósitos de grasa; las toxinas para un *vata dosha* son más que nada emociones no digeridas y, por lo tanto, es más saludable un período de dieta con alimentos pacificadores y purificadores y de cualidades ligeras como el arroz basmati o *kichadi*. Evitar las verduras crudas, las legumbres y las frutas que compromenten su energía, que debe ser utilizada en la purificación.

PITA

Un individuo *pita dosha* no tiene dificultades intelectuales para enfrentar el ayuno porque posee una voluntad fuerte, pero sus dificultades son principalmente físicas, porque una constitución *pita* tiene un fuego gástrico muy alto, difícil de reprimir. Puede, por lo tanto, ayunar durante períodos largos e incluso de manera habitual. El ayuno para un individuo *pita* es muy importante porque la ubicación de su *dosha* está en el intestino y, por consiguiente, con esta práctica recibe una profunda purificación. En un *pita dosha* tiene lugar, de manera particular, una purificación en el plano intelectual, donde tiene una sobrecarga de toxinas más a menudo.

KAPA

Para un individuo *kapa*, el ayuno es un motivo de compromiso extremo y de dificultades emocionales, porque la comida para un *kapa dosha* erróneamente representa el elemento estabilizador de su propia vida. Precisamente por esta razón, es importante para él adquirir el don del desapego, con una práctica de ayuno constante y habitual.

El equilibrio que con esta práctica podrá establecer no sólo le será beneficioso desde un punto de vista mental, sino sobre todo físico. La tendencia (constitucional) de los individuos *kapa* a acumular toxinas y grasas obtendrá enormes ventajas con esta práctica. Por lo tanto sí, vía libre al ayuno prolongado, habitual e incluso espiritual.

REACCIONES DURANTE EL AYUNO

Cuando se comienza un ayuno, casi inevitablemente ocurren reacciones físicas (las llamadas crisis de desintoxicación) que no deberían alarmar; se trata de síntomas de que el proceso de purificación se está llevando a cabo, como dolores de cabeza, que es el síntoma más frecuente e inmediato, la lengua que se vuelve blanca, el mal sabor de boca, la flema, la fiebre, fuerte olor corporal, etc.

También pueden darse trastornos relacionados con problemas de salud del pasado. Todos preservamos las debilidades en los tejidos, secuelas de traumas o enfermedades pasadas. En ayunas, estos tejidos dañados se reparan; cuando el daño es reversible, su antigüedad no limita nuestra capacidad de remediarlo. El tercer trastorno que podría experimentarse es el latente, es decir, podría revelar la presencia de un foco de infección aun desconocido, que denota un trastorno fisiológico que tarde o temprano se habría manifestado. El trastorno indica la actividad de autolisis. Si un trastorno se vuelve intolerable, la autolisis se detiene mediante el uso de miel o la aplicación de calor, sin recurrir a analgésicos y sedantes, siempre recomendando un descanso completo.

DÓNDE AYUNAR

Ya se ha dicho que sería mejor ayunar en un clima de descanso y lejos de las preocupaciones cotidianas, la polución y el caos de la ciudad; en un lugar de serenidad, en un contexto capaz de infundir energías positivas, en contacto con personas que comparten la misma experiencia. Es preferible que en el lugar donde ayunemos no haga demasiado frío, ya que el ayuno disminuye la resistencia a éste.

El primer ayuno prolongado debe hacerse bajo control profesional, para comprenderse y conocerse a uno mismo, para entender las reacciones provocadas por el ayuno y para evitar, al mismo tiempo, cometer errores.

Para ayunos cortos de un día o 36 horas, todas estas condiciones no son estrictamente necesarias. El hábito semanal o periódico de ayuno permite aprender a manejar esta condición incluso en las situaciones habituales de la vida cotidiana, de hecho, a la larga se convierte en una acción beneficiosa de la rutina sin perder su valor terapéutico.

¿EXISTE ALGUNA CONTRAINDICACIÓN?

Hay pocos casos en los que el ayuno debe ser excluido. El primero es la deficiencia nutritiva real, incluso si es muy raro en nuestra sociedad. El miedo obsesivo o la relación incorrecta con la comida son una contraindicación absoluta. Para las personas con diabetes puede ser una ayuda el ayuno, pero se necesita más cuidado para mantener bajo control los cambios repentinos de la glucosa en la sangre. El ayuno durante el embarazo está relativamente contraindicado, como mucho, se pueden practicar los ayunos de un día. El ayuno también está contraindicado durante el período de la lactancia, ya que interrumpe la secreción de leche (en todo caso, debe usarse para este propósito). Toda dependencia profunda de las farmacias debe evaluarse cuidadosamente; para poder ayunar, el organismo debe ser autónomo, es decir, debe saber cómo realizar por sí mismo las funciones esenciales para la supervivencia, sin medicamentos. Si no está tomando medicamentos que no son estrictamente vitales, debe interrumpirlos al menos un mes antes de comenzar un ayuno.

Está contraindicado para aquellos que se han sometido a cirugía con la eliminación de órganos importantes en la economía del cuerpo, para quienes sufren de insuficiencia renal y trastornos cardíacos o pulmonares graves. No es adecuado para personas neuróticas o emotivamente lábiles (puede surgir el pánico, la agresividad, las actitudes incongruentes o incluso la tendencia a autolesionarse), o para aquellos que lo hacen sin un mínimo de preparación y con poca convicción: en este caso se verifica a menudo un estado de ansiedad y miedo, lo que conduce a una interrupción precoz del ayuno, y, algo mucho peor, a una ingestión irregular de alimentos.

También está contraindicado en presencia de úlceras gastroduodenales agudas, debido a posibles hemorragias o perforaciones en los casos graves.

El ayuno se debe interrumpir si ocurren complicaciones de varios tipos, que incluyen: miedo excesivo, problemas cardíacos, pérdida de sangre, coma, etc.

Está contraindicado en personas extremadamente debilitadas así como en enfermedades en estado terminal (en este caso, puede acelerar la muerte).

PREPARACIÓN PARA EL AYUNO

En las semanas previas al ayuno, es recomendable, si se puede, abstenerse de tomar alimentos como café, té, azúcar blanco, chocolate, condimentos, alimentos de origen animal si son parte de su dieta. De esta manera el organismo no sufrirá un *shock*, pero tendrá algo de tiempo para comenzar a moverse hacia un ritmo más natural. Como ya dijimos, el objetivo es prepararse para la purificación, incluso con el uso del enema.

VUELTA A LA ALIMENTACIÓN

Este momento es el más delicado de toda la práctica: de éste dependen todos los efectos beneficiosos o negativos del ayuno.

Al final del ayuno, comenzar a comer es un verdadero placer, pero debemos reanudar la alimentación con precaución. Una buena reanudación debe tener al menos la misma duración del ayuno realizado. Se interrumpe muy gradualmente y con alimentos que no afectan a todo el sistema digestivo.

El primer día sería mejor tomar alimentos líquidos en las dos primeras comidas (mañana y almuerzo); específicamente, el caldo en el que se hierve el arroz es ideal; para la cena es posible tomar el caldo más rico, que es la parte líquida de una sopa de verduras y arroz basmati, si es necesario con algunos granos adentro. Estos alimentos están indicados para reactivar la función digestiva con moderación, sin causar daños en una situación de extrema fragilidad de los aparatos.

Al día siguiente puede tomar una comida más sólida, como *kichadi* en forma líquida (*véase* receta en la página 289) o una sopa de verduras con arroz basmati. Es bueno cambiar estos platos durante el día. En el tercer día es posible tomar fruta por la mañana, como manzana o pera. Durante la primera semana, no tome pimientos, berenjenas, tomates ni judías verdes, porque son alimentos pesados y, por lo tanto, difíciles de digerir y asimilar. No tome alimentos crudos que podrían ser una carga para la digestión. Naturalmente, abstenerse o posponer tanto como sea posible la ingesta de alimentos rajásicos y tamásicos, como carne, pescado o frutas con sabor ácido, cereales y legumbres integrales. Sólo después de una semana tome una dieta variada y ligera.

Fisiología del ayuno

En la Antigüedad, el ayuno era una práctica místico-religiosa con la que el ser humano intentaba purificar su cuerpo para acercarse a la divinidad. Por ayuno se entiende un período de varios días en el que uno se alimenta de sus reservas nutricionales, bebiendo, al mismo tiempo, una cantidad considerable de agua (al menos tres litros por día), preferentemente mineral o incluso destilada porque es más ligera para la digestión. En la opinión común, las reservas nutricionales son llamadas grasa o adiposidad impropiamente, pero esto no es cierto: de hecho, las reservas nutricionales de un individuo van mucho más allá de la grasa en sí, al incluir minerales, vitaminas, proteínas y azúcares. En un ayuno, el organismo usa todas estas reservas. Durante el ayuno, el organismo de un sujeto en buen estado de salud preserva su equilibrio fisiológico y su integridad psicofísica. Las funciones vitales son normales, de la cardíaca a la respiratoria, de la renal a la muscular, de la nerviosa a todas los demás.

Hemos visto, sin embargo, que durante un ayuno el organismo pone en marcha una inteligencia superior, que utiliza principalmente tejidos menos nobles; durante el ayuno, el aparato digestivo descansa y, al mismo tiempo, se estimula *agni*, el fuego de la digestión. Dado que no hay alimentos para digerir, *agni* quema lentamente las toxinas acumuladas en el tracto digestivo y, simultáneamente, en todos los demás órganos y sistemas.

Desde el primer día hasta el tercero se eliminan las toxinas; en un segundo momento, es decir del cuarto al quinto día, la grasa se ve afectada, luego, en última instancia, los músculos, y sólo después de muchos días o meses, los órganos vitales, el corazón. Todo este proceso depende claramente del estado del organismo sujeto al ayuno.

Una de las objeciones que la ciencia moderna plantea al ayuno es que el cerebro, a diferencia de otros tejidos, puede usar sólo glucosa (es decir, azúcar); como las reservas de glucosa alcanzan para un día más o menos, el cuerpo se ve obligado a usar las proteínas para producir el azúcar necesario para el cerebro.

Otra objeción es que, durante un ayuno, los cuerpos cetónicos (comúnmente llamados «vinagrena») aumentan, y esto también sería un dato negativo.

El principal mecanismo involucrado en la supervivencia del hombre en ayunas produce un automatismo en el cerebro (a través de *sadhaka pita* que actúa en esta sede), que emplea y transforma elementos no útiles (considerados tóxicos). Estos elementos que no son útiles (para la ciencia moderna, los cuerpos cetónicos de los mencionados) constituyen el sustrato energético cerebral alternativo a la glucosa y protegen a los músculos de la degradación. Todo este funcionamiento representa un recurso energético más eficiente para nuestro sistema nervioso. Recientes estudios confirman también la validez de la terapia del ayuno y demuestran que este mecanismo fisiológico de la producción de cuerpos cetónicos no sólo permite ayunar sin ningún daño, sino que además provee enormes ventajas: está demostrado que el cerebro está equipado con enzimas capaces de metabolizarlas para producir los azúcares necesarios. Por lo tanto, ocurre que tan pronto como los cuerpos cetónicos alcanzan un valor de umbral en la sangre, el organismo y, en particular, las células del sistema nervioso, los utilizan para producir energía sin tener que recurrir a las proteínas: es una adaptación fisiológica perfecta, que permite también ahorrar las proteínas útiles en el ayuno para expulsar nuevamente toxinas y grasas, elementos nocivos.

Durante el ayuno nos alimentamos con nutrientes endógenos, que son internos a nuestro organismo, en lugar de utilizar alimentos exógenos, que provienen del exterior. Además, la lectura atenta de la fisiología del ayuno mostrará que el organismo humano tiene una capacidad «innata» para adaptarse a esta condición; el ayuno es incluso un poderoso aliado para que el cuerpo se cure.

Otro lugar común relacionado con el ayuno, que a menudo se escucha, es que el peso que se pierde es sobre todo agua, pero también en este caso el examen de la composición corporal, realizado antes y después del ayuno, muestra que no sólo no se pierde agua, sino que el ayuno produce una imponente «rehidratación celular», cuyo mecanismo se asemeja al proceso de ósmosis inversa que se utiliza para purificar el agua.

En la cultura védica, este proceso es comparable al concepto de renovación: un elemento viejo que desaparece da paso a uno nuevo que se regenera.

BENEFICIOS DEL AYUNO

- El ayuno periódico prolongado (4-5 días una vez al año) tiene efectos positivos sobre el estado inflamatorio del cuerpo y sobre los factores de riesgo de enfermedades cardiovasculares.
- El mecanismo neurológico que emplea las sustancias no útiles activa la protección de las células contra la exposición a las toxinas asociadas con el

desarrollo de enfermedades neurodegenerativas tales como el alzhéimer y el párkinson y trastornos psicológicos como la esquizofrenia (la acción preventiva es válida para ayunos largos y para los de un día).

- Efectos positivos sobre la presencia de grasa en la sangre y sobre la coagulación (a manera de prevención).
- Desaparición de muchos trastornos crónicos.
- Reducción de la intensidad de la enfermedad (incluso en casos de tumores).
- Regeneración del organismo y estímulo del rejuvenecimiento profundo de los tejidos y de la persona.
- Piel más clara y fresca, ojos luminosos, desaparición de arrugas y grasa.
- Liberación de la adicción a medicamentos, tabaco, alcohol, drogas.
- Lucidez mental, serenidad, progreso espiritual.

Palabras del ayuno

«Hoy decidí ayunar y no comer alimentos sólidos con valor nutricional (como zumos de fruta).

Me ofrezco a mí mismo sólo agua caliente, aliento y pensamientos positivos, paz y amor.

Este ayuno me hace humilde y sirve para purificarme de los vicios, del egoímo, del *mioísmo* (manía de la posesión), de la soberbia y de los malos hábitos, para poder aumentar mis virtudes, el *dharma*.

Me siento ligero en forma sutil, lleno de energía, y aprecio la forma no visible.

Abro los ojos del amor para ver con mi corazón toda la comida que se nos ha dado.

Soy consciente de cuándo y con qué debo alimentarme a mí mismo y cuándo no.

Soy consciente de que nada es mío aunque lo tenga todo.

Soy consciente de que sólo soy un administrador leal y seguro.

Soy consciente de que no he traído nada a esta tierra y no me llevaré nada conmigo, a excepción del karma acumulado.

Soy consciente de que no tengo nada que perder, porque nada es mío, aparte de la paz, el amor y la alegría».

SWAMI JOYTHIMAYANANDA

«Lo que los ojos son para el mundo exterior, los ayunos lo son para el mundo interior».

MAHATMA GANDHI

«El *yogui* que se gobierna a sí mismo, cuya mente está incesantemente bajo control, alcanza la paz del ser Mío: el Nirvana final (liberación)».

BHAGAVAD GITA: VI, 15

«¿Quién os socorrerá entonces? Dios. El ayuno es uno de los medios más grandes para acercarse a Dios».

PARAMAHANSA YOGANANDA

«Ayunar es el tratamiento curativo más antiguo».

HERBERT M. SHELDON

«El ayuno social es un acto sagrado.
El ayuno es un entrenamiento para el altruismo.
El ayuno es una renuncia que conduce a la libertad.
¡No dejes de practicar el ayuno una vez a la semana!
El ayuno nos recuerda el *dharma* de que se puede hacer algo por el mundo.
El ayuno social semanal es un gran ahorro de alimentos para otros.
Un ayuno intensivo aumenta la resistencia y el autocontrol.
Ayuna los sábados, para eliminar tus vicios.
El mejor regalo... ¡ayunad!»

SWAMI JOYTHIMAYANANDA

BUDEVI BUDEVAM BOJANAM PRASADAM
Madre Tierra y Padre Cielo son alimento bendito.

APÉNDICE

ASHRAM JOYTINAT®

TERAPIA NATURAL

PRODUCTOS AYURVÉDICOS

BIOGRAFÍA DEL MAESTRO
VAIDYA SWAMI JOYTHIMAYANANDA

BIBLIOGRAFÍA

ÍNDICE

Ashram Joytinat
Comunidad védica
Via Ripa 24
60013 Corinaldo (AN)
Tel 071 679032
www.joytinat.it

Ashram Joytinat®

El *ashram* es un lugar de vida simple, un lugar de espiritualidad. La experiencia en un *ashram* es única: en cada momento del día hay algo para dar y recibir. El *ashram* Joytinat® es de tipo ayurvédico tradicional, todo se mueve a través de los principios del yoga y la medicina india ayurvédica. Las enseñanzas del maestro son un hilo de crecimiento aglutinante.

El *ashram* Joytinat® es un lugar rodeado de naturaleza, ideal para relajarse y regenerarse. Dirigido por el maestro Vaidya Swami Joythimayananda, es una comunidad multiforme y multifuncional; ubicado en la hermosa región de las Marcas, en una zona de colinas en las cercanías de Corinaldo, en la provincia de Ancona, a 18 km de Senigallia. Este asentamiento fue concebido por el Maestro como un «sol» cuyo núcleo está constituido por la más alta herencia espiritual y cultural de la India.

¿QUÉ SIGNIFICA *ASHRAM*?

Ashram es un término sánscrito que significa el camino de la dificultad, el lugar de retiro; el *ashram* Joytinat® es un espacio donde el maestro Swami Joythimayananda transmite el cuidado, la sabiduría y la paz; ideal para retomar el contacto con la propia naturaleza. Es un punto espiritual nacido para el propósito de la búsqueda interior. El *ashram* es, asimismo, un maestro; su vida es *sadhana*, es decir, la práctica espiritual a lo largo del día. El *dharma* en el *ashram* consiste en no hacer daño a los demás y ser fuerte en uno mismo para mejorar la calidad de vida. El servicio, el silencio, la meditación, el amor y el don son los principios que se deben seguir.

En realidad, transmitir amor a los demás es crecimiento interior. Quienes viven permanentemente en el *ashram*, o incluso quienes permanecen allí por períodos cortos, se alimentan con el poder de la fuerza espiritual y la cultura védica junto a un profesor con una mente clara, respetuosa y sensible. En el *ashram* se actúa dedicando la acción a Dios y en contemplación.

Allí, cualquier persona –devoto, discípulo, alumno, visitante ocasional– tiene el deber y el placer de respetar estos principios con honestidad, comprendiendo su tradición y su disciplina, y de reflexionar acerca de ellos.

Las actividades diarias se llevan a cabo con la actitud mental de ofrecer Seva, es decir, entregar el trabajo sin apego ni expectativa. De esta manera, las actividades se convierten en una práctica de yoga, sin distinción entre profesores y huéspedes, y con la creación de una atmósfera que eleva el espíritu.

RETIRO EXPERIMENTAL

Experimentar un estado de conciencia sin tiempo, aprender a vivir en ausencia de preocupación por los frutos de la acción, prestar atención al presente y dejar libre el tiempo psicológico: éstas son algunas de las experiencias que se pueden vivir en esta ocasión. El *ashram* Joytinat® ofrece varios tratamientos ayurvédicos: masaje, *panchakarma*, ayunoterapia, consulta ayurvédica y preparaciones ayurvédicas.

MEDITACIÓN

Todos los días en el *ashram* Joytinat® hay dos sesiones de meditación en las que es posible recibir indicaciones sobre la postura correcta y practicar ejercicios de respiración efectivos, de concentración y de conciencia pura.

PANCHANGA YOGA

Todos los días en el *ashram* Joytinat® se ofrece la oportunidad de practicar el *panchanga* yoga, que es el de las cinco vías, constituido por *hatha* yoga, *raja* yoga, *bakthi* yoga, *jnana* yoga y *karma* yoga; ayuda a disciplinar la mente y el intelecto, combate el estrés diario, disuelve suavemente la rigidez del cuerpo, armoniza las emociones y transforma el ego.

PANCHAKARMA

Panchakarma es la purificación global practicada en el Ayurveda. Debido a una nutrición inadecuada y a un estilo de vida desequilibrado, se acumulan muchas toxinas en nuestro cuerpo y en nuestra mente, responsables de numerosas enfermedades. Durante este tratamiento, se llevan a cabo las «cinco purificaciones» tradicionales para eliminar las toxinas que se acumulan física y mentalmente. En el *panchakarma* se sigue una dieta ayurvédica especial.

Terapia natural

El *ashram* Joytinat® es un «lugar de bienestar» con objetivos espirituales y culturales. El objetivo de la línea de productos biológicos y ayurvédicos del *ashram* consiste en lograr una mejor calidad de vida. Proceden de un amplio y profundo conocimiento de la nutrición, basado en el mantenimiento del equilibrio de los tres principios fundamentales *vata-pita-kapa*.

Las preparaciones Joytinat® se hacen con fórmulas originales descritas en los textos ayurvédicos antiguos y utilizan la inteligencia de la naturaleza contenida en las plantas para activar la inteligencia propia del cuerpo humano.

Estas preparaciones se adaptan a cada tipo de constitución. Cada preparación está concebida con un enfoque natural y holístico que ayuda a prevenir los efectos secundarios y aumenta su valor nutricional; puede contener una gran variedad de hierbas combinadas con el propósito de lograr el equilibrio en la nutrición.

En cada producto algunas hierbas contribuyen a crear el beneficio nutricional primario, se incluyen otras hierbas para crear beneficios secundarios, dar un efecto global equilibrado y mejorar la absorción. Las sustancias vehiculares, como el azúcar sin refinar, la miel y el *gruta*, ayudan al cuerpo a asimilar mejor las propiedades de las hierbas.

La eficacia de las preparaciones está garantizada por los miles de años de uso continuado en las tradiciones de la India, y la experiencia práctica de los *vaidya*, los grandes maestros del Ayurveda.

Por medio de los principios llamados *tridosha*, se restaura la salud del individuo: le sucede al ser humano, al universo, y viceversa.

Las preparaciones ayurvédicas favorecen la capacidad espontánea de autocuración y mantienen nuestro equilibrio interno en los tres aspectos de la vida cotidiana: purificación, relajación y fortificación (o rejuvenecimiento).

Los remedios y los tratamientos básicos también se pueden usar por separado.

Los cinco remedios principales son:

1. *SODANA:* terapia de purificación y varias técnicas de desintoxicación.
2. *DIPANA:* terapia de estimulación de las enzimas digestivas para mantenerlas en equilibrio.

3. *PACHANA:* terapia de digestión de los alimentos no asimilados y tóxicos.
4. *AGNI SHAMANA:* terapia de reequilibrio del fuego digestivo.
5. *DOSHA SHAMANA:* terapia de reequilibrio de los *dosha*.

Las siete terapias principales

1. *LANGHANA:* terapia de reducción de los tejidos y otros desechos.
2. *BRUHANA:* terapia de nutrición para aumentar los tejidos.
3. *SNEHANA:* terapia de lubricación que aumenta los tejidos.
4. *RUKSHANA:* terapia de frotamiento que reduce los tejidos; incluye la aplicación de polvos secos en las partes del cuerpo que presentan grasa o tejidos grasos.
5. *STAMPHANA:* terapia de estabilización, que consiste en la aplicación de sustancias astringentes; se aplica en caso de hemorragias (también menstrual) para reducir el flujo sanguíneo, en caso de excesiva flexibilidad o flacidez y para reducir el exceso de líquido y la eyaculación precoz.
6. *SWEDHANA:* terapia de calentamiento con el propósito de sudar; se realiza con o sin fuego, para proveer calor: da movilidad a todos los tejidos y aumenta el flujo en los canales.
7. *SHAMANA:* terapia para pacificar los *tridosha*; evita el agravamiento y las consiguientes enfermedades.

Bruhana, *snehana*, *stamphana* aumentan los elementos de tejido mientras que *langhana*, *rukshana* y *swedhana* los reducen. *Shamana* mantiene el equilibrio.

Para cada tratamiento hay productos ayurvédicos específicos, que deben adoptarse de acuerdo con las necesidades individuales a fin de aumentar la efectividad del tratamiento y estimular nuestra potencialidad de autocuración.

Una vez que se conocen los tratamientos principales, podemos comprender cuándo y cómo usar los productos ayurvédicos adecuados.

En la tabla siguiente se muestra cómo combinar los tratamientos básicos y los principales productos ayurvédicos.

LÍNEAS DE CUIDADOS Y TRATAMIENTOS	ACCIÓN	*DOSHA*	PRODUCTOS
SODANA	Purificar, eliminar, desintoxicar	Elimina el *dosha* estropeado	Niragada
LANGHANA	Reducir, bajar de peso, aligerar	Reduce el exceso de *dosha*	Niragada, Sukkunir
BRUHANA	Aumentar peso, fortalecer, reparar	Reduce *vata* y aumenta *kapa*	Vaira Prash, Payaru Podi, *Ghee Gruta*
DIPANA	Estimulante, mejora el apetito	Aumentar *pita*	*Rasam*
PACHANA	Quemar, mejorar la digestión	Aumentar *pita*	*Masala*
AGNI SHAMANA	Estabiliza el metabolismo	Equilibra los *tridosha*	Sukkunir, *Rasam*, Niragada, *Masala*
DOSHA SHAMANA	Mantener los *tridosha* en equilibrio	Pacifica los *tridosha*	Todos los productos mencionados anteriormente y té Shanti
SNEHANA	Aplicar sustancias oleosas	Aumenta *kapa* y reduce *vata*	Tailam y *Ghee Gruta*
RUKSHANA	Aplicar sustancias ásperas o secas para reducir o eliminar	Aumenta *vata* y reduce *kapa*	Kapa Podi
STAMPHANA	Aplicar remedios que promuevan la estabilidad	Equilibra los *tridosha*	Vaira Prash, *Ghee Gruta*
SWEDHANA	Aplicar calor al sudor	Aumenta *pita* y reduce *kapa* y *vata*	Othadam, sauna

Productos ayurvédicos

(Cultivados y producidos por el ashram *Joytinat®*
para sentir la paz, la alegría y la salud)

NIRAGADA

Es una infusión de hierbas desintoxicantes para todo el cuerpo. Tiene una acción depurativa ya que evita la acumulación de toxinas en los órganos, en particular los de la digestión y la circulación. Tiene un efecto diurético, descongestionante, carminativo y adelgazante. Es efectivo en caso de alteraciones del aparato urogenital, exceso de grasa y obesidad, estreñimiento y gases intestinales; reduce el tamaño de los cálculos y tumores y disminuye las infecciones. Favorece el drenaje de los fluidos corporales y la digestión y estimula el hígado y el bazo. Se debe tomar cada mañana en ayunas durante un mes al comienzo de cada temporada para reequilibrar el cuerpo y mantenerlo eficiente.

SUKKUNIR

Mezcla de hierbas, cereales y especias metabolizantes, que calientan y energizan. Corrige el metabolismo, favorece la digestión y restaura el equilibrio tridóshico. Excelente bebida para tomar después de las comidas y en la mañana como un sustituto del café por ser tonificante.

VAIRA PRASH

Es un tónico revitalizante con componentes ayurvédicos naturales, bajo forma de mermelada. Está hecho a base de *amlaki*, una fruta india con muchas propiedades y sabor astringente, hábilmente dosificada con otros ingredientes: especias, hierbas, *ghee gruta* y miel. Se caracteriza por contener los seis sabores *(rasa)*: dulce, salado, ácido, picante, astringente y amargo. Aumenta *ojas*, el poder de defensa del organismo. Es rejuvenecedor, reconstituyente, energético; aumenta la potencia sexual y la fertilidad, estabiliza la mente y cura la hipertensión.

PAYARU PODI

Payaru Podi (polvo de la fuerza en lengua tamil) es un producto alimenticio, concebido por Swami Joythimayananda que integra las exigencias proteicas de quienes siguen una dieta vegetariana. Este polvo, que en su realización se inspira en la filosofía Ayurveda, es el resultado de la molienda de 25 ingredientes diferentes, cuidadosamente elegidos entre cinco variedades de alimentos que tienen entre sí una buena compatibilidad y que, actuando juntos, potencian su capacidad de acción: cereales y leguminosas que representan los elementos de tierra y agua; nueces, semillas, especias que representan el fuego; hierbas aromáticas, que representan el aire y el éter.

GHEE GRUTA

Mantequilla clarificada, alquimizada y medicada con hierbas aromáticas y especias. Refrescante, nutritivo y reequilibrante, favorece la digestión y pacifica a *pita dosha*. Se utiliza en la cocina en lugar de aceite como condimento, también puede servir para freír la comida (para obtener más detalles sobre las propiedades terapéuticas, consulte la página 248).

RASAM

Caldo a base de hierbas y especias que sirve como aperitivo, calentador y carminativo. Promueve el apetito y elimina el meteorismo. Para hervir en una taza de agua con la adición de un poco de cebolla, un tomate fresco y otras verduras al gusto.

MASALA

Mezcla de numerosas especias y hierbas con una acción digestiva y reequilibrante del tracto gastrointestinal. Contiene los seis sabores de la tradición ayurvédica (dulce-amargo, ácido-astringente y salado-picante), con un predominio de sabor picante, astringente y amargo. Los diversos ingredientes del *masala* adquieren un valor terapéutico precisamente porque están mezclados entre sí (para más detalles sobre las propiedades terapéuticas, consulte la p. 271).

TÉ SHANTI

Mezcla de hierbas y especias para usar en la preparación de una infusión de propiedades relajantes que ayudan a recuperar la concentración. Disuelve las tensiones y puede prepararse siempre que surja la necesidad, ya que no contiene teína.

KAPA PODI

Es un polvo a base de hierbas que se mezcla con agua (o leche) que sirve como una crema para masajear el cuerpo en áreas localizadas. Posee una acción de adelgazamiento, drenante, disolvente y calentadora. Además de disolver acumulaciones adiposas, tonifica la piel y la hace regular.

Aceites (*tailam*)

En textos ayurvédicos encontramos cientos de preparaciones de aceites de masaje, derivados del aceite de sésamo con la adición de hierbas, según procedimientos antiguos: son los llamados *tailam*. Los *tailam* específicos se aplican a los ojos, los oídos y la cabeza. También se pueden usar para inhalaciones, irrigaciones vaginales y enemas. Con *tailam* se curan heridas, llagas y úlceras; también pueden tomarse por vía oral.

VATA TAILAM

Es calmante, tónico, analgésico, suavizante, reafirmante, nutritivo y favorece la circulación. Se puede usar (uso externo) en masajes corporales; tiene propiedades curativas en afecciones inflamatorias, de parálisis y reumatismo.

PITA TAILAM

Es refrescante, depurativo, suavizante y calmante, cura los trastornos del sistema nervioso. Se utiliza para inhalaciones y masajes de cuerpo y cabeza, en caso de pérdida de cabello, encanecimiento prematuro, dolor de cabeza, ataques de nervios, insomnio y debilidad en los ojos.

KAPA TAILAM

Es calentador, penetrante, purificante, drena acumulaciones adiposas; se usa en el masaje del cuerpo para estimular la circulación de todos los fluidos corporales.

PINDA TAILAM

Es un tónico para los nervios, reafirmante, nutritivo; estimula la circulación; es curativo, antiinflamatorio, antimicótico; trata espasmos agudos y dolores neurálgicos, artritis y reumatismo.

KULANDAI TAILAM

Aceite adecuado para toda la piel delicada, se utiliza en particular para el masaje de recién nacidos y niños. Es nutritivo, fortalecedor y suavizante.

NASIKA TAILAM

Aceite curativo para los trastornos de enfriamiento, sinusitis y dolor de cabeza; realiza una acción preventiva porque mantiene la mucosa nasal lubricada y limpia.

KARNA TAILAM

Aceite curativo utilizado para reforzar y desinfectar el sistema auditivo. Tiene un efecto calmante en la mente.

NETRA TAILAM

Aceite que refuerza el aparato visual.

Biografía del maestro Vaidya Swami Joythimayananda

El maestro Swami Joythimayananda, originario de Tamil Nadu (sur de la India), ha viajado extensamente por toda la India para practicar yoga y Ayurveda. Durante muchos años enseñó cómo curar la mente y el cuerpo. En Sri Lanka, fundó el «Ashram yoga» para el estudio tradicional, terapéutico espiritual. En 1985 se mudó a Génova, Italia, donde fundó el Centro Joytinat®. En 2004 fundó Joytinat® Ashram, en Corinaldo, donde vive actualmente.

Swami Joythimayananda colabora con el Instituto Indio de Medicina, la Universidad Abierta y la Academia Ayurvédica de Pune (la India) y el Instituto de Protección Ambiental en Alemania, y es miembro de pleno derecho de la Academia de Ciencias Teatina. Él inspiró la fundación de la Asociación Italiana de Ayurveda (ASSIA). Sus enseñanzas se basan en la sabiduría védica. Ayuda a los alumnos a «encontrar fortaleza en sí mismos y a no lastimar a los demás». Para mejorar la calidad de vida, los anima a ofrecer el servicio, a practicar el ayuno en silencio y a dar amor. Viaja alrededor del mundo para promover su misión *(dharma)*.

Asimismo, ha publicado varios libros sobre la filosofía de la vida, el yoga y el Ayurveda.

Bibliografía

Charaka Samhita (traducción al inglés), R. K. Sharma, Vaidya Bhagwan Dash, Chowkhamba Sanskrit Series Office, Benarés, la India.

Vagabhata's Astanga Hrdayam (traducción al inglés), de K. R. Srikantha Murthy, Chowkhamba Kaishnadas Academy, Benarés, la India.

Ahar Alimentazione Ayurvedica [fascículo] (traducción al italiano), Vaidya Swami Joythimayananda, Ediciones Joytinat®, Génova.

Bibliografía del maestro Swami Joythimayananda

Ayurveda
(Ediciones Brontes)

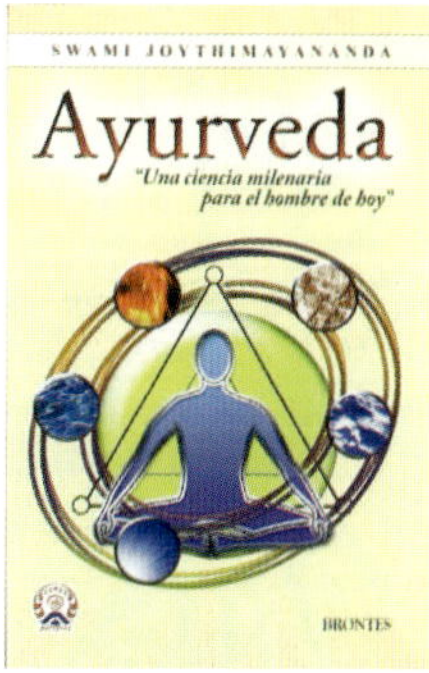

El Ayurveda (término sánscrito compuesto por las palabras veda, «conocimiento», y ayu, «vida») es una ciencia milenaria que procura la salud del hombre a través de la medicina, la alimentación, el comportamiento en la vida de todos los días, y la práctica espiritual: la filosofía.

Abyangam. Masaje ayurvédico
(Ediciones Brontes)

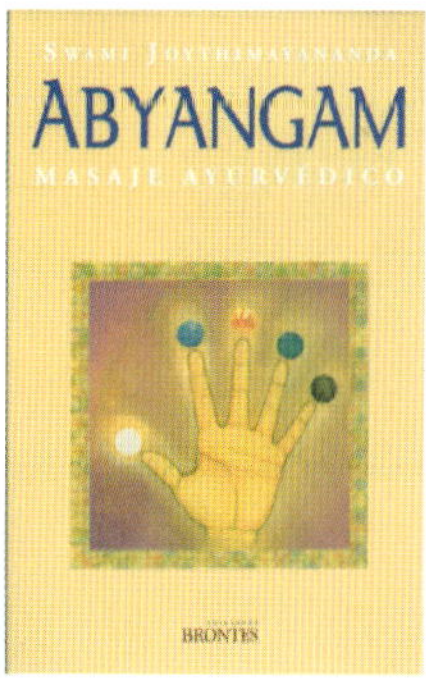

El Abyangam es el masaje de la antigua disciplina india del Ayurveda, que considera la curación del hombre desde su yo indivisible de cuerpo, mente y espíritu. El objetivo del

Ayurveda es restablecer la armonía de las tres *doshas*, o sea los tres principios fundamentales de la fisiología humana y de la naturaleza. Swami Joythimayananda, maestro de Yoga y de Vaidya describe –con la ayuda de numerosas fotografías explicativas– los distintos tipos de masaje ayurvédico, a partir de sus tres elementos fundamentales

Diagnóstico y cura según el Ayurveda
(Ediciones Brontes)

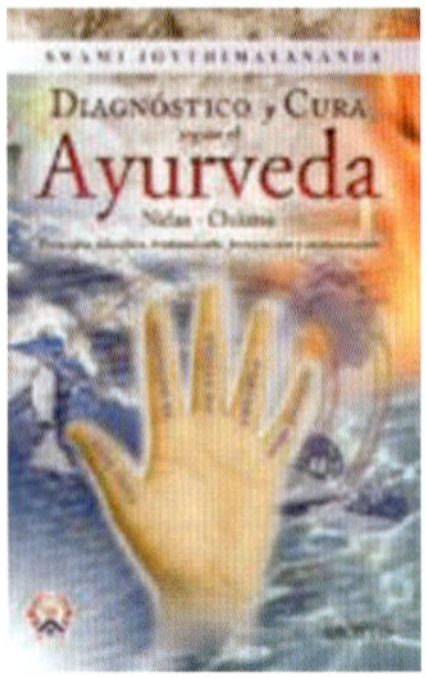

Este libro informa de modo conciso pero minucioso sobre lo que concierne a la metodología de diagnóstico *(nidan)* y terapia *(chikitsa)* según la medicina ayurvédica. El Ayurveda está consiguiendo cada vez mayor popularidad y aceptación en todo el mundo.

Thaimai. Maternidad ayurvédica
(Ediciones Obelisco)

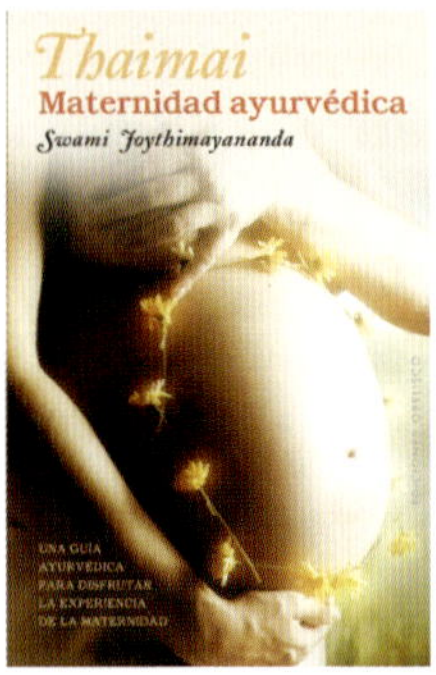

Para el autor de este libro, la vida es el acontecimiento más prodigioso que ha creado la naturaleza y la mujer es su principal protagonista. Siendo un momento único e irrepetible en la vida de toda persona, es necesario que tanto la madre como el padre se preparen para ello. Los principios del Ayurveda ayudarán a concebir una sana descendencia, además de facilitar el momento del parto, cuidar de la madre y del bebé y maximizar el bienestar de la embarazada.

ÍNDICE

PALABRAS PRELIMINARES

CAPÍTULO 1

CAPÍTULO 2

CAPÍTULO 3

CAPÍTULO 4

CAPÍTULO 5

CAPÍTULO 6

CAPÍTULO 7

CAPÍTULO 8

APÉNDICE

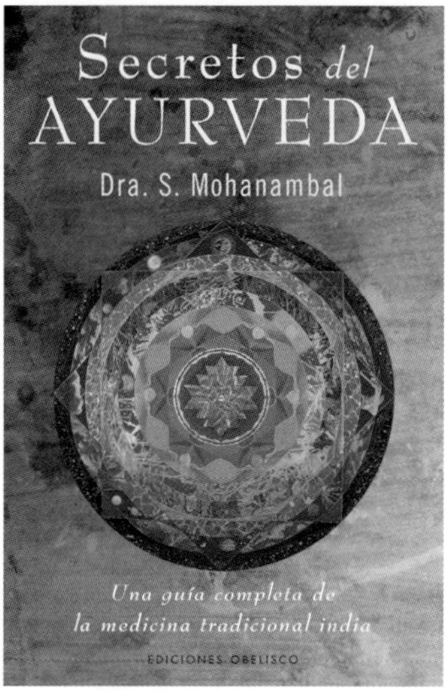

Este libro propone una forma de vivir y ofrece caminos intuitivos y adaptables a cada caso para mantenernos jóvenes y saludables siguiendo los principios del Ayurveda, la ciencia médica milenaria de la India. Enseña a comprender la relación existente entre el cuerpo, la mente y el espíritu, así como a fomentar el equilibrio y la armonía del hombre con la naturaleza. Nos introduce a los doshas o humores, que son los diferentes tipos de constitución corporal que nos definen, mientras se focaliza en la salud del ser humano a todos los niveles. Incluye instrucciones prácticas para cuidar de nuestro cuerpo y de nuestra conexión espiritual con el Universo.